Kohlhammer

Der Autor, die Autorin

Ingo Tschinke, Dr. Public Health (Candit.), M. Sc. in Pflege- und Gesundheitswissenschaften, M. A. Nursing Management, Dipl.-Pflegewirt, Fachpfleger in der Psychiatrie.

Melanie Rogner, Dipl.-Jur., B. A. in Social Science, Dozentin für Recovery.

Unter Mitarbeit von

Madeline Albers,
Uwe Gonther,
Anja Neumann

Ingo Tschinke/Melanie Rogner

Recovery-orientierte Praxis in der psychiatrischen Pflege

Kritische Reflexion, praktische Umsetzung und Zukunftsaussichten

Verlag W. Kohlhammer

Dieses Werk einschließlich aller seiner Teile ist urheberrechtlich geschützt. Jede Verwendung außerhalb der engen Grenzen des Urheberrechts ist ohne Zustimmung des Verlags unzulässig und strafbar. Das gilt insbesondere für Vervielfältigungen, Übersetzungen, Mikroverfilmungen und für die Einspeicherung und Verarbeitung in elektronischen Systemen.

Die Wiedergabe von Warenbezeichnungen, Handelsnamen und sonstigen Kennzeichen in diesem Buch berechtigt nicht zu der Annahme, dass diese von jedermann frei benutzt werden dürfen. Vielmehr kann es sich auch dann um eingetragene Warenzeichen oder sonstige geschützte Kennzeichen handeln, wenn sie nicht eigens als solche gekennzeichnet sind.

Es konnten nicht alle Rechtsinhaber von Abbildungen ermittelt werden. Sollte dem Verlag gegenüber der Nachweis der Rechtsinhaberschaft geführt werden, wird das branchenübliche Honorar nachträglich gezahlt.

Dieses Werk enthält Hinweise/Links zu externen Websites Dritter, auf deren Inhalt der Verlag keinen Einfluss hat und die der Haftung der jeweiligen Seitenanbieter oder -betreiber unterliegen. Zum Zeitpunkt der Verlinkung wurden die externen Websites auf mögliche Rechtsverstöße überprüft und dabei keine Rechtsverletzung festgestellt. Ohne konkrete Hinweise auf eine solche Rechtsverletzung ist eine permanente inhaltliche Kontrolle der verlinkten Seiten nicht zumutbar. Sollten jedoch Rechtsverletzungen bekannt werden, werden die betroffenen externen Links soweit möglich unverzüglich entfernt.

1. Auflage 2024

Alle Rechte vorbehalten
© W. Kohlhammer GmbH, Stuttgart
Gesamtherstellung: W. Kohlhammer GmbH, Stuttgart

Print:
ISBN 978-3-17-042194-3

E-Book-Formate:
pdf: ISBN 978-3-17-042195-0
epub: ISBN 978-3-17-042196-7

Vorwort

Als Reisende auf dem Wege des Recovery (eigene Genesung), haben wir – als Herausgeber dieses Buches – über die vergangenen Jahre viele persönliche Erfahrungen mit Recovery in den verschiedensten Auslegungen gemacht. Begonnen hat diese Reise für uns beide in der persönlichen Auseinandersetzung im Rahmen der Begleitung der ambulanten psychiatrischen Pflege.

Melanie war damals nach der Geburt ihres ersten Kindes in einer kritischen Phase ihrer Psychose und ich habe den Auftrag durch den behandelnden Facharzt bekommen, sie zu begleiten und zu unterstützen. Diese Unterstützung fand über fast neun Jahre statt – mit immer wieder stattfindenden Unterbrechungen durch die Beendigungen der Verordnungen der Regelversorgung und später der integrierten Versorgung. Dabei haben wir gemeinsam viele Höhen und Tiefen der Krankheitsphasen von Melanie durchlebt – zu denen Melanie im Laufe des Buches aus ihrer eigenen Erfahrung noch viel schildern wird. Das wohl Wichtigste war die gemeinsame Recovery Erfahrung, die wir als Lernende und Lehrende zusammen durchlebt haben.

Ich hatte im Vorfeld auf verschiedenen Kongressen und durch Artikel und Lehrbücher von Recovery gehört und gelesen und mir gedacht, dass ich vieles davon durch meine sozialpsychiatrische Grundhaltung eigentlich schon umsetze. Das dem nicht so war, war eine Erfahrung, die ich mit Melanie gemacht habe. Durch mein Master-Studium an der Martin-Luther-Universität in Halle/Saale habe ich mich im Rahmen meiner Masterarbeit vertiefend mit Recovery beschäftigt, aber richtig begriffen und gelebt hatte ich es in der Praxis noch nicht. Das habe ich dann mit Melanie in der letzten Phase der Begleitung umgesetzt und dabei haben wir beide die Erfahrung gemacht, was es heißt den persönlichen Recovery-Weg zu finden und zu beschreiben.

Melanie befand sich damals in einer Phase einer relativen Stabilität und war am überlegen, wie sie ihre zukünftige Berufstätigkeit gestalten könnte – als Dipl. Juristin und Bachelor Absolventin der Sozialwissenschaften hat sie sich eine Tätigkeit in diesen Bereichen nicht vorstellen können. Wir hatten im Vorfeld schon über die Möglichkeiten des persönlichen Recovery-Weges gesprochen und uns mit dem Recovery-Handbuch (Perkins & Rinaldi 2007a) und dem persönlichen Recovery-Plan (Perkins & Rinaldi 2007b) befasst, den Melanie für sich erarbeitet hatte. Aus meiner Sicht hat das persönliche Recovery von Melanie erst richtig Fahrt aufgenommen, als ich sie als Assistentin für meine qualitative Forschungsarbeit im Rahmen meiner Master-Qualifikation für die Fokus-Gruppeninterviews zur Adaption eines britischen Recovery-Schulungsprogramms (Bird et al. 2014) auf die Bedarfe für Fort- und Weiterbildung für ambulante psychiatrische Pflegedienste hinzugezogen hatte. Die Erkenntnis, dass sie dadurch ihr Studium der Sozialwissenschaften, ihr Experten-Wissen als Betroffene und auch ihre besondere Wahrnehmungsfähigkeit als Mensch mit einer Psychose zur Anwendung bringen konnte, hat ihren persönlichen Recovery-Prozess beflügelt.

Als dann unter den Teilnehmer*innen der Fokus-Gruppen – alles fachliche Leitungen von psychiatrischen Pflegediensten – die Frage aufkam, wann wir dieses Programm in die Praxis umsetzen, kamen Melanie und ich schon ins Grübeln. Die Antwort ergab sich dann recht schnell – wenn nicht jetzt, wann dann. Also haben wir die Schulungen gemeinsam auf uns umgearbeitet und haben diese dann 2018 gestartet. Neben der Fortführung der persönlichen Reise von Melanie, ergab sich daraus unsere gemeinsame Reise als Dozierende für die Förderung der Reise des persönlichen Recovery der Betroffenen und einer Recovery-orientierten Haltung für psychiatrisch Tätige. Seit dieser Zeit haben wir diesen Kurs zur Ausbildung zum Recovery-Coach etwa 25-mal durchgeführt, haben gemeinsam an einem Lehrbuch für ambulante psychiatrische Pflege gearbeitet (Tschinke et al. 2021a) und die Idee für dieses Buch entwickelt.

Wir haben daher die Erfahrung gemacht, was Recovery auf der persönlichen Ebene bedeutet und was den Unterschied zum klinischen Recovery ausmacht. Durch unsere Schulungen haben wir in vielen Konstellationen mit den verschiedensten Berufsgruppen darüber diskutiert, was eine Förderung des persönlichen Recovery und eine Recovery-Orientierung in der Haltung von psychiatrisch Tätigen ausmacht und uns damit auf die Reise begeben, wie sich Haltungsveränderungen in der Psychiatrie umsetzen lassen. Wir haben uns auch damit beschäftigt, Recovery auf gesellschaftlicher Ebene voranzutreiben, indem wir auf breiterer Ebene durch Publikationen die Diskussionen über Recovery anregen. Für diesen gemeinsamen Recovery-Weg ist es allerdings wichtig, dass alle Sichtweisen zu Wort kommen, weswegen Melanie dies auch aus ihrer Sicht schildert:

Meine Recovery-Reise begann schon sehr viel früher, ohne dass ich es wusste. Ich musste bis 2012 feststellen, dass ich permanent scheiterte, bei den Versuchen, die Krankheit *Psychose* zu meistern. Als ich 2012 meinen ersten Sohn bekam, war ich zum ersten Mal intrinsisch motiviert, etwas zunächst für meinen Sohn zu tun, damit es ihm gut ginge. Dies beinhaltete, dass ich mich aktiv mit meiner Krankheit auseinandersetzen musste, waren die Jahre zwischen 2008 und 2012 die schwierigste Zeit in meinem Leben, da immer wiederkehrende Schübe in kurzen zeitlichen Abständen vorkamen. Es musste dringend eine Besserung her, für meinen Sohn, für meine Familie, für mich.

Damals bekam ich die ambulante psychiatrische Pflege vermittelt und Ingo kam zu mir nach Hause, redete mit mir und führte Reflexionsgespräche mit mir, um meine Wahrnehmung wieder in gesunde Bahnen zu lenken. Ich fing an, mich mit meiner Frühwarnsymptomatik auseinanderzusetzen und mich mit meiner Krankheit und dem Sinn dahinter zum ersten Mal zu beschäftigen. Ingo und ich sahen uns in immer größeren Abständen. Es folgte eine Phase jahrelanger Psychose-Freiheit, bis mein zweiter Sohn zur Welt kam und ich hormonell bedingt – und weil eine Geburt nun einmal ein sehr aufregendes Erlebnis darstellt – wieder in eine krankhafte Episode rutschte.

So ganz wollte ich die Psychose als Erkrankung nie akzeptieren. 2016 hörte ich dann zum ersten Mal von dem Begriff *Recovery*. Ingo fragte mich, ob ich schon einmal davon gehört hätte. Er schob mir ein Buch über den Tisch mit dem Titel »Recovery, das Ende der Unheilbarkeit« (Amering & Schmolke 2012). Ehrlich gesagt, war dies etwas, wonach ich die ganze Zeit meines erkrankten Lebens gesucht hatte. Es ging nicht um meine Defizite, nicht darum, was ich alles nicht mehr konnte, sondern um Hoffnung. Hoffnung auf bessere Zeiten mit mehr Lebensqualität. Gedanklich spielte ich mit Möglichkeiten, an die ich mich bislang nicht einmal getraut hatte, zu denken. Vielleicht könnte ich doch so etwas ähnliches haben wie einen Beruf. Vielleicht hätte ich sogar die Chance auf so etwas wie ein normales Leben

– ich kam mir in diesem Moment fast wagemutig und töricht vor.

Den Begriff »normal« relativierte ich später schnell für mich im Rahmen meines Recovery-Wegs, als ich das Konzept des Recovery verstanden hatte und erleichtert feststellte, dass es gar nicht um ein gesamtgesellschaftliches Normal ging, sondern um persönliche Entwicklung und Veränderung hin zu einem sinnvollen Leben mit mehr Zufriedenheit sowie Lebensqualität. Wo mich dieser entfachte Gedanke allerdings hintragen würde, war mir damals nicht bewusst. Als Dozentin zu arbeiten, überstieg meine Vorstellungskraft, fühlte ich mich doch so klein, empfindsam und beinah verschreckt. Dennoch machte mir der Gedanke an Recovery Mut, Dinge auszuprobieren – eben auch irgendwann die Dozententätigkeit, ich fasste auch den Mut an meiner Mutterrolle zu arbeiten und mein Leben mit meiner selbstgesuchten Familie zu gestalten und nicht mehr abwartend in der gesellschaftlichen »Ecke« zu verharren und das Leben an mir vorbeiziehen zu lassen.

Recovery bedeutet für mich in allererster Linie Veränderung. Veränderung hin zu mehr Lebensqualität, mit der Erkrankung. Dabei ist es unerheblich, ob eine Psychose, Depression, Borderlinestörung, eine Bipolare Störung oder eine andere psychiatrische Diagnose vorliegt. Es geht nicht darum, alles »wegzumachen«. Stimmen müssen nicht zum Schweigen gebracht werden, es geht auch nicht darum die Gefühle der Niedergeschlagenheit, der Selbstvorwürfe und die Gefühle der Zerrissenheit aufzulösen und ständig ausgeglichen und fröhlich durch die Welt zu gehen. Es geht darum, anzuerkennen, dass es schwierige Lebensphasen gibt, dass diese Phasen auch immer wieder kommen können. Diese Krisen sind jedoch zeitlich begrenzt und können überwunden werden. Jeder kann aus diesen schlechten Zeiten etwas für sich gewinnen, was ihn weiterbringt und kann daran wachsen.

Es geht nicht um das OB, es geht um das WIE. Wie gehe ich mit Krisen um? Wie finde ich meine Frühwarnsymptomatik heraus? Wie reagiere ich auf erste Warnzeichen? Wie hart gehe ich mit mir ins Gericht, wenn ich die Krise nicht beherrschen kann und in die Klinik muss? Wie kann ich nachsichtig mit mir sein? Wie kann ich wieder Hoffnung schöpfen und nach vorne blicken? Wie kann ich wieder Ziele haben im Leben? Wie kann ich einen Mehrwert aus meiner Erkrankung ziehen? Wie kann ich Selbstfürsorge betreiben?

Das Wichtigste ist jedoch, dass ich auch scheitern darf bei all den Versuchen, die Wie-Fragen im Leben zu beantworten. Der EIGENE Weg ist das Ziel. Vergleiche mit anderen sind kontraproduktiv und tun uns allen nicht gut. Jeder Mensch hat sein eigenes Tempo, in dem er an Dinge oder Situationen herangeht und Probleme löst. Eine psychische Erkrankung zu bekommen ist auch eine Form der Problemlösung, wenn auch eine sehr schmerzhafte und oft sehr langwierige. Man sollte aber die Phase des posttraumatischen Wachstumsprozesses nicht unterschätzen. Diesen Transformationsprozess kann jeder von uns leisten. Es geht um mehr Lebenszufriedenheit mit der Erkrankung.

Heute ist mein Leben erfüllt – trotz Erkrankung, trotz Symptomatik. Ich habe keine Ahnung davon, ob ich jemals wieder so erkranke, dass ich in eine Klinik muss, aber sicher ist, dass ich in diesem Moment noch nie so glücklich in meinem Leben war.

Für mich ist es immer noch unfassbar, wohin mich meine eigene Recovery-Reise getragen hat, wie sie mich trägt und ich bin gespannt, was das Leben an Erfahrungen auf dieser Reise für mich bereithält. Ich freue mich auf eine lebenslange Reise im Sinne des Recovery, auf neue Herausforderungen und ein bewegtes Leben mit allen dazugehörigen Facetten, um innerlich und an der Seite meiner Familie zu wachsen.

Neben Melanie kommen in diesem Buch auch noch einige Betroffene zu Wort, die mit ihren Erfahrungen über klinisches und persönliches Recovery die Sichtweisen noch erweitern. Die geneigten Leser*innen werden feststellen, dass die Betroffenenberichte sich durchaus unterscheiden, denn alle Betroffenen, die an diesem Buch mitgeschrieben haben, befinden sich in unterschiedlichen Phasen ihres persönliches Recovery-Prozesses und wir möchte diese Unterschiede eher deutlich machen als vereinheitlichen. Was die Betroffenen allerdings eint, ist die Tatsache, dass sie alle von mir – Ingo Tschinke – als Betroffene in ihrem Genesungsprozess in der ambulanten psychiatrischen Pflege begleitet wurden oder noch immer werden. Deswegen sollte es die Leser*innen auch nicht verwundern, dass ich in ihren Geschichten als Ingo (Melanie Rogner – wir sind inzwischen Kollegen und duzen uns) und Herr Tschinke (Madeline Albers und Anja Neumann – wir haben eine professionelle Beziehung) vorkomme. Dieses Buch ist Teil ihres persönlichen Prozesses, ihr eigenes Leben in den Griff zu bekommen und sich selbst und das, was sie mitzuteilen haben, wichtig zu nehmen. Durch diese Narrative der Betroffenen möchten wir deutlich machen, wie wichtig es ist, die Subjektivität der verschiedenen Persönlichkeiten zu verstehen und die Menschen in dem Kontext ihrer eigenen Lebenswelt und Lebensumgebung zu sehen.

Besonders wichtig ist uns auch die Beteiligung von Prof. Dr. Uwe Gonther an diesem Buch, denn gerade Ärzt*innen und Psychotherapeut*innen tun sich mit den systemischen Veränderungen schwer, die die Recovery-Orientierung von ihnen fordert (Le Boutillier et al. 2015b). Diese Berufsgruppe muss sich insbesondere mit den Themen der Behandlungs-Ethik des Recovery (Barker 2011b), Risiken und Krisen (Juckel & Hoffmann 2016) sowie der Verantwortung (Beauchamp & Childress 2019) auseinandersetzen. Dammann schreibt im *Nervenarzt*, dass in der Recovery-Literatur eine »karikaturhafte verzerrte Sicht der Psychiater*innen gezeichnet wird, die wenig Zeit haben, nur Medikamente geben und ihre Patienten mit negativen Prognosen ängstigen.« (Dammann 2014, S. 1159). Dem möchten wir durch die Beteiligung eines Arztes und Psychotherapeuten entgegenwirken. Denn es steht außer Frage, dass Institutionen, welche mit einer Recovery-orientierten Praxis arbeiten, diese nur mit einem interdisziplinären Ansatz umsetzen können. Dabei ist es nötig, dass Ärzt*innen und die Pflege zusammenarbeiten und sich nicht gegenseitig für das Problem verantwortlich machen. So herrscht oftmals die Einstellung vor, dass die Pflege nur etwas umsetzen könnte, wenn die Ärzt*innen endlich mitmachen würden, während diese darauf verweisen, dass es gerade die Pflege ist, die eine paternalistische, kustodiale und risikobetontere Haltung einnimmt.« (Dammann 2014, S. 1164).

Das Autorenteam möchte den Leser*innen Möglichkeiten aufzeigen, wie eine Recovery-orientierte Haltung entwickelt werden kann und welche Faktoren zur Umsetzung aus Sicht der Betroffenen und mit einem professionellen Ansatz notwendig sind. Dabei besteht auch die Möglichkeit, dass innerhalb der Beschreibungen der Betroffenen und der Professionellen aus Medizin und Pflege einige kritische Anmerkungen gemacht werden. Es geht uns dabei nicht darum, die Sozialpsychiatrie polemisch zu kritisieren und den Recovery-Ansatz als den einzig richtigen darzustellen. Es geht darum, auf dem sozialpsychiatrischen beziehungsorientierten Ansatz aufzubauen, denn Recovery ist an und für sich nichts zu idealisierendes Neues, sondern es beinhaltet einen Perspektivenwechsel in der Haltung und Begleitung gegenüber den Betroffenen. Dabei möchten wir auch mit den Missverständnissen gegenüber des Recovery aufräumen: Denn es bedeutet nicht, dass die medikamentöse Therapie mit Neuroleptika einseitig verteufelt wird, man sich nur noch mit den Ressourcen und Stärken auseinandersetzt und gleichzeitig die Krankheitssymptome unberücksichtigt lässt (Dammann 2014, 1161 ff).

Sollte in dem Text der Betroffenen aus ihren persönlichen Erfahrungen über Ärzt*innen, Psychotherapeut*innen und Kliniken berichtet werden, so haben wir diese bewusst abgewandelt, sodass keine Rückschlüsse auf diese Personen und Institutionen geschlossen werden können. Dies gilt ebenso, wenn die Betroffenen von anderen Betroffenen und deren Erfahrungen berichten. Die erwähnten Personen sind darüber informiert worden und haben ihr Einverständnis gegeben, diese Erfahrungen unter abgewandelten Namen hier niederzuschreiben.

Wir wünschen allen Leser*innen eine interessante Lektüre mit diesem Buch und hoffen, dass es uns gelingt, zum Nachdenken und Reflektieren anzuregen.

Ingo Tschinke und Melanie Rogner

Inhalt

Vorwort 5

1 Einführung 15
Ingo Tschinke

2 Recovery – ein Wort, drei Bedeutungen und fünf Auslegungen 19
Ingo Tschinke
    2.1   Persönliche Ebene 20
           Ingo Tschinke
    2.2   Klinisches Recovery 21
           Ingo Tschinke
         2.2.1   Sichtweisen der Betroffenen 22
                 Madeline Albers, Anja Neumann, Melanie Rogner
         2.2.2   Pflegerische Perspektive 29
                 Ingo Tschinke
         2.2.3   Ärztlich-psychotherapeutische Perspektive 30
                 Uwe Gonther
         2.2.4   Zusammenfassung und Recovery-orientierte Perspektiven 33
    2.3   Persönliches Recovery 34
           Ingo Tschinke
         2.3.1   Sichtweisen der Betroffenen 36
                 Madeline Albers, Anja Neumann, Melanie Rogner
         2.3.2   Pflegerische Perspektive 47
                 Ingo Tschinke
         2.3.3   Ärztlich-psychotherapeutische Perspektive 48
                 Uwe Gonther
         2.3.4   Zusammenfassung und Recovery-orientierte Perspektiven 49
    2.4   Recovery-Orientierung als positivistische Unterstützungshaltung von psychiatrisch Tätigen 50
           Ingo Tschinke
        2.4.1   Sichtweisen der Betroffenen 51
                 Madeline Albers, Anja Neumann, Melanie Rogner
        2.4.2   Pflegerische Perspektive 57
                 Ingo Tschinke
        2.4.3   Ärztlich-psychotherapeutische Recovery-orientierte Haltung 61
                 Uwe Gonther
        2.4.4   Zusammenfassung 62

	2.5	Recovery-Bewegung	62
		Ingo Tschinke	
		2.5.1 Sichtweisen der Betroffenen und Handlungsmöglichkeiten	64
		Madeline Albers, Anja Neumann, Melanie Rogner	
		2.5.2 Pflegerische Perspektive und Handlungsmöglichkeiten	69
		Ingo Tschinke	
		2.5.3 Ärztlich-psychotherapeutische Perspektive und Handlungsmöglichkeiten	71
		Uwe Gonther	
		2.5.4 Zusammenfassung	75
3	**Biopsychosoziales Behandlungsmodell versus Recovery-Orientierung** ...		**76**
	Ingo Tschinke		
	3.1	Sichtweisen der Betroffenen	79
		Madeline Albers, Anja Neumann, Melanie Rogner	
	3.2	Pflegerische Perspektive	83
		Ingo Tschinke	
	3.3	Ärztlich-psychotherapeutische Perspektive	86
		Uwe Gonther	
	3.4	Zusammenfassung und Perspektiven für eine Recovery-Orientierung in der psychiatrischen Versorgung	88
4	**Ethik und Werteorientierung in einer Recovery-orientierten Praxis**		**89**
	Ingo Tschinke		
	4.1	Eigene Ethik und Werteorientierung der Betroffenen	91
		Madeline Albers, Anja Neumann, Melanie Rogner	
	4.2	Ethik und Werteorientierung der psychiatrisch Pflegenden	96
		Ingo Tschinke	
	4.3	Ethik & Werteorientierung der Ärzt*innen und Psychotherapeut*innen	98
		Uwe Gonther	
	4.4	Zusammenfassung	100
5	**Begegnungen – Erstkontakte mit Kliniken, Fachärzt*innen, Psycholog*innen und psychiatrisch Pflegenden**		**101**
	Ingo Tschinke		
	5.1	Erlebnisse und Wünsche der Betroffenen	102
		Madeline Albers, Anja Neumann, Melanie Rogner	
	5.2	Gestaltung erster Begegnungen durch psychiatrisch Pflegende	110
		Ingo Tschinke	
	5.3	Zusammenfassung und Umsetzung von ersten Begegnungen	113
6	**Kommunikation**		**115**
	Ingo Tschinke		
	6.1	Erlebnisse und Wünsche der Betroffenen	115
		Madeline Albers, Anja Neumann, Melanie Rogner	
	6.2	Gestaltung von Kommunikation durch psychiatrisch Pflegende	122
		Ingo Tschinke	

	6.3	Gestaltung von Kommunikation durch Fachärzt*innen und Psychotherapeut*innen	124
		Uwe Gonther	
	6.4	Zusammenfassung und Gestaltung von Kommunikation in der psychiatrischen Versorgung	125

7 Biografie-Arbeit – Verstehen im Kontext **126**
Ingo Tschinke
    7.1   Erlebnisse und Wünsche der Betroffenen 126
            Madeline Albers, Anja Neumann, Melanie Rogner
    7.2   Erforschung der Biografie im psychiatrisch pflegerischen Kontext 130
            Ingo Tschinke
    7.3   Zusammenfassung 133

8 Betroffene werden als Expert*innen ihrer Erkrankung gesehen **135**
Ingo Tschinke
    8.1   Erlebnisse und Wünsche der Betroffenen 136
            Madeline Albers, Anja Neumann, Melanie Rogner
    8.2   Annahme des Expertentums durch psychiatrisch Pflegende 141
            Ingo Tschinke
    8.3   Zusammenfassung 142

9 Verantwortungsübernahme im Recovery-Prozess **143**
Ingo Tschinke
    9.1   Erlebnisse und Wünsche der Betroffenen 143
            Madeline Albers, Anja Neumann, Melanie Rogner
    9.2   Verantwortung im Recovery für die psychiatrische Pflege.............. 149
            Ingo Tschinke
    9.3   Zusammenfassung 150

10 Förderung des Recovery–Prozesses **151**
Ingo Tschinke
    10.1   Erlebnisse und Wünsche der Betroffenen 153
            Madeline Albers, Anja Neumann, Melanie Rogner
    10.2   Förderung des Recovery–Prozesses durch psychiatrische Pflege 157
            Ingo Tschinke
    10.3   Zusammenfassung 159

11 Gestaltung von Therapie und Begleitung im Recovery **160**
Ingo Tschinke
    11.1   Erlebnisse und Wünsche der Betroffenen 161
            Madeline Albers, Anja Neumann, Melanie Rogner
    11.2   Begleitung und Coaching von Betroffenen im persönlichen Recovery für psychiatrisch Pflegende 165
            Ingo Tschinke

	11.3	Behandlung und Therapie von Betroffenen unter Berücksichtigung des persönlichen Recovery für Fachärzt*innen und Psychotherapeut*innen	167
		Uwe Gonther	
	11.4	Zusammenfassung	168

12 Lebensweltorientierung im persönlichen Recovery 169
Ingo Tschinke

	12.1	Erlebnisse und Wünsche der Betroffenen	169
		Madeline Albers, Anja Neumann, Melanie Rogner	
	12.2	Begleitung in der persönlichen Lebenswelt durch psychiatrische Pflege	174
		Ingo Tschinke	
	12.3	Zusammenfassung	175

13 Zusammenfassung und Ausblick auf die psychiatrische Versorgung unter Recovery-orientierten Aspekten 176
Ingo Tschinke und Melanie Rogner

Literaturverzeichnis **177**

1 Einführung

Ingo Tschinke

Wozu nun ein Buch über Recovery in seinen verschiedenen Formen? Was bedeutet Recovery eigentlich und wo bestehen Unterschiede zum dem gängigen sozialpsychiatrischen Versorgungssystem und dem biopsychosozialen Modell, welches zur Behandlung von Menschen mit schweren psychischen Erkrankungen eingesetzt wird? Diesen und anderen Fragen möchten wir in diesem Buch nachgehen, denn Recovery ist in seinen verschiedenen Ausprägungen recht vielschichtig und kann dadurch auch etwas undifferenziert erscheinen (DGPPN 2019, S. 48). Als klinisches Recovery hat es etwas mit der regulären und standardisierten Behandlung von psychischen Erkrankungen zu tun, als persönliches Recovery ist der »Recovery Weg« höchst individuell und eine Angelegenheit der Betroffenen, die dadurch einen hoffnungsvollen Weg der Selbstbestimmtheit, Selbstbefähigung und -wirksamkeit, Akzeptanz und Autonomie beschreiten können (Slade 2009). Die Form der Recovery-Orientierung in der Haltung der professionellen psychiatrisch tätigen Berufsgruppen hat viel mit einer inneren Grundhaltung (normative Ethik) im Sinne einer Recovery-orientierten Praxis zu tun, die von den Berufsgruppen die Umsetzung von spezifischen Werten als auch die Einhaltung von bestimmten Prinzipien in Umgang und dem Verhalten gegenüber den Betroffenen einfordert (Barker 2011a). Des Weiteren ist Recovery ein gesellschaftlicher Prozess, um einen aufgeschlosseneren Umgang mit psychischen Erkrankungen in der Gesellschaft gewährleisten zu können (Pilgrim & McCranie 2013, S. 169), und ein Grundkonzept zur Erstellung von gesundheitspolitischen und medizinischen Richtlinien (Slade 2009, S. 74) und Leitlinien (DGPPN 2019). All dies ist sehr komplex – weitaus komplexer als das, was die psychiatrische Pflege und die behandelnden Ärzt*innen und Psychotherapeut*innen bisher in Begleitung und Behandlung umgesetzt haben (Le Boutillier et al. 2015a; Le Boutillier et al. 2015b). Auch für die Betroffenen ist das persönliche Recovery im Vergleich zum klinischen Recovery – die Behandlung im »Business as usual« – sehr viel komplexer in Bezug auf das Verständnis der eigenen Transformation (Beck 2021) und des posttraumatischen Wachstums (Slade et al. 2019), die Krankheit als Chance zu sehen und gestärkt aus der Krise hervorgehen zu können. Diese komplexe Intervention führt zu einer völligen Veränderung der Sichtweise der psychiatrischen Versorgung, in der nicht mehr die psychische Erkrankung und deren Behandlung im Vordergrund steht, sondern alles sich um das persönliche Recovery der Betroffenen dreht, wobei Behandlung nur noch eine Option der Bewältigung ist, aber nicht mehr die Primäre (Slade & Longden 2015). Aus diesem Grunde lassen wir in diesem Buch alle Beteiligten durch die verschiedenen Autoren zu Wort kommen – sowohl die Betroffenen mit ihren persönlichen Erlebnissen und Erfahrungen mit der Psychiatrie und ihrem persönlichen Recovery-Weg als auch die psychiatrische Pflege sowie Ärzt*innen und Psychotherapeut*innen, um Perspektiven für diese Veränderungen in der psychiatrischen Versorgung darzulegen.

1 Einführung

Seit Ende der neunziger Jahre ist das Prinzip des persönlichen Recovery immer mehr in die Diskussion gerückt, da sich feststellen ließ, dass die bisherige Versorgung Menschen von dem System abhängig machte, dass das Heilungskonzept bei schweren psychischen Erkrankungen nur unzureichend funktionierte und die Menschen somit in eine Chronifizierung ihrer Erkrankung führte (Shepheard et al. 2008; Amering & Schmolke 2012). In den deutschsprachigen Ländern ist das Konzept des persönlichen Recovery zum Umgang mit Betroffenen in der Diskussion von Pflegefachpersonen, Ärzt*innen, Psycholog*innen und wird in Behandlungsleitlinien auch berücksichtigt (DGPPN 2019). Die Versorgungsrealität im psychiatrischen Versorgungssystem unterliegt noch immer einer fürsorglichen sozialpsychiatrischen Prägung mit einer Grundausrichtung auf das biomedizinische Modell (Prestin 2019). Dadurch stehen die Reduktion von Symptomen und die Fokussierung auf Probleme und Defizite in den Behandlungskonzepten noch häufig im Vordergrund. Dies fördert eher die Asymmetrien in der Zusammenarbeit zwischen Betroffenen und Professionellen, sodass nicht die Betroffenen, sondern die professionell psychiatrisch Tätigen als Expert*innen der Erkrankung angesehen werden können und eine Begleitung und Behandlung auf Augenhöhe durch ein »Shared Decision Making« nur unter dem Fokus der Behandlung stattfinden kann (Deegan & Drake 2006). Eine qualitative Studie zu den Widersprüchlichkeiten bei der Nutzung von Recovery aus Großbritannien zeigt anschaulich, dass, wenn das biomedizinische Modell den Fokus der Behandlung (Medikation und Therapie) und der Beziehung zwischen Betroffenen und Professionellen bestimmt, immer noch die Erkrankung und die Reduktion der Symptome im Vordergrund stehen und weniger die subjektiven Wünsche, Bedürfnisse und das Lebensumfeld der Betroffenen, auch wenn die Professionellen die Förderung des persönliche Recovery und eine Recovery-Orientierung für ihre Arbeit internalisiert haben (McCabe et al. 2018). Dadurch werden die Machtstrukturen der psychiatrischen Versorgung weiterhin manifestiert, wodurch vermehrt paternalistische Entscheidungen für die Betroffenen getroffen werden, was zu einer gesteigerten Selbststigmatisierung führen und das Ergebnis der Behandlung negativ beeinflussen kann (Hamann et al. 2017; McCabe et al. 2018). Vielfach kommt es dazu, dass das persönliche Recovery »nur« als unterstützendes Konzept in der Behandlung betrachtet wird, was aufgrund seiner »Komplexität« zeitweise vergessen wird (Slade et al. 2014). Dadurch erhält sich eine starke Fokussierung auf die psychische Erkrankung durch die Betroffenen selbst, da sie keine anderen Optionen kennenlernen, und auch der psychiatrisch Tätigen, weil sich das Psychiatrie-System in der vorherrschenden Form autopoetisch erhält (Goffman 2014; Berghaus & Luhmann 2011). Selbst Fachleute, die sich kritisch mit dem Recovery-Konzept auseinandersetzen, gehen davon aus, dass Betroffene weiterhin die Hierarchien und Machtstrukturen der Psychiatrie in Deutschland und der Schweiz als gegeben akzeptieren müssten (Dammann 2014), obgleich Beispiele aus anderen Ländern zeigen, dass es auch anders geht (van Veldhuizen & Bähler 2017; Bradstreet & McBrierty 2012).

Das richtige Verständnis des persönlichen Recovery kehrt das System um, denn Recovery (Genesung) ist der Kern der persönlichen Entwicklung der Betroffenen und die Behandlung kann dabei ein Mosaikstein des persönlichen Recovery sein, muss es aber nicht. Das persönliche Recovery steht mit seinen subjektiven Werten, Empfindungen, Bedürfnissen und dem individuellen Kontextbezug (▶ Abb. 2) im Vordergrund (Klevan et al. 2021). Dies kann mit oder ohne Behandlung (Medikamente, Therapie etc.) geschehen, je nach Bedarf der Betroffenen, der durch das Shared Decision Making zu ermitteln ist (Slade 2017). In schweren Krisen

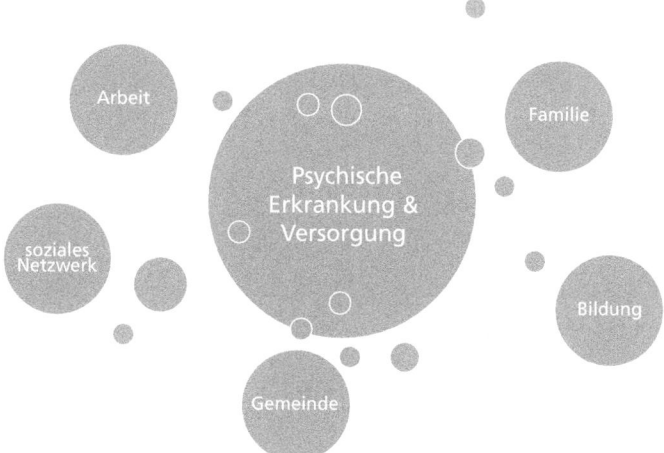

Abb. 1: Versorgung mit dem Fokus auf die Erkrankung und Versorgung (vgl. Beck 2021, S. 5)

und lebensbedrohlichen Situationen, kann es sein, dass die Ausprägungen der Erkrankung in den Vordergrund rücken, um die Betroffenen zu schützen, trotzdem darf dieser Aspekt des persönlichen Recovery nicht vergessen werden (Prytherch et al. 2021). Bei dem persönlichen Recovery geht es in erster Linie darum, mit Hilfe von Hoffnung und dem Optimismus das Leben wieder in den Griff zu bekommen, sowie der Übernahme von Selbstverantwortung, der »Rück«-Gewinnung von Sinnfindung, der Bildung einer neuen Identität und der Verbesserung von Lebensqualität trotz Symptomen neue Wege zu finden. Dazu muss es Betroffenen auch gelingen sich aus der Abhängigkeit eines Konformität und Anpassung fordernden Psychiatriesystems zu lösen, solange sich das System nicht völlig neu ausrichtet. In Zukunft sollten neue Wege für die Betroffenen als auch die psychiatrisch-psychotherapeutische Behandlung gefunden werden, die es den Betroffenen durch die Transformation des posttraumatischen Wachstums ermöglicht, zu eigenen Stärken und Identitäten zu finden, die sie befähigen, das System nach ihrem Bedarf nutzen.

Das persönliche Recovery der Betroffenen ist subjektiv und bezieht sich sowohl auf den Entwicklungskontext der Krankheit als auch auf die Lebenswelt der Betroffenen. Aus diesem Grunde spielt in der Begleitung von Menschen mit psychischen Erkrankungen die Erkundung der Lebensgeschichte und das Verstehen des Kontextes des individuellen Lebens eine wichtige Rolle. Dies möchten wir auch durch die Geschichten, die die Betroffenen in diesem Buch darlegen, begreiflich machen. Sie schildern ihre persönlichen Lebensgeschichten und damit auch die persönlich wahrgenommen Faktoren, die ihnen geholfen, aber auch Dinge, die sie bei ihrem persönlichen Genesungsweg gehemmt haben. Dabei müssen alle Aspekte des Lebensumfeldes berücksichtigt werden, die das Leben des Menschen ausmachen, um den Kontext zu verstehen und damit Stärken und Ressourcen außerhalb der Krankheit herausgearbeitet werden können (Rapp & Goscha 2006).

Aus diesem Grunde muss in dem Bereich der Pflege und Medizin ein gemeinsamer Umdenkungsprozess stattfinden, der zwar auch die Versorgungsrealitäten in Deutschland berücksichtigen soll, aber auch zu einem Paradigmen-Wechsel in der Haltung von Mediziner*innen und Pflegekräften und zur Förderung der Betroffenen führen muss.

1 Einführung

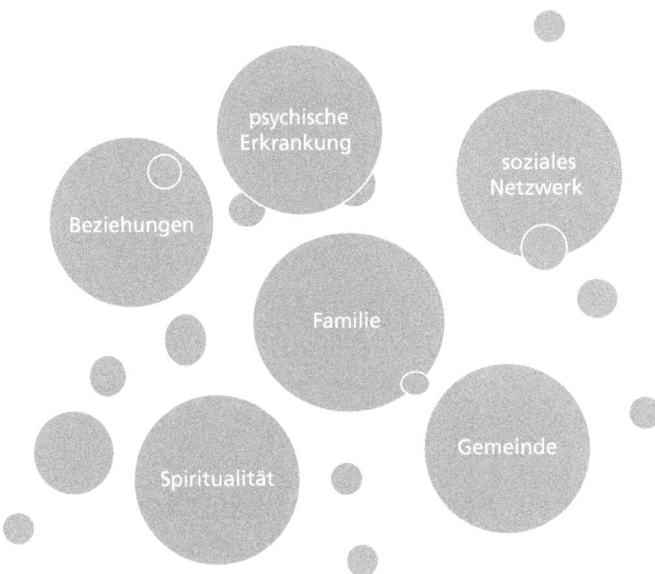

Abb. 2: Personen- und Recovery-zentrierte Versorgung (vgl. Beck 2021, S. 6)

In Schulungen zum Thema Recovery für psychiatrische Fachkräfte ließ sich feststellen, dass die Verknüpfung von evidenzbasierten Wissensbeständen aus der internationalen Forschung mit den Narrativen von Betroffenen aus deren Recovery-Reise einen besseren Praxisbezug herstellen lässt (Tschinke & Rogner 2019). Durch die Narrative der Betroffenen, die ihr persönliches Recovery erlebt haben und daraus beurteilen können, was für sie subjektiv hilfreich gewesen ist, bekommen die Theorien zum Recovery eine erlebbare Lebendigkeit, die ein nachhaltiges emotionales Lernen möglich machen können.

Aus diesem Grund haben wir die Struktur eines jeden Kapitels darauf angepasst. Wir stellen das persönliche Erleben der Betroffenen in den verschiedenen Settings dar. Diese schildern darin ihre hilfreichen und hemmenden Erlebnisse – was für sie in ihrer subjektiven Wahrnehmung und ihrem Lebenskontext wirksam war und was nicht, um dadurch das Verstehen der Leser*innen für den Kontext zu stärken. So werden auch die Wünsche und Vorstellungen der Betroffenen selbst zu den jeweiligen Themen beschrieben. Auf diese Narrative folgt durch die Professionellen aus diesem Gebiet eine Darstellung der momentanen Versorgungsrealitäten und Veränderungsbedarfe im Bereich Pflege und Medizin, die auch auf die Grundlagen, Theorien und das evidenzbasierte Wissen aus Pflege-, Psychologie-, Medizin- und Versorgungsforschung (Public Health) zu Recovery eingehen. Dazu werden dann auch Beispiele aus der klinischen und ambulanten Praxis mit konkreten Ideen zu Umsetzung in Koproduktion dargestellt.

2 Recovery – ein Wort, drei Bedeutungen und fünf Auslegungen

Ingo Tschinke

Der Begriff des Recovery stammt aus amerikanischen und britischen Bezügen und ist dementsprechend einer der vielen Anglizismen, die in die deutsche Sprache mit übernommen wurden, da es nur unzureichende deutsche Bezeichnungen gibt, die die Bedeutung klar darstellen. Recovery bedeutet im Wortsinn – Erholung, Genesung, Gesundung etc. und wird als natürlicher und persönlicher Heilungsprozess verstanden, der über die Zeit eintritt. Die Betroffenenbewegungen in den USA, die sich dem Psychiatrie-System mit seinen paternalistischen Machtstrukturen entziehen und entgegenstellen wollten, haben den Begriff des »Personal Recovery« geprägt, um die Hoffnung, Autonomie, Selbstbestimmung, Selbstverantwortung und Selbstbefähigung in den Vordergrund zu stellen (Davidson 2010). Durch diese neue Sichtweise wurde in den USA, Großbritannien und weltweit die Psychiatrie geradezu revolutioniert, denn Recovery bewegt sich weg vom Defizitmodell in Richtung Empowerment, Resilienz und Hoffnung, um bei den gesellschaftlichen, gesundheitspolitischen und psychiatrischen Richtlinien eine Veränderung zu bewirken, was in der Konsequenz auch neue Chancen für die Betroffenen und ihre Versorgung nach sich zieht (Amering & Schmolke 2012). Praktisch bedeutet dies, dass der Genesungsprozess in den Händen der Betroffenen liegt und die Behandlung (Therapie, Medikamente etc.) außerhalb einer bedrohlichen Krise nur noch eine Option unter vielen darstellt (Davidson 2009).

Auf der persönlichen Ebene kann unterschieden werden zwischen klinischem und persönlichem Recovery:

- Klinisches Recovery bedeutet die Behandlung im herkömmlichen Sinne zur Symptom-Reduktion durch Medikamente, Psychosoziale Therapien und Behandlung
- Persönliches Recovery beschreibt einen Prozess, durch den die Betroffenen die persönlichen, sozialen und gesellschaftlichen Folgen einer psychischen Erkrankung überwinden und zurück zu einem erfüllten Leben finden. Recovery bedeutet nicht zwangsläufig Heilung, sondern meint eine Teilhabe in der Gesellschaft trotz Erkrankung

Die Recovery-orientierte Praxis umfasst die Begleitung des persönlichen Recovery-Weges aus der Sicht der professionellen arbeitenden psychiatrisch Tätigen. Hierbei handelt es sich um eine optimistische Rahmenstruktur, welche die einzunehmende Haltung und damit in Zusammenhang stehenden Werte, das Wissen über Recovery, die notwendigen Fähigkeiten sowie das Verhalten, die Praxisumsetzung und Unterstützung durch das Leadership und Management beschreibt (Department of Health and Ageing 2013; NHS Education for Scotland/Scottish Recovery Network 2007). Zugrunde liegend ist eine Ethik der Behandlung und nicht mehr eine Behandlungsethik, d. h., die Behandlung und Begleitung folgt den Bedarfen der Betroffenen und richtet seine Angebote auf die Unterstützung des Recovery-Weges aus (Davidson 2010). Sinn und Ziel besteht darin, die Person zu unterstützen, sodass diese auch mit bestehenden Symptomen in Handlung für sich kommen und eine nachhaltige Veränderung für sich erreichen. Es ist in dieser Begleitung genau darauf zu achten, was für die Betroffenen auf ihrem Weg des persönlichen Recovery funktioniert und was nicht. Also Risiken zuzulassen und sie nicht in Watte zu packen, aber sie auch nicht gegen eine Wand fahren zu lassen.

Recovery ist aber auch eine gesellschaftliche Bewegung, in der psychiatrisch Tätige und Menschen auf ihrem Recovery-Weg gemeinsam versuchen, die Begleitung und Behandlung durch das Psychiatriesystem zu verändern und transformieren. Dabei werden verschiedene Sichtweisen und Expertisen wertschätzend mit einbezogen, die sich aus persönlicher Erfahrung, wissenschaftlicher Evidenz, Training und dem Vorteil der Zusammenarbeit und Kooperation speisen, um in kooperativer Konstruktion und Koproduktion ein Lehren, Lernen und Verändern zu ermöglichen.

2.1 Persönliche Ebene

Ingo Tschinke

Die Grenzen zwischen dem persönlichen und dem klinischen Recovery sind in dem persönlichen Kontext der Betroffenen eher schwimmend und nicht so klar abzugrenzen, es sei denn, Betroffene entscheiden sich komplett für einen eigenen Weg außerhalb des Psychiatrie-Systems. Ansonsten kann es Menschen geben, die die angebotenen Hilfen des Psychiatrie-Systems vermehrt nutzen, während andere weitaus weniger darauf zurückgreifen, ob nun in der klinischen oder ambulanten Behandlung. Im Weiteren spielt das persönliche Erleben der Betroffenen eine Rolle. Erlebe ich mich eher als Hilfesuchender, der Orientierung und Stützung benötigt oder als Menschen, der immer wieder in der Psychiatrie »landet« und sich eher als Jemand erlebt, der Behandlung ertragen und erdulden muss, obgleich man gar nicht weiß, wofür das gut sein soll – für mich, meine Umwelt, meine Angehörigen, die Gesellschaft etc. Erlebe ich Umstände und Begegnungen, die mit meinen Werten konsistent sind, wie das einfühlende Verstehen, Respekt, sinnvolle Aufklärung und »Edukation«, Wertschätzung und vieles mehr, oder fühle ich mich bevormundet, unverstanden und respektlos behandelt. Auch in den Schilderungen der Betroffenen in diesem Buch zeigt sich, dass manche Aspekte des klinischen Recovery als positiv und manche als negativ empfunden wurden. Alle beschreiben hilfreiche Aspekte, die ihnen bei ihrem persönlichen Recovery-Weg geholfen haben, nachdem sie diesen für sich erkannt haben. Dabei kann der Anstoß aus dem Hilfesystem herausgekommen sein, aber der Entschluss zur Veränderung und Transformation von der hilfesuchenden Person zu einer Person der Selbstbestimmung, Selbstverantwortung und Autonomie haben alle selbst getroffen. Dies hat ihnen auch einen kritischen Blick auf das Psychiatrie-System gegeben und ihnen geholfen mit diesem selbstbewusster umzugehen und als Genesungsbegleiter*innen gemeinsam mit reflexionswilligen professionell Tätigen die Arbeit mit Betroffenen zu betrachten.

Für professionell Tätige bedeutet dies, dass die Förderung und Unterstützung des persönlichen Recovery immer primär im Vordergrund stehen sollte und dann noch die für die Betroffenen als hilfreich empfundene Maßnahmen (Interventionen, medikamentöse Behandlung und Therapien etc.) hinzukommen können (Grey et al. 2014b). Das persönliche Recovery bedeutet keine Ergänzung zur Behandlung, es ist die Grundlage von allem, was in der Psychiatrie-Versorgung geschieht (Davidson 2009).

2.2 Klinisches Recovery

Ingo Tschinke

Das Klinische Recovery, d.h. eine wie auch immer gestaltete Behandlung, Begleitung und Therapie, hatte in den vergangenen Jahren und Jahrzehnten den Auftrag, Menschen mit einer psychischen Erkrankung einer Art Heilung zuzuführen. Es kann bei einigen Erkrankungen tatsächlich gelingen, dass Menschen durch medikamentöse Therapien und psychotherapeutische Behandlung ihr weiteres Leben dekompensationsfrei beschreiten können und dann ein »normales« Leben weiterleben. Diese Ausrichtung hat dann im Gegenteil bei den Menschen mit immer wiederkehrenden Dekompensationen (Depressionen, Bipolare Störungen, Essstörungen, Schizoaffektive Psychosen etc.) oder einer ständig bestehenden Erkrankung (Persönlichkeitsstörungen, Schizophrenien, Angst- und Zwangsstörungen etc.) zu Bezeichnungen geführt, dass jemand »unheilbar« krank oder »austherapiert« sei, d.h., man medizinisch im Sinne der Heilung nichts mehr machen kann, es ist sozusagen Hopfen und Malz verloren, dieser Mensch wird nicht mehr normal – er bleibt chronisch krank.

Von diesen Menschen wurde vielfach eine Krankheitseinsicht gefordert, was sich dadurch zeigte, dass der Mangel eben dieser als eher negativ betrachtet wurde. Aber eine Krankheitseinsicht fordert von den betroffenen Menschen, dass sie sich von ihrem bisherigen Leben mit allen positiven und sinnvollen Optionen, die das Leben ausmachen können, verabschieden. Verbindet man mit dieser Krankheitseinsicht die Erwartung, dass sich Menschen in allgegenwärtigen und permanenten Umständen einer Behinderung für sich akzeptieren, welches sie dazu verdammt ein Leben in Abhängigkeit und Verzweiflung zu führen, dann widerspricht dies in geradezu eklatanter Art und Weise den Voraussetzungen für das eigene persönliche Recovery (Davidson 2009, S. 77).

Patrica Deegan berichtet dazu aus ihrer persönlichen Erfahrung:

»Bevor ich die Diagnose erhielt, wurde ich als ganzheitliche Person wahrgenommen, nachdem allerdings die Diagnose im Raum stand, wurde ich durch Professionelle in der Psychiatrie wie durch Zerrspiegel wahrgenommen und wurde als schwer erkrankt und völlig defizitär dargestellt. […] Es wurde nun alles, was ich tat durch diese Zerrspiegel der Psychopathologie interpretiert. So hat z. B. meine Großmutter mir in der Zeit meines Aufwachsens in meiner Kindheit häufig gesagt, dass ich ›Hummeln im Hintern‹ hätte. In der psychiatrischen Klinik wurde ich als agitiert wahrgenommen. Ich habe als Kind nie viel geweint, aber nach meiner Diagnose galt ich als emotional verflacht und mangelnd schwingungsfähig. Ebenso war ich schon immer still, schüchtern und introvertiert. Jetzt mit der Diagnose war ich vorsichtig, misstrauisch und hatte autistische Züge. In einer klassischen Double-Bind-Beziehung protestierte ich gegen diese pathologisierenden Interpretationen und bewies damit, dass ich wirklich als schizophren mit mangelnder Krankheitseinsicht betrachtet werden sollte!« (Deegan 2001, S 4 – Übersetzung durch Autoren)

Die klinische Behandlung als solches hat durchaus seine Berechtigung und wird von vielen Menschen durch eine gelebte Personenzentrierung der Sozialpsychiatrie als positiv erlebt, aber es ist auch unbestreitbar, dass durch eine medizinische Interpretation der Unheilbarkeit viele Menschen erst in eine Chronifizierung und Hoffnungslosigkeit abgerutscht sind (Amering & Schmolke 2012). In Kapitel 3 haben wir deswegen die Ausprägungen des biopsychosozialen Modells denen des persönlichen Recovery gegenübergestellt und gehen noch vertieft auf die Aspekte ein (▶ Kap. 3). Wir möchten aber nun die Betroffenen zu Wort kommen lassen, wie sie selbst ihre Krankheitsentstehung empfunden haben, um zu verstehen, wie sie die »Krankheit« für sich wahrnehmen.

2.2.1 Sichtweisen der Betroffenen

Madeline Albers, Anja Neumann, Melanie Rogner

Madeline Albers:

Bevor ich näher auf das klinische Recovery eingehe, möchte ich von meiner Krisenzeit und dem Therapiebeginn erzählen. Als Betroffene von psychischen Erkrankungen (rezidivierende depressive Störung, Dysthymie, generalisierte Angststörung) habe ich im Laufe der Zeit viele Erfahrungen mit dem psychiatrischen Versorgungssystem gemacht. Um meinen Entwicklungsprozess im Kontext des klinischen und persönlichen Recoverys zu verdeutlichen, halte ich es für wichtig, auch einen Einblick in die Zeit zu geben, in der ich noch keine professionelle Hilfe in Anspruch genommen habe.

Bereits meine Kindheit war gezeichnet von einer hohen Vulnerabilität und negativen Gefühlen. Kleinigkeiten rissen mich in tiefe Krisen, ich war eine labile, sensible Schülerin. Meine Gedanken waren zumeist pessimistisch und kreisten häufig um Probleme. Doch ich konnte meinen Alltag bewältigen, absolvierte sogar das Abitur mit sehr gutem Abschluss. Im direkten Anschluss an meine Schulzeit entschied ich mich, an der Universität Bremen Kommunikations- und Medienwissenschaften sowie Germanistik zu studieren. Diese Entscheidung war weniger Ausdruck meiner beruflichen Wünsche, sondern vielmehr ein Kompromiss – ich konnte meine Bedürfnisse hinsichtlich meiner Zukunft nicht identifizieren und entschied mich daher für jene Studiengänge, welche mich in der Auswahl am ehesten interessierten. Folglich studierte ich einige Semester, während sich meine psychische Verfassung fortlaufend verschlechterte.

2015 war dann ein ganz besonderes Jahr. Ein besonders schweres, aber auch der Startschuss für einen inneren Veränderungsprozess. Meine Kräfte und Handlungsmöglichkeiten kollidierten inzwischen mit den Anforderungen des Studiums: Ich war depressiv und lebensmüde. Während mich die Struktur des Schulsystems noch aufrecht hielt, verlangte das Studium eine Selbstständigkeit, die mich überforderte und mir meine emotionale Instabilität und fehlende Widerstandsfähigkeit gegenüber Schwierigkeiten des Alltags auf einem Silbertablett präsentierte. Die großen Konzentrationsschwierigkeiten sorgten dafür, dass ich dem Unterricht nicht mehr folgen konnte, meine Aufmerksamkeitsspanne umfasste einige Sekunden. Viele Seminare und Vorlesungen besuchte ich nicht mehr, da mein grauer Schleier sich tonnenschwer auf mich legte, und nur der fehlenden Anwesenheitspflicht war es zu verdanken, dass man mich nicht bereits exmatrikuliert hatte. Je mehr Zeit verging, desto mehr verdrängte ich meine Situation, flüchtete mich in die mediale Berieselung fernab meiner für mich nur schwer zu ertragenden Realität.

Meine sozialen Kontakte – zumindest diejenigen, die ich noch an meinem Leben teilhaben ließ – erkannten meine wachsende Verzweiflung und baten mich wiederholt, mir professionelle Hilfe zu holen. Doch damals war ich davon überzeugt, dass ich mich in einer Krisenphase befand, die von allein wieder gehen würde. Ich glaube an die Zeit, aber nicht an mich und die Fähigkeit, mein Leben aktiv zu beeinflussen. Im Gegenteil: Mir selbst habe ich nichts zugetraut. Sei es der Abschluss meines Studiums, das Führen einer Partnerschaft, der erfolgreiche berufliche Werdegang, das Erreichen von Zielen oder die Selbstbefähigung, ein im Großen und Ganzen zufriedenes Leben führen zu können. Dass ich die Zeit zu meinem Heilsbringer ausrief, war letztlich eine Flucht vor mir selbst und den Gefühlen, die mich innerlich zerrissen. Und so stand ich dem Todesgedanken näher als jenem, mich einer professionellen Fachkraft zu offenbaren, die mich womöglich sowieso nicht verstand.

Je mehr Zeit verging, desto mehr spitzte sich meine Situation zu und ich verlor zunehmend Lebensfähigkeit. Ich war entweder überflutet von einer tiefen Traurigkeit und Verzweiflung oder mich packte die Welle der Gleichgültigkeit und Leere. Wie ich nun weiß, befand ich mich zu dieser Zeit inmitten einer schweren depressiven Episode. Ich hatte keine Lebensfreude mehr, keinen Antrieb, keine Lust auf den Tag und Angst vor der Nacht, in der ich zumeist nicht schlafen konnte. Es fällt mir schwer zu beschreiben, wie quälend Hoffnungslosigkeit und der Gedanke sein kann, leben zu müssen. Und, so hart das auch klingen mag, das Leben war für mich in der Tat eine Art Pflicht. Ein Labyrinth voller Irrwege und ohne Ausweg. Ein Rätsel, das ich nicht lösen konnte. Ein Käfig, der mich einsperrte und dessen Sinn ich nicht verstand. Und mir fehlte die Vorstellungskraft für eine Zukunft, in der ich mich wohlfühlen würde. Somit verbrachte ich Stunden vor dem Fernseher und tauchte ein in eine andere Welt, ich vernachlässigte die Wohnungs- und Körperhygiene und entfernte mich größtenteils aus meinem geregelten Alltags- und Sozialleben.

Als ich an einem Montagmorgen aufstand, mich wie automatisiert anzog und zu meiner Hausarztpraxis fuhr, setzte ich damit den ersten Schritt ins psychiatrische Hilfe-System. An dieser Stelle möchte ich die Brücke schlagen zum klinischen Recovery. Das klinische Recovery beschreibt die Behandlung im herkömmlichen Sinne, also die Reduktion von Symptomen durch den Einsatz von Medikamenten oder durch psychosoziale Therapien. Ziel ist es, die soziale Funktionsfähigkeit wiederherzustellen und pathologische Anteile des Menschen zu beseitigen. Für sich allein genommen bedeutet das klinische Recovery und damit auch diese gewisse Psychopathologisierung eine Entfernung vom Menschen als ganzheitliches Individuum und folglich die Fokussierung auf Symptome und Krankheit. In Anbetracht dessen war ich sehr froh, dass meine Hausärztin mir zunächst einfühlsam und geduldig zuhörte und mir daraufhin eine Überweisung für einen teilstationären Aufenthalt in der psychiatrischen Tagesklinik ausstellte, welche Recovery-orientiert und personenzentriert mit den Betroffenen zusammenarbeitete.

Das klinische Recovery funktioniert aus meiner Sicht am besten im Zusammenspiel mit dem persönlichen Recovery und als untergeordnete Rolle: Mein wichtigster Schritt auf dem Genesungsweg war die Auseinandersetzung mit Hoffnung, Sinnfindung, meiner Lebensgeschichte und mit meinen Ressourcen, Bedürfnissen und Wertvorstellungen. Das Gefühl, selbstwirksam zu sein und Vorhaben erreichen zu können, hat mir das Selbstbewusstsein und auch die Selbstbefähigung gegeben, einen neuen Umgang mit meinen Belastungen zu finden. Das klinische Recovery war hinsichtlich meines Genesungswegs nicht unwichtig, doch halte ich beispielsweise die medikamentöse Therapie in erster Linie als eine sinnvolle *Begleitung* anderer Unterstützungsoptionen. In meiner Therapiezeit habe ich insgesamt sechs verschiedene Antidepressiva probiert, keines hat mir geholfen. Das lag im Wesentlichen daran, dass meine seelischen Belastungen durch sie nicht aufgeschlüsselt, sondern meine negativen Gefühle gedeckelt wurden. Erst, als wir ein Antikonvulsivum gefunden haben, welches mein tägliches und übersteigertes Angstlevel verringert hat, konnte ich im Zusammenspiel mit dem persönlichen Recovery und der Stärkung von Eigenschaften und Fähigkeiten einen Zustand erreichen, der mich trotz vorhandener Belastungen einen Umgang mit dem Alltag finden ließ. Dieses Medikament nehme ich inzwischen seit Jahren in ähnlicher Dosierung und aus Überzeugung. Denn: Im Gespräch mit meinem Psychiater, der vielmehr ein Sparringspartner als Alleinentscheider ist, sind wir zu der kooperativen Entscheidung gekommen, dass das Medikament hinsichtlich meiner Ängste auch weiterhin eine wichtige Unterstützung und Stabilisierungshilfe darstellen kann. Nicht, weil es meine Belastungen in der Tiefe bekämpft – sondern weil es mir hilft, durch Verringerung von Angstzuständen selbst in diese Tiefe zu steigen und dort zu lernen, zu verstehen und selbst aktiv zu werden.

Aufgrund meiner Erfahrungen der letzten Jahre spielt das klinische Recovery für mich somit eine bedeutsame, aber doch untergeordnete Rolle im Vergleich zum persönlichen Recovery. Erst, als ich mit therapeutischer Unterstützung meine Biografie aufgearbeitet habe und mich intensiver mit meiner Lebensgeschichte, meinen Werten und Bedürfnissen, meinen Ressourcen und der Stärkung meiner Fähigkeiten auseinandergesetzt habe, konnte ich eine positive Veränderung der inneren Haltung herbeiführen. Dabei war das klinische Recovery unterstützend – und das persönliche Recovery wegweisend.

Anja Neumann:

Der erste Zusammenbruch

Mein gesundheitlicher Leidensweg begann, als mein Sohn neun Jahre alt war. Damals war ich Mutter zweier Kinder, Ehefrau und berufstätig und hatte das Gefühl, gut im Leben angekommen zu sein. Als ich eines Tages meinen Kindern beim Spielen zugesehen habe, kamen plötzlich mehrere heftige Flashbacks aus meiner Kindheit. Es meldeten sich so verdrängte Erinnerungen, die ich tief in mir vergraben hatte. In den nächsten 14 Jahren brach immer mehr diese Mauer vor meinen Augen in sich zusammen und ich verstand, dass ich dies mit gutem Grund verdrängt hatte. Diese erste Erschütterung im Erwachsenalter führte dazu, dass meine erste schwere Depression ausbrach.

Die Traumata – oder wo alles begann…

Mein erstes traumatisches Erlebnis (da war ich selbst erst neun Jahre alt) war die Trennung meiner Eltern, die für mich ganz plötzlich und unerwartet über meine heile Kinderwelt hereinbrach.

Ich wurde ohne Vorwarnung von meiner Schwester und meinem Vater getrennt. Ohne gefragt zu werden, wurde ich aus meinem alten Leben gerissen, in eine fremde Stadt gebracht und in ein neues und fremdes Leben gezerrt. Da hatte ich das erste Mal so richtig Angst in meinem Leben. In dieser neuen Welt fühlte ich mich schutzlos und allein gelassen. Gefühle von Hilflosigkeit, dem Ausgeliefert sein, Ohnmacht und Scham bestimmen und beeinflussen mich bis heute noch sowie ein chronisch schlechtes Gewissen. Damals ahnte ich nicht, dass dieses Trauma mein ganzes Leben beeinträchtigen sowie mein zukünftiges Verhalten und meine Entscheidungen bestimmen würde. Auch auf die Erziehung meiner eigenen

Kinder hatte das später noch Auswirkungen, aber ganz besonders auf meine eigene Gesundheit.

Das zweite Trauma erlitt ich in diesem nun neuen Leben – ein neuer Mann an der Seite meiner Mutter, ein Alkoholiker, häusliche und emotionale Gewalt und sexuelle Übergriffe. Bis heute wurde dieses Thema nicht mit meiner Mutter besprochen. Ich konnte mit ihr als Kind nicht darüber reden, da sie das Thema einfach negiert hat. Heute will ich das nicht mehr. In den Jahren danach ist viel passiert, zu viel und zu schambehaftet, um es hier aufzuschreiben. All das jahrelange Erlebte als Kind und Jugendliche, diese übermächtige Angst – diese »Todesangst in mir« hatte sich tief in meinem Gehirn versteckt bis ins Erwachsenenalter, zum Schutz in meinem Unterbewusstsein.

Erst als ich dann als Erwachsene meine eigenen Kinder so ansah, als ich erkannte, wie klein und verletzlich man als Kind noch ist, brach alles wieder hervor. Ab da konnte ich diese Flashbacks nicht mehr stoppen. Ich bekam eine schwere Depression. Dadurch war jeder Tag eine Qual. Ich schämte mich dafür. Hatte ich doch jetzt eigentlich alles, was ich brauchte, um glücklich zu sein – zwei großartige gesunde Kinder, einen Mann, meinen Traumjob und ein schönes Zuhause. Keiner sollte sehen, dass es mir schlecht ging. Ich schämte mich zu sehr dafür und empfand mich selbst als undankbar und wertlos. Ich weinte nur heimlich oder nachts, wenn ich wie so oft nicht schlafen konnte. Ich suchte dann Hilfe beim Hausarzt und dieser schickte mich zu einer Psychiaterin. Danach folgte eine tiefenpsychologische Therapie (zu diesen Begegnungen berichte ich in ▶ Kap. 5.1 Erlebnisse und Wünsche der Betroffenen).

Jahre später – jetzt ging es erst richtig los

Vier Jahre nach der tiefenpsychologischen Therapie kam es zu einem Rückfall – die zweite Depression begann. Diesmal zog sich die Erkrankung über mehrere Jahre hinweg und kam immer wieder in Schüben – sogar heute, acht Jahre später, kann ich nicht mit Sicherheit sagen, dass sie je richtig weg war. Dazu kamen diesmal aber auch noch Angstzustände, eine Panikstörung, eine ständige Reizüberflutung, Unruhe, Grübelneigung, schwere Einschlaf- und Durchschlafstörung, ein Restless Legs-Syndrom und auch die Migräne brach mehrmals im Monat, oft sogar mehrfach in der Woche, mit voller Wucht wieder aus. Dieses Mal versank ich regelrecht in der Depression. Ich hatte keine Kraft mehr dagegen anzukämpfen. Ein zusätzlicher Hörsturz führte mich dann erst in eine psychosomatische Reha und dann zu allem Übel auch noch nach 27 Jahren von meinem Traumberuf zu einer Versetzung in einen neuen Job – in ein ganz anderes Tätigkeitsfeld. Die Reha ging über fünf Wochen. Als ich dort ankam, habe ich viel geweint, ich war verängstigt, müde und mit mir und der neuen Situation dort überfordert. Ein Selbstwertgefühl hatte ich nicht mehr. Ich konnte mich weder mit Worten wehren noch mich abgrenzen. Ich dachte immer, dass ich schuld an allem war. Überhaupt fühlte ich mich ständig schuldig und hatte permanent ein schlechtes Gewissen, etwas falsch gemacht zu haben. Auch wenn ich bewusst gar nichts gemacht habe. Ich fühlte mich nicht mehr »normal«. Was für ein schlimmes Gefühl. Doch dort bekam das Wort *Normal* eine neue Bedeutung. Man half mir zu erkennen, dass ich nicht schuld war, sondern andere die Verantwortung dafür trugen, dass ich mich so fühlte. Mir wurden in dieser Klinik die Augen geöffnet und nun schaute ich nicht mehr weg. Wenn »ich« nicht etwas ändern würde in meinem Leben, änderte sich auch nichts.

Aus meiner Sicht: Diese Reha war ausschlaggebend dafür, um überhaupt erkennen zu können, dass mein Kindheitstrauma mit den Depressionen und der Angst- und Panikstörung zusammenhängt. Ich habe dort einiges dazugelernt, um meine Krankheiten besser zu verstehen und zu akzeptieren, dass sie nun ein Teil von mir sein werden. Ein schmerzlicher Prozess aber auch ein erlösender. Zum ersten Mal hatte ich Menschen mit den gleichen Krankheiten kennengelernt und fühlte mich nun nicht mehr so allein damit und konnte neue Kraft schöpfen. Ich bekam wieder Mut, einige meiner Probleme anzugehen. Diese Reha und ganz besonders der Therapeut, der mich dort betreute, waren richtungsweisend für meinen Neuanfang.

Der zweite große Zusammenbruch

Monate nach der Reha schaffte ich es endlich, mich aus einer toxischen Ehe zu lösen und trennte mich. Zum zweiten Mal in meinem Leben hatte ich alles verloren was mir wichtig war – eine Familie. Meine Angst kam zurück, aber diesmal mit gewaltiger Wucht. Ich bekam zum ersten Mal in meinem Leben Panikattacken; ohne zu wissen, was das ist, dachte ich an einen Herzinfarkt. Ich dachte bei jeder Attacke, dass ich sterben werde. Die nächsten Wochen und Monate kamen diese Attacken immer öfter vor. Beim Einkaufen (ich traute mich nicht mehr in die Läden), im Auto, auf der neuen Arbeit. Ich versuchte dort irgendwie noch zu funktionieren. Nach »außen« lächelte ich das lieber weg, doch ich schämte mich sehr dafür. Eine Spirale von Vermeidungstaktiken setzte sich so in Gang, die mit der Zeit immer schlimmer wurde. Ich dachte damals das es nicht mehr schlimmer kommen könnte. Doch nun begann die Angst vor der Angst. Ein echter Teufelskreis. Ich bekam dadurch auch noch schwere Schlafstörungen dazu und jede Nacht zuckten mir so stark die Beine, dass es schmerzte. In meinem Kopf grübelte es ständig. Ich konnte ihn nicht mehr abschalten. Meistens kam ich nur auf zwei bis vier Stunden Schlaf in der Nacht. Und manchmal konnte ich auch gar nicht schlafen. Das ging noch zwei Jahre so weiter. In dieser Zeit lernte ich die App und Herrn Tschinke kennen (▶ Kap. 2.4.1 Sichtweisen der Betroffenen).

Meine zweite Therapie: Die Verhaltenstherapie über zwei Jahre

Einen freien Platz fand ich recht schnell bei einem Psychologen. Er hat sich mit sehr viel Einfühlungsvermögen mein Vertrauen erarbeitet. Er musste mich oft wieder aufbauen, weil es in dieser Zeit viele Rückschläge, Schicksalsschläge und Tränen gab. Er hat mich während des Scheidungsprozesses unterstützt. Wir arbeiteten intensiv an meiner Depression und an meiner Angst- und Panikproblematik. Oft war auch das Trauma aus der Kindheit unser Thema – alles hing miteinander zusammen. Er hat nie aufgehört mir meine Ängste immer und immer wieder zu erklären. Er hat mich auch beim Einspruch über das Gutachten des Gutachters (▶ Kap. 6.1 Erlebnisse und Wünsche der Betroffenen) für die zuerst abgelehnte Rente unterstützt. Ohne Ihn hätte ich mich das nicht getraut. Am Ende bin ich dann weit weg in eine andere Stadt gezogen, um woanders einen Neuanfang zu versuchen. Er hat mir in diesem Prozess immer wieder Mut gemacht. Diese Therapie habe ich bis zum Ende (trotz des Umzuges) bei ihm weitergemacht. So wichtig war mir diese Therapie. Er hat mit mir an vielen meiner Lebens-Baustellen gearbeitet und mir so sehr geholfen. Ich bin unendlich dankbar für diese Zeit. Ich bin dankbar an einen so guten Therapeuten geraten zu sein (mehr dazu ▶ Kap. 11.1 Erlebnisse und Wünsche der Betroffenen).

Aus meiner Sicht: Die Verhaltenstherapie mit meinem Therapeuten hat mich ein ganzes

Stück vorangebracht. All das Erlernte hat es mir ermöglicht, eine große Veränderung in meinem Leben umzusetzen. Ich habe mich getraut, die Rente zu beantragen. Ich habe gelernt, mich wieder zu wehren. Ich bin weit weggezogen an einen anderen Ort und habe mich getraut, eine neue Beziehung zu wagen. Ich konnte langsam wieder Nähe zulassen. Ich lernte wieder in einer Beziehung zu vertrauen. Bis heute kann ich vieles von dem dort erlernten in neuen Krisenzeiten wieder abrufen und anwenden.

Corona und seine Folgen – Der Rückschlag 2020

Ich hatte mich gerade nach meinem Umzug etwas eingelebt in der neuen Umgebung, schaffte es sogar wieder allein einkaufen zu gehen und hatte sogar neue Kontakte geknüpft, da brach die erste Corona-Welle über uns alle herein. Von jetzt auf sofort zogen sich alle Menschen zurück und mit »neuen« Menschen wollte nun keiner mehr Kontakt. Plötzlich hatte ich nur noch meinen neuen Partner als persönlichen sozialen Kontakt und das über die nächsten zweieinhalb Jahre. Als dann auch noch die Schutzmasken Pflicht wurden, bin ich von einer Panikattacke in die nächste gestürzt, wenn ich diese beim Arzt oder beim Einkaufen aufsetzen musste. Plötzlich kamen wieder ganz »neue« Flashbacks dazu – schlimme Erinnerungen aus der Kindheit. Die PTBS war nach langer Pause zurück. Ich ging von da an nicht mehr zu Ärzten, sagte alles ab. Außer bei meiner Psychiaterin, die verstand das Problem sofort. Ich vermied wieder jedes rausgehen. Ich hatte keine Angst vor dem Virus, sondern vor der Maske auf meinem Mund und dass ich nur noch Menschen ohne Gesichter sah. Ich steckte fest in der neuen Wohnung ohne Kontakte nach draußen. Ein absoluter Rückschlag für mich; zurück in die Ängste, zurück in die Panik, zurück in den Rückzug, zurück in die Isolation, zurück in die Depression. Erst nach anderthalb Jahren gelang es mir endlich wieder einkaufen zu gehen, ohne mittendrin abbrechen zu müssen oder einen Arztbesuch mit der Maske durchzuhalten, ohne eine Panikattacke zu bekommen. In dieser Corona-Zeit suchte ich mir erneut Hilfe. So kam es, dass ich erfuhr, dass Herr Tschinke aus dem Pflegedienst von früher nun in der Gegend tätig war, in der ich nach meinem Umzug wohnte. Er konnte mich in meinem neuen Zuhause besuchen und sorgte auch dafür, dass ich den Weg in die integrierte Versorgung fand, was mir eine längere Versorgung sicherte, um mir durch diesen schlimmen, durch Corona ausgelösten Rückfall helfen zu können (▶ Kap. 2.4.1 Sichtweisen der Betroffenen).

Melanie Rogner:

Zunächst möchte ich sagen, dass meine Ausführungen zum klinischen Recovery auf persönlichen Erfahrungen beruhen und nicht einer wissenschaftlichen Evidenz unterliegen.

Bei dem klinischen Recovery geht es m. E. um die Wiederherstellung der Funktionsfähigkeit des Menschen. Der psychisch kranke Mensch soll zum Normalzustand zurückkehren und es sollen Symptome beseitigt werden, die im Sinne des Internationalen Klassifikationssystems ICD-10 als pathologisch definiert wurden.

In diesem Kontext drängen sich zwei entscheidende Fragen auf:

1. Was ist der Normalzustand?
2. Warum sollten meine Symptome pathologisch sein bzw. warum sollte ich mich als krank definieren, wenn ich mich selbst als normal empfinde und gelernt habe, mit meiner Symptomatik gut zu leben?

Am besten lässt sich diese Problematik aus der Sicht des *Stimmenhörens* beschreiben. Stimmenhören wird in dem klinischen Recovery als krankhaft bzw. wahnhaft definiert (Payk 2015). Natürlich mutet es für jemanden, der keine Stimmen hört, merkwürdig an, wenn jemand anderes erzählt, er höre Stimmen, die nicht sichtbar sind oder die offensichtlich von niemand gegenwärtig Anwesendem gesprochen werden. Dennoch ist es ein weitverbreitetes Phänomen. Geschätzte 2 % bis 10 % der Bevölkerung haben diese durchaus menschliche Erfahrung in ihrem Leben schon gemacht (Gaebel et al. 2019). Viele von Ihnen kommen mit den Stimmen gut zurecht, auch weil sie zuweilen positiver Natur sind. Als pathologisch kann ich m. E. das Stimmenhören nur definieren, wenn ein gewisser Leidensdruck hinzukommt. Dann bedarf aber der Leidensdruck der Behandlung und im Zuge dessen auch die Stimmen, aber nicht das Stimmenhören per se. Wenn ich mit meinen Stimmen gut zurechtkomme, bedürfen sie keiner klinischen Behandlung und sind infolgedessen für mich auch normal, weil sie zu meinem Leben dazugehören.

Nach dem klinischen Recovery bedürfen diese Dinge oft der Behandlung. Bisher entscheiden die Ärzt*innen, wann die Behandlung und wie die Behandlung stattfindet, ob und in welcher Höhe es Medikamente gibt oder wie optional andere psychosoziale Therapien in Betracht gezogen werden. Im psychiatrischen Kontext halte ich diese Haltung für problematisch. Als Betroffene möchte ich mitentscheiden. Schließlich geht es um mein Seelenleben, um meinen Körper und letztendlich um mein Leben. Ich möchte mich auch im klinischen Kontext als Nutzerin des Systems verstehen, die die passenden Therapien in Absprache mit den entsprechenden Stellen aussuchen darf, je nach Stand meines derzeitigen Genesungsprozesses. Das kann auch heißen, dass ich im Akutfall Medikamente in einer zunächst hohen Dosis benötige, die ich aber m. E. mit fortschreitender Genesung wieder reduzieren sollte, um die eigentlichen Problemlagen angehen zu können. Denn eine psychische Erkrankung ist meiner Erfahrung nach Ausdruck eines individuellen Problemlöseverhaltens, dass nicht grundsätzlich mit Medikamenten unterdrückt werden sollte, sondern mit dem sich der Einzelne auseinandersetzen muss, um zu genesen. Im rein klinischen Recovery wird sich zu sehr auf die medikamentöse Therapie verlassen und zu hohe Dosen über zu lange Zeit verschrieben. Ich selbst habe die Erfahrung machen müssen. Selbst bei hohen Dosen Neuroleptika, die gegen meine Psychose helfen sollten, hat sich die Psychose durchsetzen können, einfach weil die Problematik hinter der Erkrankung nicht bearbeitet wurde. Die Auseinandersetzung mit dem Sinn der Erkrankung spielt hierbei eine entscheidende Rolle. Warum setzt die Psychose oder Depression in bestimmten Kontexten ein, welches psychosoziale oder emotionale Problem steckt dahinter? Diese Fragen kann ich nur beantworten, wenn ich den Zugang zu meinen Gefühlen erhalten kann. Das geht aber nur, wenn diese Emotionen nicht so stark durch Neuroleptika gedeckelt werden, sodass ich noch Empfindungen zu spüren vermag. Diese Empfindungen müssen oder können dann mithilfe des psychiatrischen Systems ausgehalten und bearbeitet werden. Das kann im klinischen Kontext passieren, aber auch in einer Psychotherapie, in Selbsthilfegruppen oder anderen Einrichtungen mit Unterstützungsleistungen.

Als Betroffene mit Psychiatrieerfahrung bin ich im klinischen Recovery die »Patientin«, von »to be patient« aus dem Englischen, des geduldig Ertragenden. Im klinischen Recovery habe ich nur wenig Verantwortung für mein eigenes Handeln und infolgedessen auch nicht für meine Genesung. Es scheint so, als wüssten alle um mich herum, was im Rahmen der Psychose gut oder schädlich für mich ist. Nur ich als Betroffene wisse nichts über Genesung und das »normale« Leben, zu dem mich alle hindrängen wollen. Vielleicht bin ich nicht wie andere, vielleicht bin ich vulnerabel oder empfindsam, vielleicht empfinden auch andere Menschen mein Stimmenhören als nicht normal. Aber all das gehört nun einmal zu meinem Leben dazu. Mich gegen die vermeintliche Normalität der anderen zu wehren, kostet mich dann so viel Kraft, die mir fehlt, um meinen eigenen Genesungsweg zu finden und mich auf die für mich wesentlichen Dinge zu konzentrieren. Es geht immer darum etwas wegzumachen – das klinische Recovery ist defizitorientiert und richtet m. E. zu wenig den Fokus auf die positiven Ressourcen eines jeden einzelnen. So verstehe ich meine Vulnerabilität mittlerweile als echten Gewinn, der mich befähigt, meine Umwelt und meine Mitmenschen so detailliert wahrzunehmen und die Informationen zu verarbeiten, dass ich dies auch positiv für mich und andere nutzen kann.

Verstehen Sie mich nicht falsch, ich bin nicht gegen das klinische Recovery. Ich möchte das Konzept aber eher als Ergänzung zum persönlichen Recovery verstehen. So sollte der Arzt von seiner eigenen Haltung her, ein Sparringspartner sein, der mir beratend zur Seite steht und auf Augenhöhe mit mir kommuniziert. Mich ernst nimmt und meine Entscheidungen bzgl. Der eigenen Genesung akzeptiert und mich begleitet, auch auf die Gefahr hin, dass ich scheitere und einen erneuten Schub riskiere. Die Verantwortung liegt schließlich bei mir und in Absprache im Beratungsgespräch mit meinem Arzt, bleibt sie auch bei mir.

2.2.2 Pflegerische Perspektive

Ingo Tschinke

In den 34 Jahren, die ich inzwischen in der Psychiatrie als Pflegekraft tätig bin, habe ich auch in der eigenen Einstellung zum klinischen Recovery einige Veränderung erlebt. Ich kann mich noch sehr gut daran erinnern, dass ich – wie auch viele andere Pflegekräfte – in den letzten 30 Jahren deutlich dem Diktum der medizinischen Interpretation von Heilbarkeit und Chronifizierung unterworfen war. Als Fachpfleger auf einer akutpsychiatrischen Station bin ich – wie auch die anderen Mitglieder des Pflegeteams – den Menschen, die zu uns in die Klinik kamen, durchaus mit Respekt, Wertschätzung und einem einfühlenden Verstehen begegnet. Die Menschen waren aufgrund ihrer Erkrankungen häufig in einer Sinn-, Macht- und Hoffnungslosigkeit gefangen und wir haben danach gesucht, wie das Psychiatrie-System sie langfristig unterstützen kann und welche Medikamente helfen könnten, um die Symptome zu reduzieren. Es kam häufig dazu, dass wir in unserem Handeln genauso hoffnungslos waren, wie die Menschen, die unsere Hilfe brauchten, weil unsere Werkzeuge und Interventionen weder unsere noch die Sichtweise der Betroffenen radikal verändert hatten. Dabei war unsere Sichtweise auf die Erkrankung und deren Behandlung fokussiert – es ging meist um das Wegmachen von Symptomen und die Einbindung in ein betreutes Wohnen oder andere Hilfesysteme. Wie erfreut war ich, als es später dann die Möglichkeit der ambulanten psychiatrischen Pflege gab, die sich in Bremen und Niedersachsen langsam entwickelte. Ich hatte vorher häufig das Gefühl, die Betroffenen in eine Lebenswelt zurückzusenden, wo es keine Unterstützung gab und fast alles zum Scheitern verurteilt war. Nach 18 Jahren in der Akutpsychiatrie bin ich dann selbst in die ambulante psychiatrische Versorgung gewechselt, erst in Bremen und dann in Niedersachsen, um die Menschen in ihrer Lebenswelt zu unterstützen. Von Recovery hatte ich schon gehört, insbesondere 2008 auf dem Dreiländerkongress für psychiatrische Pflege in Bern, der sich im Schwerpunkt mit Recovery befasste. Verstanden hatte ich das Konzept in seiner Ausprägung aber noch nicht – natürlich ging es um Steigerung von Selbstbefähigung, Autonomie und Selbstfürsorge und ich dachte, dass ich das bereits in meiner Praxis umsetze und machte weiter wie bisher. Es dauerte noch einige Jahre, bis mir klar wurde, dass die Förderung des persönlichen Recovery einen Paradigmen-Wechsel in der psychiatrischen Versorgung darstellt. Eine Recovery-orientierte Praxis bedeutet, Menschen auf ihrem persönlichen Recovery-Weg zu unterstützen, um darin Hoffnung und Sinn zu finden. Behandlung und Therapie können dabei nur noch Optionen darstellen, die die Betroffenen nutzen können oder auch nicht. Erst dann wurde mir klar, dass ich Menschen ambulant hospitalisiert hatte, weil ich dachte, dass sie ohne mich nicht klarkommen und habe damit die Abhängigkeit von meiner Person bestärkt. Das ich nicht daran gearbeitet habe, Hoffnung zu geben, dass Menschen ihr Leben selbst in den Griff bekommen und dadurch einer Chronifizierung Vorschub geleistet habe, in dem ich ihre gelernte Hilflosigkeit gefördert habe. Dies hat sich seit 2016 geändert und was dazu notwendig ist möchte ich im nächsten Kapiteln schildern (▶ Kap. 2.3.2).

Trotz alledem geht es jetzt nicht darum, der Behandlung und medikamentösen bzw. psychotherapeutischen Therapie ihre Notwendigkeit abzusprechen. Die Notwendigkeit der Nutzung wird auch dadurch bestimmt, inwieweit Betroffene ihren persönlichen Recovery-Weg beschritten haben (▶ Kap. 2.3). In der Phase der Erstmanifestation einer psychischen Erkrankung kann der Mensch durchaus sehr viel mehr von dem klinischen Recovery in Anspruch nehmen wollen, weil dieser mit der Krankheitsphase völlig überfordert ist. Dies ändert sich allerdings, je mehr Erfahrungen der Mensch mit seinem persönlichen Recovery und seiner eigenen Krankheitsbewältigung macht, wenn er durch eine Recovery-orientierte Praxis in Kliniken, ambulanten Diensten und Arztpraxen von den Möglichkeiten der Selbstbefähigung und Selbstverantwortung in der Krankheitsbewältigung erfahren hat und dann seinen persönlichen Recovery-Weg beschreiten kann. Im Weiteren ist es notwendig, dass für Menschen, die ihr persönliches Recovery für sich erfahren haben, klinisch ein angemessenes Angebot bereitgestellt wird, denn diese werden die Angebote des klinischen Recovery in ihre Selbstbestimmung als optional ansehen und psychiatrisch Tätige müssen bereit sein, diese Angebote zur Diskussion zu stellen.

2.2.3 Ärztlich-psychotherapeutische Perspektive

Uwe Gonther

Warum Recovery?

Dass eine Genesung durch den Recovery-Ansatz besser möglich ist, das ist eine Botschaft, die noch viel deutlicher in der ganzen Psychiatrie bekannt werden muss. Im Grunde wird damit die alte Aufteilung, die es seit Mitte des 19. Jahrhunderts gibt, aufgegeben; nämlich zwischen den Behandelbaren, die in städtischen Akut-Kliniken wie in der Somatik diagnostiziert und therapiert und den Unheilbaren, die in Anstalten verwahrt werden. Diese alte Einteilung, die menschlich und politisch sowieso höchst problematisch war, aber die in den Köpfen vieler Beteiligter bis heute herumspukt, die hat sich jetzt endgültig als überholt erwiesen. Durch den Recovery-Ansatz können wir unser Augenmerk vielmehr darauf lenken, dass auch nach jahrzehntelanger Erfahrung mit schwerer psychischer Krankheit eine günstige Weiterentwicklung möglich ist und vor allem ist die Beurteilung dessen, was günstig ist, nicht mehr allein abhängig von den professionellen Experteneinschätzungen und der Performance in bestimmten Skalen, sondern eben in der Perspektive der jeweils Betroffenen.

Brauchen wir Philosophie?

Grundsätzlich könnte die Psychiatrie eine ganze Menge Philosophie gut gebrauchen, wie dies z. B. die Psychiater Karl Jaspers und Viktor Frankl gefordert hatten. Dass dies wiederbelebt werden sollte, darauf wies schon Klaus Dörner Anfang der 70er Jahre im Rahmen der Psychiatrie Reformbemühungen rund um die Enquete wiederholt hin (Schmidt-Zadel, 2001). Er leitet das historisch so her, dass das Philosophicum, was es ursprünglich im Medizinstudium gab, infolge der naturwissenschaftlichen und politischen Veränderungen der 1848er Revolution durch ein Physikum ausgetauscht wurde. Ich denke, in Wirklichkeit brauchen wir gerade in der Psychiatrie beides – ein profundes ärztlich medizinisches Wissen im Sinne der biologischen Grundlagen und ein philosophisches Wissen. Das ist die Richtung, die wir jetzt in Betracht ziehen, in der es um Sinnverstehen geht. Den Sinn im Leben eines Menschen kann ja nur die Person selbst finden, Sinn lässt sich nicht von außen dem Menschen aufoktroyieren. Man muss sich auf jeden Fall auch als Profi mit soziologischen Fragen beschäftigen – wenn man sich in der Psychiatrie sinnvoll bewegen möchte. Ich denke, dass uns das insbesondere die Pandemie lehrt, aber ebenso der jetzt stattfindende Krieg, oder Veränderungen am Arbeitsmarkt wie die Digitalisierung. Es lassen sich die menschliche Psyche und ihre Krisen und Krankheiten nicht rein individualistisch verstehen. Zwar gibt es gute Theorien, die es erlauben, das Seelenleben individual-psychologisch zu interpretieren, die erfassen aber oft nicht die komplexe soziale Realität. Wir brauchen die subjektive Perspektive der Betroffenen – neben der Perspektive der Angehörigen, des Arbeitsplatzes und der Gemeinde, in der jemand lebt. Und insofern bleibt die Psychiatrie für mich ein superspannendes Fach. Um vernünftig zu handeln, brauchen wir in diesem Fach immer eine gesunde Mischung: Philosophisches, Psychologisches, Soziologisches und natürlich auch die Medizin.

Wie geht es mit der Beteiligung von Betroffenen praktisch?

Die Beteiligung, das ist eine Hauptforderung der Recovery-Bewegung. So wie ich sie kenne, ist die Beteiligung von Nutzer*innen in der Planung, Durchführung und Evaluation und auch Erforschung aller psychosozialen Hilfen, das Kernthema von Recovery. Dies verändert die praktische Arbeit, aber auch die Ausrichtung des ganzen planerischen und wissenschaftlichen Prozesses. Meiner Ansicht nach hat sich die Akzeptanz im Laufe der letzten zehn Jahre rasant weiterentwickelt – also die Akzeptanz gegenüber der Position der Betroffenen. Ich kann mich noch an die Zeiten erinnern, als das belächelt oder als Gnade der professionell handelnden Personen angesehen wurde, wenn zum Beispiel Betroffene und Angehörige in PsychKG-Besuchskommissionen dabei waren. Es war schon erschreckend, dass dann lange darum gestritten wurde, dass diese Menschen auch so etwas wie Sitzungsgelder dafür bekommen, damit sie wenigstens eine kleine finanzielle Entschädigung haben für das, was sie bisher gratis in solchen Gremien leisteten. Inzwischen ist es zumindest in den meisten Bundesländern fest etabliert, dass solche Mitwirkenden zumindest eine gewisse Aufwandsentschädigung bekommen und dass sie wirklich gleichgestellte stimmberechtigte Mitglieder sind, nicht abhängig vom Wohlwollen der Profis. Das sind ganz konkrete Veränderungen und es ändert sich jede Station in der Psychiatrie, es ändert sich jeder sozialpsychiatrische Dienst, jedes betreute Wohnen, jede ambulante Pflege, wenn man die Perspektive der Nutzer*innen mit einbezieht, und zwar eben nicht nur als: »Ja, ich habe auch mal mit denen geredet«, sondern wenn die Menschen institutionell einbezogen sind.

Stichwort Qualitätssicherung

Gerade das Qualitätsmanagement könnte einen schönen Zugriff bieten, dass wir die Recovery-Orientierung als verpflichtenden Standard haben. Vor zehn Jahren war das noch eine Rarität, als wir angefangen haben, in klinischen Settings Genesungsbegleiter*innen für ihre Arbeit zu bezahlen und auch mit einem Vertrag inklusive einer Stellenbeschreibung auszustatten. Das ist inzwischen relativ etabliert, ebenso wie die Mitarbeit von Betroffenen in Redaktionen und an Forschungsprojekten. Die institutionelle Verankerung, zum Beispiel im Rahmen eines Tarifs, die gibt es zwar noch nicht, aber ich vermute, die wird es bald geben. Da laufen schon Gespräche, zum Beispiel mit Gewerkschaften, die da erst eher skeptisch waren und befürchteten, dass das so eine Art Billig-Lohngruppe werden soll. Darum sind Publikationen, Forschungsarbeiten und Gespräche in diesem ganzen Feld weiterhin wichtig. Die handelnden Personen müssen das kognitiv verstehen, aber sie müssen vor allem – wie bei allem Neuen – die Erfahrung machen, dass das ein neues Qualitätselement der Arbeit ist, wenn wir mit Kolleg*innen in diesem Bereich routinemäßig zusammenarbeiten. Da sind wir nach inzwischen 15 Jahren EX-IN Deutschland immer noch ganz am Anfang, was die flächendeckende Etablierung anbelangt.

Die Integration in die Bildung, die habe ich in meiner Aufzählung noch weggelassen, ist in der Psychiatrie auch bedeutsam. Nicht nur in Planung, Durchführung und Forschung, sondern EX-IN verbessert vor allem die Lehre. Wir haben hier in unserer Klinik im Facharzt-Weiterbildungscurriculum, aber auch in der Berufsgruppen übergreifenden Fortbildung solche Elemente des Recovery und die Beteiligung von Betroffenen mit eingebaut. Es werden also von Erfahrungs-Experten*innen und EX-IN Trainer*innen Teile des Curriculums gestaltet. In der Hochschule für Künste im Sozialen (HKS Ottersberg) haben wir EX-IN Informationen in den Psychiatriekurs integriert. Das ist ausbaufähig. Zum Beispiel in der Weiterbildungsordnung für Ärzt*innen ist die Auseinandersetzung mit Expert*innen aus Erfahrung noch nicht enthalten. Wir machen das, weil wir das richtig finden, aber in die schriftlich festgelegten Curricula und Strukturen ist es noch nicht integriert. Da werden die Fachgesellschaft [DGPPN] und auch die Ärztekammern wahrscheinlich noch ein bisschen brauchen, bis sie das übernehmen. In einigen Ländern ist man schon weiter als in Deutschland, aber in anderen Ländern ist man auch sehr viel weniger weit. Eine menschenrechtsorientierte Psychiatrie zu schaffen, ist das Ziel. So entsteht eine Psychiatrie, die orientiert ist am individuellen Recovery-Geschehen, an den wirklichen lebensweltlichen Behandlungsergebnissen. Ich gehe auch davon aus, dass wir weiterhin professionelles Wissen brauchen.

Es gibt eine Richtung in der Anti-psychiatrischen Bewegung, wo Betroffene sagen, die Psychiatrie ist eine unreformierbare Institution und die wird immer zu einer Herabwürdigung und Entmenschlichung führen. Das glaube ich nicht. Ich glaube, dass wir als Gesellschaft eine menschenfreundliche, sinnvolle, institutionelle, psychiatrische Hilfe brauchen. Die Probleme, die Menschen jeweils mit ihrer eigenen Psyche bekommen, nehmen nicht ab, sondern zu. Wenn wir es nicht schaffen, in der institutionalisierten Psychiatrie in dem Krankenkassen-finanzierten System eine Reform auf den Weg zu bringen, dann wird sich immer mehr Seltsames herausbilden. Wo man die Not der Betroffenen ausnutzt und sie dann privat für irgendwelche Hokuspokus Behandlungen bezahlen. Es gibt natürlich auch Leute, die werfen es der Psychiatrie vor, letztlich nur eine Hokuspokus Behandlung zu sein, aber ich denke, wir unterliegen einem Regelwerk und der Selbstreflexion. Wir müssen uns außerdem kritischen Äußerungen aus der Betroffenenbewegung und der Gesellschaft stellen. Wir können dies über eine Weiterentwicklung des Qualitätsmanagements schaffen, aber auch durch politische Vorgaben einer menschenrechtsbasierten Psychiatrie.

Es ist total wichtig, das Ganze nicht nur organisatorisch und institutionell zu sehen, sondern immer wieder den einzelnen Menschen in den Mittelpunkt unserer Bemühungen zu stellen. Daran beweist es sich, ob das, was wir machen, hilfreich ist oder nicht. Es geht nicht darum, die Menschen unseren Systemen anzupassen, sondern unsere Hilfsbemühungen dem Wohlergehen der einzelnen Menschen. Die einzelnen Menschen sind wichtiger als diagnostische Gruppen und auch als Spezial-Therapien. Das ist natürlich ein großer Unterschied gegenüber der Zeit, noch vor einigen Jahren, wo alles auf Spezialisierung gesetzt hat. Es gibt auch heute, zusätzlich zum Recovery-Ansatz, sinnvolle Spezial-Angebote, wie man diese z. B. im Bereich der Borderline-Behandlung findet. Diese Angebote haben ihren Nutzen, wenn sie kombiniert ambulant, tagesklinisch und stationär angeboten werden. Dann sind spezialisierte Therapieangebote kein Widerspruch zur Recovery-Orientierung: »Wie ist das bei der betreffenden Person? Können unsere Hilfsangebote, z. B. die berühmten Skills, können die jetzt nützlich sein? Wie gehen die Betroffenen damit um?«

Also immer die Betroffenenperspektive, die Individualität der jeweiligen Person, achten und einbeziehen. Dies ist auch ein Hauptanliegen der zuvor bereits genannten Auseinandersetzung mit Verantwortung und Sinn – die Betroffenen sollen die Möglichkeit haben, die Bedeutung ihrer individuellen Symptomatik selbst zu finden und nicht gedeutet zu bekommen. Das sind wirkliche, fundamentale Veränderungen gegenüber einer objektivierenden, zuschreibenden, deutenden, technischen Herangehensweise.

2.2.4 Zusammenfassung und Recovery-orientierte Perspektiven

Das klinische Recovery bzw. die klinische Behandlung von psychisch erkrankten Menschen durch Medikamente, Therapien und Instrumente der psychosozialen Begleitung hat seine Wichtigkeit durch das persönliche Recovery nicht verloren, aber durch die Neuausrichtung, dass die Entwicklung, Förderung und Unterstützung des persönlichen Recovery primäre Ziele der psychiatrischen Versorgung sein sollten, wird das klinische Recovery zu einer Option, die allgemein zur Verfügung gestellt werden kann. Natürlich wird es im Einzelfall immer wieder Ausnahmen geben, dass Menschen »unrecovered« bleiben, dass das klinische Recovery doch im Vordergrund bleiben wird, aber generell geht es darum, dass durch die Neuausrichtung der Psychiatrie Betroffene zum handelnden Subjekt anstatt des behandelten Objektes werden. Diese Veränderungen finden in der Psychiatrielandschaft in Deutschland langsam statt und es bedarf viel Geduld, dies gemeinsam in Koproduktion mit den Betroffenen umzusetzen.

2.3 Persönliches Recovery

Ingo Tschinke

Die Idee des persönlichen Recovery, dass Menschen durch Autonomisierung, Selbstbefähigung in ihren Stärken und Ressourcen und Selbstverantwortung besser genesen können, ist in den 1990er Jahren aus der Selbsthilfebewegung, insbesondere in den USA, aber auch in anderen Ländern mit rigiden Behandlungsstrategien entstanden (Davidson 2010; Coleman 2018; Armbruster et al. 2015). Es enthielt die Forderung nach mehr Mitbestimmung und Autonomie, denn viele Menschen wurden einer paternalistischen Behandlung zugeführt, wobei der Mensch und seine Bedarfe und Bedürfnisse weitaus weniger berücksichtigt wurden, als die Notwendigkeit, die bestehende Erkrankung durch Medikamente und andere Mittel (EKT[1], Insulinschocks etc.) zu behandeln. In Deutschland war diese Entwicklung durch die Sozialpsychiatrie der Psychiatrie Enquete deutlich abgemildert, aber auch dort stand eher die Reduktion der Symptome durch Behandlung im Vordergrund, anstatt die Selbstbefähigung zu fördern (Armbruster et al. 2015). Dadurch entwickelt sich in Deutschland eine von Fürsorge geprägte paternalistische Versorgungspolitik in der Psychiatrie, die dazu führte, dass viele Menschen in eine gelernte Hilflosigkeit und ständige Abhängigkeit geraten sind (Amering und Gmeiner 2019), was man noch heute darin erkennen kann, wenn man von Menschen mit psychischer Erkrankung Krankheitseinsicht erwartet (Deegan 2001) (▶ Kap. 2.2).

In den USA und in Großbritannien wurde die Recovery Bewegung immer größer und es zeigte sich in der praktischen Versorgung, dass es den Menschen sehr viel besser hilft, sie in diesem persönlichen Prozess zu unterstützen. Dazu formulierte Anthony 1993 die Definition, was das persönliche Recovery ist:

> »Recovery ist ein zutiefst persönlicher, einzigartiger Veränderungsprozess der Haltung, Werte, Gefühle, Ziele, Fertigkeiten und Rollen. Es ist ein Weg, um trotz der durch die psychische Krankheit verursachten Einschränkungen ein befriedigendes, hoffnungsvolles und konstruktives Leben zu leben.
>
> Recovery beinhaltet die Entwicklung eines neuen Sinns und einer neuen Aufgabe im Leben, während man gleichzeitig über die katastrophalen Auswirkungen von psychischer Krankheit hinauswächst.« (Anthony 1993, S. 11)

Das persönliche Recovery ist von vielen Faktoren der Krankheitsentwicklung, inneren sowie äußeren Faktoren, abhängig. Insofern gibt es kein allgemeingültiges Schema zur Begleitung dieses Prozesses – es ist hilfreich für professionell Tätige, dazu sowohl eine Recovery-orientierte Haltung einzunehmen, als auch über Wissen über den Recovery-Prozess und mögliche Unterstützungen und Interventionsmöglichkeiten sowie institutionelle Rahmenbedingungen für eine Recovery-orientierte Praxis zu verfügen (Department of Health and Ageing 2013; NHS Education for Scotland/Scottish Recovery Network 2007; Mental Health Commission of Canada 2021).Durch das gemeinsame Verstehen dieser inneren (Stärken, Ressourcen, Resilienzen und Erlebenserfahrungen etc.) und äußeren (Lebenswelt, Angehörige, Vernetzung etc.) Faktoren kann es gelingen, die Haltungen, Werte, Gefühle, Ziele, Fertigkeiten und Rollen zu identifizieren und notwendige Veränderungen herauszuarbeiten, die dem Menschen ermöglichen, ihren individuellen Weg des persönlichen Recove-

---

1 Elektro-Konvulsion-Therapie.

ry zu erkennen und selbstverantwortlich zu beschreiben. Dabei geht es nicht darum, den Menschen zu heilen, sondern eine mögliche Verbesserung der Lebensqualität zu erzielen. Dabei sollten sich psychiatrisch Tätige stets fragen, was wir den Menschen an Veränderungspotentialen geben können, anstatt den Fokus darauf zu legen, Symptome zu reduzieren und Leiden zu nehmen – durch die positive Entwicklung des eigenen Selbst treten negative Symptome vielfach von allein in den Hintergrund (Peterson und Seligman 2004). Durch das persönliche Recovery und das bewusste Erleben der Veränderungen kann ein neuer Sinn im Leben erzielt werden, gemäß der Aussage von Viktor Frankl: »Wer ein Warum zum Leben hat, kann auch jedes Wie ertragen« (Frankl und Batthyány 2017). Durch diesen neuen Sinn kann ein besserer Umgang mit der Erkrankung gefunden werden und der alltägliche Kampf mit den Folgen einer psychischen Erkrankung kann sich reduzieren (Damsgaard und Angel 2021). Die Erkrankung kann dann durchaus als Chance zur Veränderung begriffen werden und Menschen erleben durch die Überwindung der eigenen Erkrankung ein posttraumatisches Wachstum (Slade et al. 2019).

Aus der Perspektive des Phasen-Modells des persönlichen Recovery nach Townsend (Townsend et al. 2004) gibt es verschiedene Phasen der Entwicklung, an denen man die Bedarfe der Betroffenen deutlich machen kann.

Phase I:
Betroffene haben ihren ersten bewussten Krankheitsschub bzw. die Erkrankung kommt so sehr zum Tragen, dass das Alltagsleben maßgeblich beeinflusst ist. Dadurch erleben Betroffene einen Zustand von Unselbstständigkeit, Abhängigkeit und Hilfsbedürftigkeit (*Dependent*). Vielfach ist den Menschen auch nicht bewusst, was mit ihnen überhaupt los ist und wie eine Hilfe aussehen könnte (*Unaware*). In dieser Phase treten Menschen erstmalig durch das Aufsuchen des Hausarztes, des Facharztes oder durch eine akute Klinikeinweisung in Kontakt mit dem Psychiatrie-System.

In dieser Phase sind Betroffene mit der Idee des persönlichen Recovery noch relativ überfordert und haben keine Vorstellung davon, wie dies überhaupt funktionieren soll. Dies betrifft insbesondere Menschen mit Persönlichkeitsstörungen, die ihre Symptomatik als Ich-Synton, also als zu ihnen gehörig (»Ich war schon immer so«) erleben (Sachse 2014). Betroffene mit einer Ich-Dystonen Entwicklung (»Es ist plötzlich aufgetaucht«), wie z.B. bei einer Psychose, PTBS, affektiven Störungen etc., haben diesbezüglich ein anderes Erleben und möchten, dass die Erkrankung wieder verschwindet. Auch bei diesen Menschen ist es in einer akuten Krankheitsphase erst einmal wichtig zu vermitteln, dass das persönliche Recovery eine Perspektive ist – eine Annahme dieser Perspektive erfolgt zumeist erst in der zweiten Phase. In dieser Phase spielt das klinische Recovery (Behandlung und Therapie) für die Menschen meist noch eine herausragende Rolle. Auch die Begegnung mit Genesungsbegleiter*innen kann in dieser Zeit eine elementare Rolle spielen. Durch diese Kontakte können Betroffene aus erster Hand davon erfahren, dass es die Möglichkeit des Recovery gibt.

Phase II:
In dieser Phase kommt es zu einer regelmäßigen Nutzung des psychiatrischen Versorgungssystems im Sinne des klinischen Recovery durch medikamentöse Behandlung und Therapie. Durch Psychoedukation erhalten die betroffenen Menschen ein Grundwissen zu ihrer persönlichen Erkrankung und sie können ihre Symptome etwas besser einschätzen. Die Alltagstauglichkeit ist allerdings meist noch nicht gegeben und es fehlt das Zutrauen in eigenen Fähigkeiten (*Dependent/Aware*). Dies ist eine sehr kritische

Phase, denn durch eine paternalistische Fürsorgeversorgung und dadurch das den Betroffenen durch Professionelle viele Dinge abgenommen werden, können diese Menschen in eine erlernte Hilflosigkeit kommen. Gerade in dieser Phase kann die Selbst- und Fremdstigmatisierung aufgrund der psychischen Erkrankung besonders stark wahrgenommen werden, was zu einer sozialen Exklusion führen und damit den Selbstwert reduzieren kann (Slade 2009, S. 11 ff.). Menschen, die in dieser Phase verharren, erleben eine starke Chronifizierung ihrer Erkrankung und können durch fürsorgliche Hilfesysteme in eine immer größere Abhängigkeit geraten, aus der sie im Laufe der Zeit nicht mehr heraustreten können.

In dieser Phase muss durch eine Recovery-orientierte Praxis die Vermittlung der Optionen des persönlichen Recovery primär in den Vordergrund gerückt werden, wobei die Zusammenarbeit mit Genesungsbegleiter*-innen sehr wichtig ist, um einen Übergang in die dritte Phase aufzuzeigen.

Phase III:
In der dritten Phase haben Betroffene den persönlichen Recovery-Weg zur Krankheitsbewältigung für sich bewusst erkannt und diesen beschritten (*Aware*). Sie haben sich dadurch auch von dem Psychiatrie-System deutlich unabhängiger gemacht (*Independent*). Betroffene erkennen dann auch die Verantwortung für ihr Handeln und ihr eigenes Wohlergehen, um ihr Leben wieder selbst in den Griff zu bekommen. Durch die Erfahrung in der Begegnung mit Genesungsbegleiter*innen sehen Betroffene das Narrativ ihrer eigenen Lebenserfahrung und Krankheitsbewältigung als Schatz an und kommen ins Leben zurück oder bauen sich ganz neue Perspektiven auf, die auch darin bestehen, sich um eine Ausbildung als Genesungsbegleiter*innen zu bewerben. In dieser Phase erleben Betroffene ihre Interaktion mit dem Psychiatriesystem auch viel bewusster und fordern ihre Rechte als Betroffene viel mehr ein. Dadurch gestalten sich Beziehungen mit psychiatrisch Tätigen auch durch eigene Ansprüche viel mehr auf Augenhöhe und Gegenseitigkeit, denn eine paternalistische Fürsorge wird als nicht mehr angemessen betrachtet. Es wird eher eine gemeinsame bzw. unterstützende Entscheidungsfindung eingefordert.

Phase IV:
In der vierten Phase haben Menschen aufgrund ihrer Erfahrungen im persönlichen Recovery angefangen ihr Leben allein und selbstverantwortlich zu steuern (*Aware*). Betroffene holen sich Unterstützung nur noch dann, wenn sie sie brauchen und als für sie notwendig erachten. Dabei können eine Psychotherapie und/oder medikamentöse Behandlungen durchaus weiter stattfinden, ohne das Betroffene Teil des Versorgungssystems sein müssen. Wenn sie im System bleiben, dann als aktive Helfer oder Dozenten (*Interpendent*). In dieser Phase sollte die Hilfe von psychiatrisch Tätigen darin bestehen, dass Betroffene sich von der »Patientenrolle« verabschieden können. Betroffenen wird die Möglichkeit gegeben, dass sie jederzeit ins System wiederkehren können, wenn Kriseninterventionen notwendig sind.

2.3.1 Sichtweisen der Betroffenen

Madeline Albers, Anja Neumann, Melanie Rogner

Madeline Albers:

Als ich mich 2015 das erste Mal in Therapie begab, stand ich meiner Erkrankung und auch meiner eigenen Identität noch jungfräulich gegenüber. Ich war hoffnungslos, verzweifelt und hatte generalisierte Ängste. Die Transformation der inneren Haltung, die ich in den letzten Jahren erreichen konnte, bedeutet nicht, dass ich heute symptomfrei lebe: Noch immer kenne ich depressive Phasen, Krisenzeiten und Angstzustände. Doch das Entscheidende ist, dass ich einen Umgang mit meinen Symptomen gefunden habe und nicht mehr hilflos vor den Herausforderungen und Schwierigkeiten meines alltäglichen Lebens stehe. Ich erkenne meine Frühwarnzeichen und habe Strategien entwickelt, wie ich meinen seelischen Belastungen begegnen kann. Die Identifizierung und Förderung meiner Bedürfnisse, meiner Stärken und Fähigkeiten sowie meiner Ressourcen und Wertvorstellungen haben mich sowohl in meinem Selbstbewusstsein als auch in meiner Autonomie gestärkt. All diese Veränderungen beschreiben einen kleinschrittigen Prozess auf meinem persönlichen Recovery-Weg, welcher mir die Teilhabe am Leben mit Hoffnung und Zuversicht – trotz vorhandener Symptome – ermöglicht hat. Ich bin überzeugt davon, dass sich dieser Wandel der inneren Haltung in erster Linie durch eine Zusammenarbeit mit Menschen und Institutionen entwickeln konnte, die Recovery-orientiert mit den Betroffenen zusammenarbeiten.

Rückblickend habe ich drei Schritte identifiziert, die hinsichtlich des persönlichen Recovery eine tragende Rolle in meinem Entwicklungsprozess gespielt haben:

1. Verstehen: Schon immer habe ich Wert daraufgelegt, Dinge zu durchschauen, Zusammenhänge zu begreifen und Situationen, Handlungen, Gedanken oder Gefühle nachvollziehen zu können. Während meiner ersten, richtigen Auseinandersetzung mit meinen Symptomen stellte ich mir also die Fragen: Warum fühle ich mich so, wie ich mich fühle? Was ist eine psychische Erkrankung? Warum habe ich nicht den Antrieb aufzustehen, mich zu waschen, am Leben teilzunehmen? Wieso habe ich ständig Angst?
Ich habe die Erfahrung gemacht, dass viele Betroffene, die sich das erste Mal in Behandlung begeben, zunächst noch nicht wirklich verstehen, was mit ihnen passiert. Doch das Verstehen hilft, Verständnis für die gegenwärtige Situation und damit auch für sich selbst entwickeln zu können. Und es ist der Grundbaustein für den zweiten Schritt.

2. Akzeptieren: In der Anfangszeit, als ich mehr über Depressionen und psychische Erkrankungen im Allgemeinen gelernt und verstanden habe, gab es eine Zeit, in der ich sehr wütend geworden bin und mich gegen meine Situation aufgelehnt habe. Mein Leben schien mir nicht fair und ich wollte nicht akzeptieren, dass alltägliche Dinge so herausfordernd für mich waren. In der psychiatrischen Tagesklinik und in der darauffolgenden ambulanten Psychotherapie lernte ich den Begriff der Radikalen Akzeptanz kennen. Es ist so, wie es ist. Diese Perspektive erfordert die Bereitschaft, die Realität nicht zu bekämpfen – und damit hinsichtlich psychischer Erkrankungen auch oftmals die Vergangenheit nicht zu bekämpfen. Erfahrungen, die wir gemacht haben, können sehr schmerzvoll sein. Und doch haben wir sie gemacht. Die Vergangenheit sowie den gegenwärtigen Zustand anzunehmen, ließ mich handlungsfähig werden und ermöglichte mir eine zukunftsorientierte Perspektive mit Blick auf die Lösungsmöglichkeiten. Die aktive Auseinandersetzung mit Akzeptanz regt mich auch heute noch immer wieder dazu an, meinen Umgang mit Krisen, Herausforderungen des Alltags und seelischen Erschütterungen zu reflektieren, rotierende Gedankenkreise zu durchbrechen und darüber nachzudenken, in welche Richtung Veränderung möglich ist.

3. Handeln: Sowohl das Verstehen als auch das Akzeptieren bestimmter Situationen ermöglichten es mir, aus der Passivität herauszutreten und aktiv mein Leben zu beeinflussen. Zuvor nutzte ich die Passi-

vität, um vor der Realität und dem dazugehörigen Schmerz zu flüchten. Häufig hatte ich das Gefühl, als bräuchte ich Zeit, um über bestimmte Dinge wieder und wieder nachzudenken. Doch damit nahm ich mir die Chance, selbstwirksam zu sein, kleine Erfolge zu spüren und meine Handlungsmöglichkeiten zu entdecken. Die Energie- und Antriebslosigkeit hielt mich gefangen in einer Welt, die sich nicht bewegte und somit auch keinen Sinn für mich bereithielt. Aus diesem erlernten Stillstand in eine aktive Rolle zu treten war ein langer und anstrengender Prozess, doch jeder Lichtfunken, den mir die Aktivität geschenkt hat, bestärkt mich darin, dass ich die Autorin meiner Lebensgeschichte sein kann.

Diese drei Schritte stellen immer wieder die Wegweiser hinsichtlich neuer Herausforderungen dar, welche mir Stabilität und Sicherheit geben. Das zeigte sich beispielsweise auch in den kleinen, alltäglichen Situationen, die auch unabhängig von psychischer Erkrankung vorkommen: 2021 hatten wir einen besonders grauen und nassen Winter. Mir fiel es damals unglaublich schwer zu akzeptieren, wie sehr mein inneres Wohlbefinden vom Wetter beeinflusst wurde. Es gelang mir kaum, morgens aufzustehen und ich schimpfte darüber, dass sich das Grau von draußen so sehr auf meine Stimmung niederlegte. Als ich mich mit dem Einfluss der dunkleren Jahreszeiten auf das innere Wohlbefinden auseinandersetzte und die Tatsache akzeptierte, dass mich trübes Wetter in meinem Antrieb einschränkte, suchte ich nach Lösungsmöglichkeiten und erleichterte mir folglich das Aufstehen mit warmen Lichtern und einer angenehmen Wohnatmosphäre. Ich rufe mir somit noch heute bewusst meine drei Schritte in Erinnerung und helfe mir selbst, aktiv mit den alltäglichen Schwierigkeiten und Problemen umzugehen. Denn die Theorie zu kennen, macht die Praxis nicht zum Selbstläufer – es bedeutet immer auch, sich Dinge so sehr ins Bewusstsein zu holen, dass ein Handeln möglich ist. Das ist die tägliche Aufgabe, der ich mich in verschiedenen Situationen wiederholt stellen muss. Das persönliche Recovery ist für mich so gesehen, wenn ich auf die letzten Jahre zurückblicke, ein Entwicklungsprozess, durch den ich das Gefühl von Sicherheit und Stabilität, Selbstbewusstsein, Autonomie, Hoffnung und einen Lebenssinn (wieder-)erlangen konnte. Insbesondere meine Erfahrungen mit Selbstwirksamkeit bestärken mich darin, den Glauben in meine Einflussmöglichkeiten auch in emotional schwierigen Momenten aufrechtzuerhalten.

Grundsätzlich ist die erlebte Erfahrung mit den positiven Auswirkungen von Selbstwirksamkeit für mich zu einer Schlüsselrolle des persönlichen Recovery geworden. Meine Passivität war eng verknüpft mit meiner Angst, selbstbestimmt Entscheidungen zu treffen – denn die Sorge, in der Folge mit den Konsequenzen meiner Wahl leben zu müssen, hielt mich zuvor noch in einer abwartenden Rolle gefangen, aus der ich nur mit viel Unterstützung ausbrechen konnte. Ingo Tschinke sowie mein nahes Umfeld machten mich oftmals darauf aufmerksam, dass ich hinsichtlich der Entscheidungsfrage bereits alle Möglichkeiten abgewogen und logisch argumentiert habe. Wir überprüften gemeinsam meine finsteren Zukunftsvisionen auf Realität, sodass ich Gedankenverzerrungen identifizieren und überwinden konnte. Die Entscheidung, mein Studium der Kommunikations- und Medienwissenschaften und der Germanistik abzubrechen, hat zwei Urlaubssemester gebraucht. Insgeheim wusste ich, dass ich nicht mehr studieren wollte, doch ich machte mir Sorgen, ich könnte einen Abbruch in der Zukunft bereuen. Als ich mich nach einem Jahr tatsächlich und mit Unterstützung meiner ambulanten Psychotherapeutin dazu entschlossen hatte, mein Studium nicht fortzuführen, bemerkte ich sofort die Last, die von meinen Schultern fiel und die große Erleichterung über die Befreiung meiner Gedanken-in-Dauerschleife.

Heute fallen mir Entscheidungen noch immer nicht leicht und ich neige dazu, mich rückzuversichern oder meine Wahlmöglichkeiten wiederholt zu durchdenken. Doch mittlerweile hadere ich weniger mit der Tatsache, dass mich das Treffen von Entscheidungen herausfordert, und gebe mir verständnisvoll die nötige Zeit, selbstsicherer und selbstbestimmter handeln zu können. Das bedeutet, mir auch Rückschritte zuzugestehen und zu akzeptieren, dass es Tage gibt, an denen mir bestimmte Dinge einfach schwerer fallen als an anderen Tagen. Durch das persönliche Recovery habe ich somit auch gelernt, gelassener und manchmal sogar humorvoller mit meinen Erwartungen und Ansprüchen umzugehen.

Dieses Verständnis versuche ich zudem an jedem Tag aufzubringen, an dem sich die Depressions- und Angstsymptomatik stärker zeigt. Im Gegensatz zum Beginn meiner Therapiezeit kann ich meine Gefühle, Bedürfnisse und Symptome heute besser einschätzen und reflektierter mit ihnen umgehen. Ich bin sehr aufmerksam, bemerke meine Frühwarnzeichen und kenne meine Handlungsmöglichkeiten. Ein schlechter Tag bedeutet zunächst einmal nicht mehr als: *Ein schlechter Tag*. Zumindest versuche ich stets, optimistische Zukunftsperspektiven zu erhalten, obgleich mir das längst nicht immer gelingt – insbesondere in Hinsicht auf meine Ängste. Wenn ich in eine akute Angstsituation gerate, dann bin ich ungeduldig, pessimistisch und habe das Gefühl von Kontrollverlust gegenüber meinen Emotionen und Gedanken. Oftmals mag es einfach klingen, von einer Transformation der inneren Haltung zu sprechen – doch hier steckt ganz sicher mehr hinter, als Worte je vermitteln könnten. Insbesondere aufgrund chronifizierter Symptome ist eine Veränderung des Umgangs und der Perspektive eine langwierige Herausforderung, die alles andere als einfach ist. Und auch ich komme noch in Situationen, in denen ich die Geduld verliere und Schwierigkeiten habe, meine Gefühle zu akzeptieren. Wenn das passiert, dann kommuniziere ich mit meinem sozialen Netzwerk: *Ich habe gerade Angst. Meine Angst hindert mich daran, reflektierte Gedanken zu fassen. Ich benötige Unterstützung bei der Realitätsüberprüfung. Können wir zusammen meine Handlungsmöglichkeiten herausfinden?* Mir ist es wichtig zu verdeutlichen, dass der persönliche Recovery-Weg ein Prozess ist, der nicht meint, letztendlich alle Widrigkeiten des Lebens allein bewältigen zu können. Meine Verlustangst beispielsweise ist ein Symptom, welches sich bereits in meiner frühen Kindheit entwickelte. Die Erwartung, nach jahrelanger Verfestigung dieser Ängste nun eine schnelle Beseitigung der Symptome erreichen und ein angstfreies Leben führen zu können, wäre ein verständnisloser Anspruch mir selbst gegenüber und eine Bürde, die ich nicht tragen könnte. Also entscheide ich mich für die wohlwollendere Alternative: Ich habe Verständnis für meine Angst. Sie ist mein ständiger Begleiter und ich möchte mich nicht mehr gegen sie auflehnen. Vielmehr möchte ich ihr den Schrecken nehmen. Meine Angst darf mein Weggefährte sein, doch ich möchte mir meine Lebensqualität erhalten. Manchmal habe ich sogar das Gefühl, als sei sie ein Freund, mit dem ich Späße machen kann. Das sind dann die Momente, in denen ich meine Situation gedanklich so sehr überspitze, bis ich über sie schmunzeln kann.

Doch es gibt auch diese anderen Momente, in denen ich wiederum das Gefühl habe, als sei die Angst mein größter Feind, der gehen und nie zurückkommen soll. Dann lehne ich mich auf und habe Schwierigkeiten, mich und meine Ängste anzunehmen und zu ertragen. Diese Situationen werden seltener, doch sie sind nicht weg. Den Ängsten den Schrecken zu nehmen – das ist dann meine große Herausforderung. Indem ich verständnisvoll mit mir umgehe, ihr Dasein akzeptiere und meine Handlungsmöglichkeiten erforsche.

> »Neue Wege entstehen, indem wir sie gehen« –
> Friedrich Nietzsche.

Das persönliche Recovery ist ein Weg, auf dem ich mich aktiv bewege. Manchmal gehe ich ein paar Schritte zurück und hin und wieder bleibe ich stehen, um mir die Umgebung anzuschauen. Ich stolpere mal, mache eine Bewegung zur Seite oder drehe mich unkontrolliert im Kreis. Doch zumeist schreite ich voran und mache neue Erfahrungen. Der Weg hat mir gezeigt, dass selbstauferlegter Stillstand keine Option für ein zufriedenes Leben trotz vorhandener Symptome ist. Ich benötige das Gefühl von Selbstwirksamkeit, um meinen Einfluss auf meine Lebensgeschichte spürbar zu machen. Verständnis und Akzeptanz helfen mir, um nicht an meinen Erwartungen zu scheitern und handlungsfähig zu bleiben. Das eigene Zutrauen, selbstbestimmt Entscheidungen zu treffen, bedeutet auch, die Richtung, in die ich gehe, beeinflussen zu können. Irrwege erlaube ich mir, solange ich reflektiert mit ihnen umgehe. Wenn ich hinfalle und liegenbleibe, dann rufe ich laut, damit man mir aufhilft. Und wenn es dunkel ist und ich den Weg nicht mehr erkenne, dann habe ich die Hoffnung und den Optimismus, dass ich ein Licht finden werde.

Diese Beschreibung ist sehr bildhaft, doch sie verdeutlicht auch, dass das persönliche Recovery kein Endresultat ist, sondern ein Prozess, der viel mehr beinhaltet als das vereinfachte Bild einer veränderten inneren Haltung. Ein Weg, der nicht geradlinig verläuft und der auch von Gewittern, Stürmen oder Katastrophen beeinflusst sein kann. Ich habe die Erfahrung mit schwerer Hoffnungslosigkeit gemacht und möchte nicht, dass es lapidar oder einfach klingt, eine Transformation der inneren Haltung zu erreichen. Vielmehr möchte ich hoffnungsvoll aufzeigen, dass Veränderung zwar nicht einfach, aber immer *möglich* ist.

Anja Neumann:

Was das persönliche Recovery für mich bedeutet

Zu der Zeit, als alles um mich herum zusammenbrach und mein gewohntes und vertrautes Leben wortwörtlich in viele kleine Scherben zersprang, verstand ich überhaupt nicht, was da mit mir passierte. Wo kamen diese plötzlichen Panikattacken her? Warum hörte diese Depression diesmal nicht wieder auf? Hatte doch beim ersten Mal auch funktioniert. Warum war es mir von heute auf Morgen nicht mehr möglich in einen Einkaufsladen zu gehen, ohne eine Panikattacke zu bekommen? Warum hatte ich plötzlich Angst vor fremden Menschen? Ich, ausgerechnet ich, die vorher täglich mit vielen Menschen zusammengearbeitet hatte und immer gerne in sozialer Gesellschaft war. Wieso war es mir nicht mehr möglich ein Wartezimmer beim Arzt zu betreten, wenn dort mehr als eine Person anwesend war? Viele Fragen, viel Verunsicherung, viel Abwehr, viel eigener Rückzug, viel Angst, viel Scham, viele Selbstzweifel und mein Selbstwertgefühl und mein Selbstvertrauen gingen nun komplett den Bach runter, als hätten sie sich einfach aufgelöst. Ich fühlte mich meinen Gefühlen hilflos und ohnmächtig ausgeliefert. Ein normaler Tagesablauf wurde so unmöglich für mich. Letztendlich verlor ich auch noch die Hoffnung. Also musste ich erkennen, dass ich Hilfe brauchte, denn ich hatte die Orientierung in meinem eigenen Leben verloren. Diese Orientierung (oder sollte ich es Sortierung nennen?) kam erst nach und nach durch meine Ärzte, die ambulante psychiatrischen Pflege (pHKP) und den Therapeuten in der Verhaltenstherapie wieder zurück. Ohne dass es mir bewusst war, begann mein persönlicher Recovery Prozess. Ich verstand langsam, was in meinem Körper passierte und was meine Erkrankung so mit mir angestellt hatte, egal ob ich es wollte oder nicht. Mehrere größere Vorfälle und besonders die Coronapandemie führten immer wieder zu Rückschlägen. Ich denke, dadurch brauchte ich länger als manch anderer, um an den Punkt der Akzeptanz der Krankheiten zu kommen. Endlich gelang es mir dadurch aufzuhören dagegen anzukämpfen. Denn dieser tägliche innere Kampf gegen alles und mich selbst kostete mich zu lange zu viel Kraft. Kraft, die mir für meinen Genesungsprozess damals fehlte.

Als Herr Tschinke im Rahmen der Integrierten Versorgung[2] regelmäßig zu mir kam und mich auf meinem Prozess intensiv begleitete, ging es wieder vorwärts. Etwas holprig und mit einem gewaltigen PTBS-Schub über sechs Wochen (▶ Kap. 9.1 Erlebnisse und Wünsche der Betroffenen) der durch den Angriff auf die Ukraine ausgelöst wurde (da sind wieder meine Todesängste freigesetzt worden) ging es trotzdem in kleinen Schritten voran – doch für mich waren das riesige Schritte.

Durch ihn und diese lange Zeit der pHKP in der integrierten Versorgung, kam zum ersten Mal die Hoffnung zurück, irgendwann wieder ein relativ normales Leben führen zu können. Normal bedeutet für mich nicht mehr so wie früher alles zu schaffen und zu können, sondern einfach mal ohne Angst einkaufen gehen zu können, ohne Panik in eine fremde Stadt zu fahren. Ohne Herzrasen die Wohnung zu verlassen und wieder gerne unter Menschen zu sein. Seit anderthalb Jahren arbeiten wir beide zusammen an meinem Recovery-Weg und nun zeigen sich für mich richtige Erfolge. Zum Beispiel habe ich die sechs Wochen PTBS-Angst-Krise mit der Zuversicht überstanden, dass meine Angst irgendwann eine Pause braucht und ich es schaffen kann dieses Gefühl wieder herunterfahren zu können. Ich kann ab und zu auch schon wieder einige Menschen um mich herum aushalten. Außerdem schreibe ich mit an diesem großartigen Buch – das wäre vor einem Jahr noch gar nicht möglich gewesen. Der Beweis für mich, dass es nun wieder voran geht. Aber besonders glücklich war ich, als ich es geschafft habe, ein paar Tage ohne meinen Partner (der mir sonst die nötige Sicherheit gibt) in den Urlaub zu fahren. Ich war zwar nicht weit weg und auch an einem Ort, den ich sehr gut kannte, aber ich war weg.

Eine riesige Herausforderung war für mich, meine Ängste in den Griff zu bekommen, die ich jedoch mithilfe der ständigen Mühe von Herrn Tschinke, der mir Mut machte und versuchte mir die Zuversicht mitzugeben, dass ich es schaffen kann, meisterte. Auch mit meiner Angst oder genau deshalb. Ohne Herrn Tschinke hätte ich meine Angst mit in den Koffer gepackt und akzeptiert, dass diese mit in den Urlaub darf. Oder ich hätte eventuell auch wieder alles storniert. Er hatte mich davon überzeugt, dass in speziellen Situationen nicht meine Ängste siegen müssen, sondern dass ich die Macht darüber haben kann. Das war ein Riesenerfolg für mich.

Zu dem Zeitpunkt, als für mich diese ersten Erfolge zu spüren waren, endete die Versorgung des integrierten Versorgungsvertrages. Nun merkte ich, dass dies noch ein echtes Problem für mich war, denn ich hatte noch nicht das Gefühl, meinen Recovery-Weg allein weitergehen zu können. Glücklicherweise lebe ich in einer Grenzregion, sodass es mir ermöglicht wurde, einen anderen Vertrag zu nutzen. Dabei stellte ich für mich in dieser Zeit des Übergangs fest, dass es doch recht viel Zeit in der Orientierung zum »Eigenen Selbst« benötigt, um wieder auf die Beine zu kommen. In der Zeit der ersten Versorgung hat die Corona-Pandemie, die Lockdowns und die Angst vor einem Krieg, vieles verzögert, denn als Mensch voller

---

2 Besondere Versorgung Niedersachsen durch ein freiwilliges Angebot vertragsbeteiligter Krankenkassen in Niedersachsen und Bremen über die Management-Gesellschaft der IVP-Networks GmbH.

Angst und Panik, musste ich erst einmal lernen, damit umzugehen. Auch wenn ich weiß, dass das Gehen auf dem eigenen Recovery-Weg meine ureigenste Angelegenheit ist, war und bin ich noch nicht in der Lage, diesen Prozess allein voranzutreiben – ich brauche noch weitere Unterstützung auf dem Weg ins halbwegs normale Leben zurückzufinden und dort auch bleiben zu können.

Aus meiner Sicht: Das persönliche Recovery bedeutet für mich, wieder leben zu können, wieder Zuversicht und Hoffnung zu erlangen, meinen Selbstwert wieder zu erkennen, meine Stärken zu festigen und alte Ressourcen zu aktivieren. Es bedeutet für mich, dass ich mich nicht nur als Patient fühle, sondern auch wieder wie ein Mensch.

Melanie Rogner:

Was persönliches Recovery für mich bedeutet, möchte ich anhand der Definition von Anthony zunächst im Allgemeinen erläutern:

> »Recovery ist ein zutiefst persönlicher, einzigartiger Veränderungsprozess der Haltung, Werte, Gefühle, Ziele, Fertigkeiten und Rollen. Es ist ein Weg, um trotz der durch die psychische Krankheit verursachten Einschränkungen ein befriedigendes, hoffnungsvolles und konstruktives Leben zu leben. Recovery beinhaltet die Entwicklung eines neuen Sinns und einer neuen Aufgabe im Leben, während man gleichzeitig über die katastrophalen Auswirkungen von psychischer Krankheit hinauswächst« (Anthony 1993, S. 11).

Der persönliche und einzigartige Veränderungsprozess zeigt sich zunächst in der eigenen Haltung, mir selbst und anderen gegenüber nachsichtiger zu sein. Außerdem begleitet mich der Grundsatz »Dem Gehenden schiebt sich der Weg unter die Füße« von Martin Walser in meinem Leben. Nur durch stetiges Ausprobieren von neuen Herausforderungen, die das posttraumatische Wachstum fördern könnten, habe ich herausfinden können, was mich weiterbringt im Leben, was zu mir passt und wie ich letztendlich meine Krankheit händeln kann.

Meine Werte möchte ich einteilen mit einer zeitlichen Zäsur, nämlich vor und bis zu meinem ersten psychotischen Schub und die Entwicklung danach. So haben sich verschiedene Werte, die eher selbstzerstörerischer Natur gewesen waren – diejenigen bis zu meinem ersten psychotischen Schub – gewandelt zu Werten der Selbstfürsorge. Fühlte ich mich wie ein Geist, der zwar da war, aber nicht gesehen wurde und auch nicht gesehen werden wollte – drohte doch bei zu viel Sichtbarkeit Schaden des eigenen Selbst – behandle ich mich nun mit Respekt und versuche, Menschen immer den gleichen Respekt entgegenzubringen und auf Augenhöhe zu behandeln, wie ich es mir für mich wünschen würde. Offenheit und Ehrlichkeit sind Werte, die mir sehr wichtig geworden sind. Damals konnte ich Menschen, nicht offen begegnen, die Angst abgelehnt zu werden, war zu groß und auch der Umgang mit Ehrlichkeit gestaltete sich schwierig, da diese Tugend in meiner Familie zwar oberflächlich geschätzt, in der Tiefe jedoch vernachlässigt wurde. Nach meinem ersten Schub wurde mir bewusst, dass belogen zu werden große Verletzungen verursacht und Offenheit und Ehrlichkeit dazu beitragen können, dass ich mich wertgeschätzt fühle und offen über meine Ängste und Befürchtungen in meinem Warnsystem sprechen kann, was wiederum zur Überwindung desselbigen führt.

Mitgefühl zu zeigen und authentisch zu sein, sind mir als Werte heute ebenfalls sehr wichtig, da sie zu mehr Selbstfürsorge beitragen und ich so gelernt habe, meine Frühwarnsymptomatik zu spüren und kennenzulernen. Denn erst, wenn ich in der Lage bin, meine Frühwarnsymptomatik zu erspüren und somit kennenzulernen, bin ich auch in der Lage Einfluss zu nehmen und auf sie als seelischen Seismografen, als Freund oder freundlichen Weggefährten zu hören. Vorher habe ich nicht auf mich Acht gegeben, sondern jegliche Selbstfürsorge als Egoismus abgetan und infolgedessen mit meinem Seelenleben Raubbau betrieben.

Verantwortung zu übernehmen ist ein weiterer wichtiger Aspekt in meinem Leben. Die größte Verantwortung, die ich übernommen habe, ist die für meine Kinder. Dies beinhaltet auch, dass ich auf die Selbstfürsorge achten muss. Denn nur wenn es mir als Mutter gut geht, geht es meinen Kindern auch gut. Verantwortung zu bekommen ist eine Form von Wertschätzung, die sinnstiftend ist in meinem Leben. Vor dem ersten Schub konnte ich keine Verantwortung übernehmen, weder für mich noch für andere. Verlässlichkeit ist mir heute sehr wichtig und der einzige Wert, der mir aus der damaligen Zeit erhalten geblieben ist.

Anthony spricht u. a. von einem Veränderungsprozess der Gefühle, Ziele und Rollen. Gefühle wieder spüren zu können und zuzulassen, gleichzeitig aber auch ertragen zu können war für mich besonders wichtig. Vor meinem ersten Schub war ich innerlich tot. Ich spürte nichts, das Leben fiel mir schwer. Dieser Zustand zog sich auch Jahre nach dem ersten psychotischen Schub noch hin. Die hohe Dosis an Medikamenten machte es nicht besser, sondern erschwerte den Zugang zu meinem Innenleben eher, wobei ich diese auch benötigte, um überhaupt das Leben ertragen zu können – ein schmaler Grat zwischen der Möglichkeit Erlebtes emotional aufarbeiten und es gleichzeitig nicht ertragen zu können. Irgendwann habe ich verstanden, dass ich die negativen Gefühle und die Erfahrungen, die damit zusammenhängen, bearbeiten musste. Dafür musste ich die Medikation reduzieren, um überhaupt wieder etwas spüren zu können – ein erstes Ziel von mir, was sich positiv veränderte: Ich wollte wieder Empfindungen haben und irgendwann meine hohe Sensibilität zulassen können. Dafür musste ich Stück für Stück meine Biographiearbeit angehen und verarbeiten. Dieser Prozess dauert immer noch an. Im Zuge dessen verschoben sich meine eigenen zugeschriebene Rollen. Ich war nicht mehr zu 95 % Tochter, sondern nun in der Hauptsache Mutter und Ehefrau. Mittlerweile sind andere Rollen hinzugekommen, wie z. B. die der Freundin, Dozentin, EX-IN usw. Heute empfinde ich meine hohe Sensibilität als Bereicherung in meinem Leben und ich möchte nicht mehr anders sein.

Meine Kinder haben mir den größten Sinn im Leben gegeben. Für sie da zu sein und sie beim Großwerden zu beobachten, macht mir die größte Freude. Aber auch mein neuer Beruf als freiberufliche Dozentin in der Funktion als EX-IN und Vermittlerin, macht einen Großteil meines sinnerfüllten Lebens aus, auch wenn manchmal noch Zweifel aufkommen, ob ich kompetent genug bin, anderen zu erklären, was es bedeutet, eine Depression oder eine Psychose zu haben. Ich kann meine Erkrankung und Vulnerabilität positiv nutzen, um vielleicht Veränderungen herbeizuführen – ich kann selbstwirksam sein.

Im Sinne von Townsend und dem Vier-Phasen-Modell gestaltet sich mein Recovery-Weg und damit die Transformation im Besonderen folgendermaßen (Townsend et al. 2004):

Phase I:
In der ersten Phase meiner Erkrankung, im Jahr 2000, bekam ich meinen ersten psychotischen Schub. Wann er genau begann, kann ich nicht sagen, da der Prozess sich schleichend entwickelte. Der erste wahnhafte Schub kam überraschend und mir war nicht klar, dass ich eine starke seelische Krise durchlebte.

Da mein damaliger Freund, mein heutiger Ehemann, beruflich nach Niedersachsen gehen musste, bin ich von Schleswig-Holstein mit ihm in das neue Bundesland gezogen. Ich fing noch einmal von vorne an und studierte Sozialwissenschaften, was ich auch abgeschlossen habe. Der Umzug bedeutete für mich einen Wendepunkt in meinem

Leben. Im Gegensatz zu Schleswig-Holstein gab es in Niedersachsen die ambulante psychiatrische Pflege, die ich dankbar ca. 2011 in Anspruch nahm. Zwischen 2008 und 2012 gab es die meisten Schübe meiner Erkrankung. Kliniken mochte ich aufgrund der Erfahrungen, die ich dort machen musste, nicht besonders. 2011 war ich mit meinem ersten Sohn schwanger, musste in eine Klinik und kam anschließend in eine Tagesklinik, wo mir nach dem Aufenthalt die weitergehende ambulante psychiatrische Pflege angeboten wurde. So trafen Ingo Tschinke und ich das erste Mal aufeinander.

Phase II:
Ich nutzte die ambulante psychiatrische Pflege zunächst für Reflexionsgespräche und einfach zum Reden. Mittlerweile hatte ich etwas über meine Erkrankung erfahren – dass ich in den psychotischen Phasen etwa in einer Parallelwelt lebte, die durch eine Wahrnehmungsverzerrung zustande kam. Oder dass ich eine Veranlagung dazu habe, diese Erkrankung zu entwickeln und bei Reizüberflutung bzw. bei sogenannten Life-Events, wie Hochzeit, Geburt oder Tod sowie einfach nur ein Umzug in ein neues Bundesland, vulnerabel darauf reagierte und eher eine Neigung hatte, krank zu werden. Das Wissen über meine Erkrankung befand sich aber trotzdem auf einem rudimentären Stand. Immerhin war mir zumindest rational klar, dass das eine Erkrankung war, an der ich nicht schuld war (*Aware*). Emotional sah das anders aus. Denn wegen verschiedener Umstände fühlte ich mich trotzdem auch an der Erkrankung schuldig.

Zunächst ging es in den ersten Gesprächen mit Ingo Tschinke um meine Lebensgeschichte. Die Box der Pandora habe ich dabei nie geöffnet, was mir zu diesem Zeitpunkt auch nicht möglich war, da ich mich aufgrund einer posttraumatischen Amnesie nicht an vorhandene Traumata erinnerte. Diese kamen erst Jahre später an die Oberfläche, als ich selbst stabil genug dafür war.

Ich habe also viel über meine Familie gesprochen. Das Konfliktpotential in meiner Familie war groß, denn die Strukturen innerhalb dieser waren grundsätzlich pathologischer Natur. Ich fühlte mich klein, hilflos, unbedeutend, wertlos (*Dependent*). Ich war nutzlos. Ein sinnerfülltes Leben? Davon hatte ich nur gehört. Den einzigen Sinn zum Leben gab mir zunächst mein erster Sohn. Wenn ich ihn ansah, war ich glücklich. Dennoch waren die Zweifel an meiner eigenen Mutterrolle groß: Kann ich meinem Kind liebevoll entgegenkommen? Schließlich habe ich eine Psychose und diese Menschen seien potenziell gefährlich – oder etwa nicht? Ich war und bin nicht gefährlich, dennoch hatte ich große Angst, als Mutter zu versagen. Von einem Menschen mit meiner Erkrankung wird viel verlangt. Ich muss stärker sein als andere gesunde Mütter und ich darf mir Schwäche nicht anmerken lassen. Dies könnte mir negativ als Bestätigung ausgelegt werden, dass ich mit einer psychischen Erkrankung – gerade mit einer Psychose – als Mutter ungeeignet wäre. Mein Sohn gab mir aber die Kraft weiterzumachen, zu kämpfen und den Willen, diese verrückte Erkrankung in den Griff zu bekommen.

Ich dachte, ich würde niemals arbeiten gehen können. Mein Mann hielt konsequent die Fahne der Hoffnung hoch und blieb vehement bei der Überzeugung, ich werde schon noch meine Nische finden (wie recht sollte er behalten). Ich freute mich über den Glauben meines Mannes an mich, aber zu diesem Zeitpunkt fehlte mir selbst der Glaube an bessere Zeiten und an meine Person.

Phase III:
Unbewusst erlebte ich dann die dritte Phase meines Recovery-Prozesses, was ich jetzt rückschauend erkennen konnte. Zwischen dem Jahr 2014 und 2016 war es ruhig bei mir, die Stimmen wurden weniger, beeinträchtigten mich aber immer noch erheblich. Al-

lerdings hatte mich mein Sohn in meinem Dasein gestärkt und auch mein Mann war – und ist es immer noch – eine große Stütze. 2016 kam mein zweiter Sohn auf die Welt. Die Schwangerschaft hatte ich diesmal ohne einen psychotischen Schub überstanden. Durch die hormonellen Veränderungen nach der Geburt und durch die Schwierigkeiten beim Stillen rutschte ich jedoch immer tiefer in die Überzeugung, dass ich eine miserable Mutter sei, die sich nicht richtig um ihre Kinder kümmern konnte.

Diesen Warnschuss meiner eigenen Psyche habe ich sehr ernst genommen. Mein Kampfgeist war geweckt, ich wollte diese Krankheit händeln können. Besiegen werde ich sie nicht können, dachte ich bei mir, aber zähmen vielleicht schon. Ich bekam wieder die ambulante psychiatrische Pflege verschrieben und Ingo kam wieder, zunächst für Reflexionsgespräche. Irgendwann, als die größten Symptome sich abgeschwächt haben und ich mich wieder besser konzentrieren konnte, legte mir Ingo das Buch von Frau Amering »Das Ende der Unheilbarkeit« auf den Tisch und fragte mich, ob ich schon einmal etwas von Recovery gehört hätte. Ich verneinte, war aber sehr interessiert. Er schlug vor, dass ich die Arbeitsmaterialien, die er mir zu dem Thema mitgebracht hatte, durcharbeiten solle. Dann würde mir die Sache mit dem Recovery – der Genesung meiner Psychose – schon klarer werden. Heute muss ich schmunzeln bei dem Gedanken, dass ich die ersten zwei Male in der Folgezeit, darauf wartete, dass Ingo die Unterlagen mit mir durchgeht, was er natürlich nicht getan hat – ich musste schließlich meinen eigenen Recovery-Weg suchen, finden und ihn dann auch gehen. Also arbeitete ich die Unterlagen allein durch – und war begeistert von der Haltung von Frau Amering (Amering und Schmolke 2012). Sollte es doch möglich sein, ein völlig normales Leben zu leben? Ich sollte wieder die Verantwortung für mein eigenes Leben übernehmen. Ich durfte mit dieser Haltung selbst über mich und mein Leben bestimmen, ich durfte Entscheidungen treffen und musste mich nicht mehr stoisch darauf verlassen, was andere über mich dachten und von mir in der Psychiatrielandschaft verlangten. Ich durfte ohne Einschränkung selbstwirksam sein – das war etwas, wonach ich in all der pathologischen Zeit gesucht hatte. Da waren plötzlich Menschen, die mir diese Entscheidungen auch zutrauten. Mir fiel auf, dass mein Mann immer diese Haltung mir gegenüber innehatte. Ich war erleichtert und fröhlich. Es herrschte Aufbruchstimmung, auch wenn mir die Verantwortung für mein eigenes Leben zunächst Angst machte (*Independent*).

Als es mir 2018 im Rahmen der integrierten Versorgung besser ging, wollte ich arbeiten gehen. Die Möglichkeit zu arbeiten hatte ich, dank der neuen Perspektiven, wieder in Betracht gezogen, auch wenn ich hinsichtlich der Belastbarkeit eingeschränkt war. Meine beiden Studienabschlüsse der Rechtswissenschaften und der Sozialwissenschaften lagen aber so weit zurück, dass eine Berufstätigkeit in diesem Rahmen als aussichtslos betrachtet werden konnte. Ich spielte mit dem Gedanken an einer Tankstelle bei uns in der Nähe anzuheuern und erzählte Ingo Tschinke davon. Ingo war damals mit seiner Masterthesis zu dem Thema Recovery beschäftigt und suchte noch eine Assistenz für seine Fokusgruppen, die sich um die Aufnahmetechnik und die allgemeine Dokumentation während der Gespräche kümmerte. Er fragte mich, da ich Sozialwissenschaftlerin sei und er mir dies zutrauen würde. Ich war sehr überrascht und ängstlich zugleich. Eine großartige Möglichkeit, etwas zu machen. Gleichzeitig fehlte mir das Selbstvertrauen, sofort mit Begeisterung *Ja* zu sagen – konnte ich das überhaupt? Ich entschied mich, es einfach auszuprobieren. Sollte ich scheitern, wüsste ich wenigstens, dass diese Tätigkeit nichts für mich gewesen sei. Gleichzeitig schlug Ingo mir vor, die Fortbildung zur Genesungsbegleiterin zu machen, eine Fortbildung für Psychiatrieerfahrene, um andere Menschen in der Krise unterstützen zu können. Gehört hatte ich bereits davon. Ich hatte wenig bis keine Berufserfahrung, hangelte mich immer wieder von Praktikum zu Praktikum. Wenn ich aber eines hatte, dann sehr viel Erfahrung als Betroffene im Psychiatriesystem. Warum diese Erfahrung nicht auch positiv nutzen können? Ich entschied mich parallel zu den Fokusgruppen im November 2018 mit der Fortbildung zur Experience Involvement (EX-IN-Genesungsbegleitung) zu beginnen. Im September 2018 erwuchs aus den Fokusgruppen zusätzlich die Schulung zum Recovery-Coach für Psychiatrietätige, die wir – Ingo und Ich – heute noch anbieten und durchführen.

Phase IV:
In meiner vierten Phase des Recovery Weges, in den Jahren 2018 bis heute, habe ich viel mehr über meine Erkrankung gelernt. Mit Hilfe der Fortbildung zur Genesungsbegleitung, in der ich mich mit meinen Erfahrungen zu meiner Psychose und Depression aktiv und reflektiert auseinandersetzen musste, habe ich sehr viel über meine Frühwarnsymptomatik erfahren. Meine Frühwarnsymptomatik nutze ich nun als seelischen Seismografen – sie ist nichts Schlechtes mehr, sondern ein Instrument, um mich vor einem erneuten Schub zu warnen und mir eventuelle Überlastung anzukündigen. Ich weiß nun auch, dass ich dann Ruhe brauche und Dinge tun muss, die für Entspannung und/oder Entlastung sorgen. Eine Überlastung kann aber auch bedeuten, dass ich für mehr geistige Belastung sorgen muss, um der Langeweile neben der Hausarbeit entgegenzuwirken.

Um meine Traumata aufzuarbeiten habe ich im Mai 2019 noch eine tiefenpsychologische Psychotherapie angefangen, in der ich auch meine Einstellung zu mir als Mutter überdacht habe, neu ausrichten konnte und infolgedessen diese Rolle positiv besetzen konnte. Ich weiß, dass ich von der Belastbarkeit eingeschränkt bin, auch wenn sich dieser Aspekt ebenfalls positiv verändert hat. Dennoch bin ich eine normale Mutter von zwei wunderbaren Kindern, die versucht, ihre Kinder zu unterstützen und ihnen Halt zu geben. Trotz meiner psychischen Erkrankung bin ich auch nicht anders als andere Eltern. Diese Einsicht habe ich aber erst mithilfe der tiefenpsychologischen Psychotherapie erlangen können, die sich auch positiv systemisch auf das Gesamtgefüge der Familie auswirkte.

Im Mai 2020 habe ich bei dem gleichen Therapeuten eine Gruppentherapie begonnen, um herauszufinden, warum ich in Gruppen immer die Nerven verliere und selten einen Zugang zu anderen fremden Menschen finde. In dieser Gruppe habe ich viel gelernt und bin sehr dankbar für die Unterstützung, die daraus resultiert. All diese Therapien nutze ich für mich eigenständig und selbst gewählt, um auf meinem Recovery-Weg (*Interdependent*) voranzukommen. Ich weiß nicht, ob ich jemals wieder so tief in eine Krise rutsche, dass ich in eine Klinik muss. Dennoch kann ich nun etwas unternehmen, um etwaige Frühwarnzeichen zu erkennen und ihnen positiv zu begegnen, um sich ankündigende Schübe zu verhindern. Ich kann mir in einer angekündigten Krise durch meinen Facharzt im Psychiatriesystem Unterstützung holen, aber auch außerhalb des Systems durch Nachbar*innen und Freund*innen (*Aware*). Die Rolle als Dozentin kommt mir manchmal immer noch seltsam vor. Bin ich das wirklich, die da vorne steht und von ihrer Psychiatriegeschichte erzählt? Bin ich überhaupt kompetent genug, um von dem Thema Recovery zu berichten? Fakt ist, dass die Schulungen mich in meinem Selbstwertgefühl gestärkt haben und unter anderem dazu beigetragen haben und dies immer noch tun, dass ich meine selbst gewählten Therapien und Unterstützungsmöglichkeiten (tiefenpsychologische Therapie/Gruppentherapie) besser durchhalte. Recovery macht stärker, um sein Leben zu meistern. Dazu gehört auch eine berufliche Aufgabe. Warum also nicht die Erfahrungen als Betroffene mit einer psychiatrischen Diagnose nutzen, um aufzuklären und Stigmatisierungen entgegenzuwirken? Die Aufgabe als Dozentin und Genesungsbegleiterin ist demnach nicht einfach nur ein Beruf für mich. Es ist eine sinnstiftende Aufgabe, die mich auf meinem Recovery-Weg bestärkt und mit der ich anderen Betroffenen vielleicht ein kleines Stück helfen kann – meine Erfahrung als Betroffene bekommt dadurch einen tieferen Sinn.

2.3.2 Pflegerische Perspektive

Ingo Tschinke

Die Begleitung des persönlichen Recovery bei Menschen mit schweren psychischen Erkrankungen ist besonders für psychiatrisch Pflegende eine besondere Herausforderung. Pflegende begleiten Menschen in ihrer Alltagsgestaltung und sind ihnen dabei behilflich diese Krankheitsbewältigung für sich zu meistern. Im Gegensatz zur Medizin und klinischen Psychologie ist die pflegerische Perspektive auf den Menschen mit einem ganzheitlichen Konzept eng verbunden.

Die Förderung des persönlichen Recovery Prozesses (▶ Kap. 10.2) ist eng verknüpft mit der Lebenswelt und der Alltagsgestaltung der Betroffenen, d. h. wie es ihnen gelingt, eine Hoffnungs- und Sinnperspektive für ihr Leben wieder- oder erstmalig zu entdecken. Davon sind alle Faktoren des Alltagslebens und der inneren und äußeren Einflüsse des Denkens und Handelns betroffen. Wie es in dem Phasen-Modell von Townsend beschrieben wird, ist der Mensch zu Beginn seiner Erkrankungen von seinen Symptomen und den Folgen seiner Erkrankung zumeist völlig überwältigt (Townsend et al. 2004). Die Hoffnung der Betroffenen besteht zu dem Zeitpunkt nicht darin, dass es gelingt mit der Erkrankung umzugehen und die Konsequenzen zu bewältigen, sondern zum größten Teil darin, dass die Symptomatik einfach verschwindet und das Leben wieder die Normalität bekommt, die es vorher hatte. Die Erkenntnis, dass die meisten psychischen Erkrankungen nicht einfach verschwinden oder zumindest schwere Spuren im Leben der Betroffenen hinterlassen, kann zu einem Verlust von Hoffnung und Sinnhaftigkeit des Lebens führen. Im Weiteren kann neben den Auswirkungen der Erkrankung diese Hoffnungs- und Sinnlosigkeit durch die einschränkende Wirkung bzw. Nebenwirkung der Medikation, den eigenen sozialen Rückzug, die Überforderung der Freund*innen und Angehörige sowie den Verlust der eigenen Lebensperspektiven (Studium, Ausbildung, Beruf etc.) verstärken (Deegan 1996).

In diesem Zeitraum sollte es psychiatrisch Pflegenden und anderen psychiatrisch Tätigen gelingen, den Betroffenen die Grundidee des persönlichen Recovery zu vermitteln (Borg und Davidson 2008). Dies bedeutet Hoffnung aufzuzeigen, wo zurzeit keine Hoffnung besteht. Über Sinnhaftigkeit des Lebens zu sprechen, wo alles sinnlos und leer erscheint. Das zu akzeptieren, was für den Betroffenen unakzeptabel erscheint, d. h. die Paradoxie des Recovery anzuerkennen, indem die Limitierungen der Erkrankungen anerkannt werden, kann neue Perspektiven für die Person eröffnen, z. B. durch die Anerkennung der persönlichen Erfahrung der bisherigen Krankheitsbewältigung, die Erkrankung als Chance zur Veränderung des Lebens anzusehen, die besondere Sensibilität und Empathie wertzuschätzen etc. (Deegan 2019). Dabei sollten die Werte und Einstellungen der Betroffenen besonders beachtet werden, denn meist hat nur etwas, was mit den Werten und Einstellungen konform ist, für die Betroffenen auch einen Sinn und damit auch Nachhaltigkeit (Woodbridge & Fulford 2004; Williams et al. 2016) (▶ Kap. 4 Ethik und Werteorientierung). Im Weiteren sollten die Hoffnungs- und Sinnperspektiven immer aus den Betroffenen selbst heraus entwickelt werden, denn psychiatrische Pflegende haben meist schnell Tausende von Ideen, was Betroffene alles tun könnten und trotz alledem können diese Ideen nichts von Interesse bei den Betroffenen wecken (▶ Kap. 8 Betroffene werden als Expert*innen ihrer Erkrankung angesehen).

Diese Transformation einer neuen Ausrichtung des Lebens, eines neuen Lebenssinns, neuen Rollen im Leben etc. ist eine komplexe Aufgabe und eine Recovery-orientierte Praxis durch psychiatrisch Tätige kann dabei helfen, diese Aufgabe zu bewältigen. Was bedeutet es nun eine Recovery-orientierte Praxis zu schaffen? Dazu ist es notwendig, dass psychiatrisch Tätige eine dementsprechende Recovery-förderliche Haltung einnehmen (▶ Kap. 2.4.2), über Wissen über die Förderung des persönlichen Recovery-Prozesses verfügen (▶ Kap. 10.2) und förderliche Interventionen und Unterstützungen einsetzen können (▶ Kap. 11.2). Dazu ist in vielen psychiatrischen Einrichtungen eine Neuausrichtung bzw. ein Prozess des Perspektivenwechsels notwendig, denn bisher war und ist die Behandlung und Begleitung von Menschen mit psychischen Erkrankungen noch eng verknüpft mit dem biopsychosozialen Behandlungsmodell (▶ Kap. 3). Das primäre Ziel sollte in einer Recovery-orientierten Praxis auf der Förderung und Unterstützung des persönlichen Recovery liegen und die Behandlung durch Medikamente und Therapien ist dabei nur noch eine Option, die hinzugezogen werden kann (Slade 2013). Dies bedeutet, dass die Lebenswelt der Betroffenen mit all seinen Facetten (Beruf, Freizeit, soziales Umfeld etc.) und die Förderung der Alltagskompetenz durch die psychiatrische Pflege oder Sozialarbeiter der Eingliederungshilfe in den Vordergrund rückt und die Behandlung und Therapie durch die Medizin und Psychologie Mosaiksteine in dieser Lebenswelt darstellen können. Das Veränderungsprozesse hin zu einer Recovery-orientierten Praxis in einem durch Medizin und Psychologie dominierten Gesundheitssystem wie in Deutschland schwierig sind, ist sowohl für Betroffene als auch für alle in der Psychiatrie tätigen Berufsgruppen erkennbar. Aus diesem Grund spielt die Recovery-Bewegung eine wichtige Rolle, d. h. bei der Betroffene, Angehörige und alle psychiatrisch Tätigen, die die Sinnhaftigkeit der Förderung des persönlichen Recovery durch eine Recovery-orientierte Praxis erkannt haben, zusammenarbeiten, um diese Veränderungsprozesse voranzutreiben (▶ Kap. 2.5). Die Berufsgruppen müssen sich alle neu positionieren und ihre berufsspezifischen Kompetenzen und Fähigkeiten an einer Recovery-orientierten Praxis ausrichten.

2.3.3 Ärztlich-psychotherapeutische Perspektive

Uwe Gonther

Recovery ist die Wiederbelebung der Hoffnungsperspektive in der Psychiatrie auch für chronisch und schwerkranke Menschen, d. h., es steckt in der Geschichte der Psychiatrie schon diese alte Aufteilung zwischen heilbaren und unheilbaren Verläufen der Betroffenen und über Recovery haben wir in der Psychiatrie – habe ich auch, obgleich ich das natürlich immer kritisch gesehen habe – neu gelernt, dass Hoffnung auch für die sogenannten chronischen Residualzustände da ist. Darauf habe ich mein Augenmerk in den letzten zehn Jahren vermehrt gerichtet. Gerade in der EX-IN Bewegung sind Menschen aktiv, die tatsächlich Jahre, teilweise Jahrzehnte genau zu den schwer Behandelbaren gerechnet wurden und die sich dann ganz prima über den Recovery-Ansatz, über den EX-IN–Ansatz wieder in Handlungsfähigkeit hinein bewegt haben.

Die Rolle der Pflege

Die Aufgabe der psychiatrischen Pflege kann dabei als sehr vielseitig angesehen werden. Die psychiatrische Pflege definiert sich richtigerweise durch die ganzheitliche Sichtweise des Menschen. Nach meinem Verständnis sind die Personen, die in der psychiatrischen Pflege handeln, insbesondere auch die Fachpfleger*innen, die Spezialist*innen für die Beziehung der Patientinnen und Patienten zu ihrer Alltagswelt, also zum richtigen Leben. Sie sind die Spezialist*innen für das Allgemeine, die auch dafür sorgen, dass sehr viel Unterschiedliches, was in den Therapien thematisiert wird und stattfindet, in den Alltag integriert wird – sowohl stationär als auch ambulant. Menschen, die in der psychiatrischen Pflege aktiv sind, helfen den psychisch kranken Menschen bei Integrationsleistungen, die sie zumindest zeitweise in ihrem Leben nicht selbst bewältigen können. Psychiatrische Pflege sollte aber auch im körperlichen Sinne verstanden werden, so etwas wie die Pflege eines gesunden Rhythmus, wie der Lebensrhythmus im Alltag, regelmäßige Mahlzeiten, Bewegung und auch das persönliche Wohlergehen. Da kann man zum Beispiel die Aromatherapie erwähnen, aber auch das Arbeiten mit Bädern und mit Wickeln. Aber das Wichtigste, ein bisschen paradox gedacht, das Speziellste – scheint mir zu sein – die Spezifizierung auf das nicht Spezielle weiterzuleben, also die Integration von unterschiedlichen therapeutischen Modulen und Elementen in die Alltagswelt der Patientinnen und Patienten. Wenn es gut läuft, kann es auch passieren, dass die Betroffenen, nachdem sie z. B. eine Psychotherapie-Sitzung hatten, zu jemandem aus der Pflege gehen oder besonders gerne dann auch zur Bezugspflegeperson und sagen: »Mensch, ich wollte noch mal darüber sprechen, was das jetzt war.« Die folgende Integrationsleistung, die ist etwas ganz Besonderes, was die Pflege in der Psychiatrie leisten kann. Ich glaube, dass das auch oftmals zu den Aufgaben in der somatischen Pflege gehört, aber in der Psychiatrie scheint mir das besonders wichtig.

Wenn es im Krankenhaus und in ambulanten Situationen niemanden gibt, der sich darum kümmert, den Betroffenen zu helfen, die verschiedenen Angebote zu verstehen, zu integrieren, sie in etwas zu übersetzen, was sie auch wirklich nutzen können, für sich individuell, dann können die Inhalte verloren gehen. Betroffenen kann es passieren, dass sie den Wald vor lauter Bäumen nicht sehen. Es ist eine besonders wichtige Aufgabe, wirklich im Sinne von einer gewissen Geschwisterlichkeit oder als kritische*r Freund*in den Menschen dabei zu helfen, zu verstehen, ohne ein spezifisches edukatives Programm durchzuboxen. Diese Alltagsbegleitung, die von manchen Profis eher abgewertet wird, die hat aus meiner Sicht einen enorm hohen Stellenwert. Ich weiß keine andere Berufsgruppe, die diese Integrationsleistung gemeinsam mit den Betroffenen macht. Denn das machen die Berufsbetreuer*innen kaum, das machen ganz selten mal Wohn-Betreuer*innen. Aber ich sehe da wirklich eine Aufgabe der Pflege, besonders in Psychiatrie und Psychotherapie.

2.3.4 Zusammenfassung und Recovery-orientierte Perspektiven

International hat sich in vielen Gesundheitssystemen gezeigt, dass der Weg der Unterstützung und Förderung des persönlichen Recovery zielführend ist – von Neuseeland, die es als erste 1988 in der Psychiatrie verankert haben, über Großbritannien, die USA, Israel, die Niederlande, Dänemark etc. Auch die Berichte der Betroffenen aus Deutschland zeigen uns, dass die Transformation durch das persönliche Recovery funktioniert und Menschen durch diesen Weg eine hohe Lebensqualität erreichen können, ohne die

Heilung von der Erkrankung anzustreben. Psychiatrisch Tätige müssen in Zukunft ihre Aufgaben der Fürsorge und Begleitung primär auf die Förderung des persönlichen Recovery ausrichten, damit es gelingt, Menschen nicht in langfristige Abhängigkeit und Chronizität ihrer Erkrankung zu führen, sondern sie dabei zu unterstützen, ihren eigenen persönlichen Recovery-Weg zu finden. Dazu wird es notwendig sein, neue Definitionen zwischen Gesund und Krank zu finden und dass dies auch seinen Widerhall in den Leitlinien, Richtlinien und Sozialgesetzbüchern findet (SGB V, SGB IX und SGB XI).

2.4 Recovery-Orientierung als positivistische Unterstützungshaltung von psychiatrisch Tätigen

Ingo Tschinke

In den vorangegangenen Kapiteln haben wir dargestellt, was das persönliche Recovery für Betroffene bedeutet. Dann stellt sich die Frage, wie können psychiatrisch Tätige ihre Haltung und Handlung in der Form ausrichten, dass sie diese Prozesse unterstützen? Dazu bedarf es einer Recovery-orientierten Praxis, in der alle Beteiligten daran arbeiten, dass dieser Prozess des persönlichen Recovery angestoßen werden kann. Dies beinhaltet in erster Linie eine positive Grundhaltung gegenüber den Betroffenen, dass Recovery möglich ist (Tschinke et al. 2021b). In der Diskussion mit psychiatrisch Tätigen hört man häufig, dass diese Einstellung durch die sozialpsychiatrische Grundhaltung und Patientenzentrierung bereits vorhanden ist. Dies ist auch durchaus nicht von der Hand zu weisen, aber diese sozialpsychiatrische Grundhaltung stützt auch die Sichtweise, dass das klinische Recovery im Vordergrund steht und kann durch seine paternalistische und fürsorgliche Ausrichtung dazu führen, dass Menschen in eine gelernte Hilflosigkeit geraten und durch eine geforderte Krankheitseinsicht dem Schicksal der Hoffnungs- und Sinnlosigkeit anheimgeben. Die primäre Förderung des persönlichen Recovery zeigt diesbezügliche neue Perspektiven auf, die den Betroffenen mehr Selbstverantwortung, Autonomie und aktives Handeln zuspricht, um durch einen neuen Sinn und Perspektivwechsel wieder Hoffnung und Erfüllung für das eigene Leben zu entdecken.

In den vergangenen 20 Jahren hat die Idee des persönlichen Recovery dazu geführt, dass sich international viele Gesundheitssysteme hinterfragt haben, ob sie das Richtige tun und wie sie die Versorgung von Menschen mit schweren psychischen Erkrankungen gestalten (Amering & Schmolke 2012; Davidson 2010). Die Geschichten von Betroffenen, die ihren persönlichen Recovery-Weg gegangen sind, zeigten auf, dass Mechanismen der Selbstbefähigung und -bestimmung, Autonomie und Partizipation die Lebensqualität der Betroffenen deutlich steigern und ihnen ermöglichen, ein zufriedeneres Leben zu leben (Davidson 2003; Bien 2016; Ponte und Davidson 2020). Aus dieser Erkenntnis heraus, dass Betroffenen sich vom zu behandelnden Objekt zu einem selbstbestimmten und -befähigten Subjekt wandeln können, hat sich die Vision entwickelt, dass die Förderung des persönlichen Recovery die Basis der Begleitung durch das Psychiatriesystem darstellen sollte (Farkas 2007; Shepheard et al. 2008). Dazu haben einige Länder Rahmenrichtlinien geschaffen, die darstellen, was die Inhalte einer Recovery-orientierten Praxis umfassen (Department of Health and Ageing 2013; Mental Health Commission of Canada 2021; Scottish Recovery Network 2014). Diese genannten Gesundheitssysteme unterliegen einer staatlichen Steuerung und können aus diesem Grunde Vorgaben (Richtlinien) erstellen, wie die Akteure des psychiatrischen Versorgungssystems agieren sollen.

Das wir dabei in Deutschland – im internationalen Vergleich – noch ganz am Anfang stehen, zeigt sich in den Richtlinien der Fachgesellschaften, wie z. B. der S3-Leitlinie *Psychosoziale Therapien bei schweren psychischen Erkrankungen* (DGPPN 2019), in der Recovery und Empowerment Einzug gehalten haben, aber nur als Option neben den Behandlungsangeboten angesehen werden, die am besten durch die psychiatrische häusliche Krankenpflege (pHKP) geleistet werden könnte. Ebenso verhält es sich bei der Richtline zur Personalausstattung in der Psychiatrie und Psychosomatik des Gemeinsamen Bundesausschusses vom 15.09.2022 in der ausgeführt wird, dass Genesungsbegleiter*innen dafür verantwortlich sind, eine Recovery-orientierte Praxis zu schaffen. Man kann positiv hervorheben, dass in der oben genannten S3 Leitlinie das persönliche Recovery erstmalig einen so breiten Raum erhalten hat und das in der Richtlinie zur Personalausstattung erstmalig Genesungsbegleiter*innen Erwähnung finden, aber wir sind weit davon entfernt, das persönliche Recovery als Grundlage der Versorgung zu betrachten. Auch wird nicht erwähnt, wie denn die Mitarbeiter*innen in der pHKP eine messbare Recovery-orientierte Versorgung gestalten sollten. Ebenso bleibt es ein Rätsel, wie es ausschließlich die Genesungsbegleiter*innen schaffen sollen, eine allgemeingültige Recovery-orientierte Praxis zu schaffen und nicht alle an der Versorgung beteiligten Berufsgruppen. Dies mag sich durchaus polemisch anhören, aber wenn wir Recovery tatsächlich in der psychiatrischen Versorgung breitflächig umsetzen wollen, müssen sich alle Berufsgruppen damit auseinandersetzen, was eine Recovery-orientierte Praxis für sie bedeutet.

2.4.1 Sichtweisen der Betroffenen

Madeline Albers, Anja Neumann, Melanie Rogner

Madeline Albers:

Wenn ich auf meinen Weg von der Erstbehandlung meiner seelischen Erkrankung bis zum jetzigen Zeitpunkt zurückschaue, dann blicke ich auf größtenteils positive Erfahrungen mit Fachkräften des Psychiatrie-Systems. Ich erinnere mich besonders gut an den Moment, als ich bei meinem ersten Aufenthalt in der psychiatrischen Tagesklinik über meine negativen Gefühle und Gedanken gesprochen habe, denn ich hatte in erster Linie riesige Angst: Angst, nicht erklären zu können, warum es mir schlecht ging. Angst, verurteilt zu werden. Angst, dass man mir Gefühle absprechen würde, weil ich ihr Aufkommen noch nicht begründen konnte. Angst, dass mir nicht geholfen werden kann. Das Erstgespräch mit meiner Bezugstherapeutin empfand ich, gerade im Rückblick, als beispiellos für eine offene, positivistische und unterstützende Haltung mir als Betroffene gegenüber.

Die Ankunft in der Tagesklinik war für mich zunächst reizüberflutend, überfordernd und beängstigend. Mir war bewusst, dass ich die Sprachlosigkeit, die sich im Zusammenhang mit meinen Gefühlen und Gedanken verfestigt hatte, überwinden musste. Somit ging ich mit großen Ängsten in dieses erste Gespräch, welches zugleich an die winzige Hoffnung gebunden war, meine Situation könnte doch noch veränderbar sein. Meine Bezugstherapeutin war empathisch, einfühlsam und zugewandt. Sie kreierte eine ruhige Atmosphäre, in der ich mich traute, meine Gedanken zu formulieren und meine Verzweiflung sichtbar zu machen. Ich erinnere mich an einen sehr wertschätzenden Austausch, in welchem sie meine Gefühle und Erzählungen zunächst einmal akzeptierte, ohne zu werten und ohne mich zu überlasten.

Ich war damals sehr sensibel, empfindsam und reizoffen. Fremde Stimmungen und Schwingungen nahmen mich ein, ich achtete auf Gestik, Mimik und Tonlagen und versuchte stets das Interesse und die Aufmerksamkeit meines Gegenübers zu interpretieren. Ich war eher unterwürfig, vorsichtig und akzeptierte keine ausufernden Schilderungen meinerseits, die meine Gesprächspartner*innen als »zu viel« empfinden könnten. Wenn ich hingegen bemerkte, dass mir mein Gegenüber aktiv zuhörte und ich weder verbale noch nonverbale Ablehnung erkennen konnte, dann öffnete sich ein Raum, in dem ich mich freier bewegen konnte. Meine Bezugstherapeutin brachte all diese Dinge ins Gespräch ein, die mir halfen, aus der Stille auszubrechen.

Der Verlauf unseres Gespräches war zudem Voraussetzung dafür, dass ich den Aufenthalt überhaupt fortsetzte – denn zuvor hatte ich den Impuls, mich meiner Angst zu überlassen und in die Verdrängung zurückzukehren. Aufgrund ihrer offenen Haltung konnte ich hingegen nach langer Zeit durchatmen, auch wenn mich das Gespräch naturgemäß sehr aufgewühlt und angestrengt hatte. Das war eine wichtige Erfahrung, die mir den Einstieg ins psychiatrische Versorgungssystem und damit auch die Erkundung meiner Innenwelt maßgeblich erleichtert hat.

Um die positivistische Unterstützungshaltung von psychiatrisch Tätigen im Rahmen einer Recovery-orientierten Praxis zu beschreiben, kommen mir gleich mehrere Schlüsselbegriffe in den Sinn: Akzeptanz, Zutrauen, Verantwortungsübertragung, Entscheidungsfreiheit, Autonomie, Hoffnung. Als Mensch mit einer seelischen Erkrankung möchte ich ganzheitlich akzeptiert und nicht auf meine Krisen und Symptome reduziert werden. Ich möchte, dass man meine Gefühle und Emotionen annimmt, ganz unabhängig von ihrer Erklärbarkeit. Bevor ich mich in Behandlung begeben habe, wurde ich von meinem nahen Umfeld aus guter Absicht immer wieder gefragt, warum es mir so schlecht ging. Häufig antwortete ich: »*Keine Ahnung. Ich weiß es auch nicht...*« Solche Situationen waren nicht nur für mich frustrierend, sondern auch für meine sozialen Kontakte. Meine Familie und meine Freund*innen wollten helfen, doch sie scheiterten oftmals an meiner Stille, an welcher ich selbst verzweifelte. Zudem bekam ich hin und wieder das Gefühl, dass meine Emotionen nicht in Ordnung wären, weil ich sie nicht begründen konnte. Die Entwicklung, die ich mit der Zeit durchmachte, erforderte sowohl von mir Geduld als auch von den Menschen, die mit meiner Stille einen Umgang finden mussten. Aus dieser Sicht bedeutet eine positivistische Unterstützungshaltung von Fachkräften für mich insbesondere die Fähigkeit zur Akzeptanz meiner Lebenswelt und Persönlichkeit, Geduld und Zutrauen, Empathie und Zugewandtheit. Das ebnet zunächst den Weg zur Selbstakzeptanz der Betroffenen für ihre seelischen Belastungen – und fördert dann den Willen und die Kräfte zur Veränderung.

Zudem wünsche ich mir, dass mir im Laufe der Zusammenarbeit mit psychiatrisch Tätigen zugetraut wird, Einschätzungen und Entscheidungen darüber zu treffen, was ich für mein Wohlbefinden und für meinen Recovery-Prozess benötige. Dies ist oftmals ein schwieriges Thema und eine Gratwanderung, denn Fachkräfte (insbesondere medizinische) haben häufig Schwierigkeiten, die Verantwortung an die Betroffenen zu übertragen. Auf der einen Seite verstehe ich das sehr gut: Mein Psychiater beispielsweise hat mir nur in größten Ausnahmesituationen die kleinste Packung mit der geringsten Dosierung eines Schlaf- und Beruhigungsmittels (Arzneimittel aus der Gruppe der Benzodiazepine) verschrieben. Ich versicherte ihm, vorsichtig mit der Einnahme des Medikaments zu sein und nur in akuten Krisen darauf zuzugreifen, um keine Abhängigkeit zu riskieren. Doch mein Versprechen reichte ihm nicht aus. Ich war hin- und hergerissen zwischen Wut und Verständnis – seine Entscheidung, mir nicht zu vertrauen, konnte ich zwar grundsätzlich nachvollziehen, und doch machte mich die fehlende Teilhabe wütend. Zumal ich mir sicher war, dass ich mich an mein Wort gehalten hätte. Letztlich verstehe ich jedoch die Problematik und die Sorgen von medizinischen Fachkräften hinsichtlich der Medikamentenvergabe, auch wenn das Misstrauen in meine Aussage kein schönes Gefühl war.

Auf der anderen Seite gibt es jene Entscheidungen, welche Behandlungsstrategien, Therapiemöglichkeiten oder unterstützende Leistungen (z. B. Pflegegrad, GdB etc...) betrifft. Entscheidungsfreiheit bedeutet auch, über Angebote informiert zu werden und verschiedene Strategien zunächst einmal kennenzulernen. Hinsichtlich einer positivistischen Unterstützungshaltung von Fachkräften wünsche ich mir Offenheit gegenüber den unterschiedlichen Möglichkeiten und die Berücksichtigung der Individualität und Ganzheitlichkeit des Menschen. Als Betroffene möchte ich einen partizipativen Umgang, der meine Wünsche, Bedürfnisse und meine eigenen Einschätzungen über die Hilfsmöglichkeiten erforscht und einbezieht. Verantwortungsübertragung ist eine Form der Wertschätzung, die mir in der Vergangenheit sehr gutgetan hat und mich in der Entwicklung meiner Autonomie und Selbstständigkeit unterstützte. Dies wirkt auch einer erlernten Hilflosigkeit entgegen, die Betroffene in ihrer Abhängigkeit gefangen hält.

Natürlich gibt es auch Lebensphasen, in der Betroffene keine Verantwortung übernehmen können. Als ich mich das erste Mal in therapeutische Behandlung begab, war ich hoffnungslos, verzweifelt und konnte Verantwortung allein für meine Tiere übernehmen – nicht für mich und mein Leben. In solchen Momenten geht es nicht primär um Verantwortungsübertragung, sondern zunächst um die Stärkung der Fähigkeiten, die eine Verantwortungsübernahme möglich machen: Entscheidungsfähigkeit, Autonomie, Selbstwirksamkeit, Akzeptanz, Hoffnung, Sinnfindung, Aktivität. Die Betroffenen sollten nicht bevormundet werden, sondern die Möglichkeit bekommen, ihre Fähigkeiten mit Unterstützung und positivistischer Begleitung zu entdecken und zu stärken, um damit auch die Bereitschaft zur Eigenverantwortung zu entwickeln. Ich habe die Erfahrung gemacht, dass eine Bevormundung jedweder Art durch das psychiatrische Versorgungssystem oder durch Fachkräfte mein Gefühl von Hilflosigkeit und Frustration verstärkte und mich daran hinderte, Eigenkräfte zu mobilisieren, um selbst und aktiv aus einer Krise zu kommen. Erst die Fokussierung auf meine Fähigkeiten, Bedürfnisse und Wertvorstellungen sorgte dafür, dass ich Zuversicht erlangen und den eigenen Einfluss auf meine Lebensumstände wiederentdecken konnte. Eine positivistische Unterstützungshaltung impliziert so gesehen das Vertrauen von psychiatrisch Tätigen in die Betroffenen, Verantwortung für ihr eigenes Leben übernehmen und somit auch selbstständig die Entscheidung treffen zu können, welchen Weg oder welche Abzweigung sie nehmen. Das heißt nicht, Betroffene von seelischen Erkrankungen in ihrer Autonomie und Eigenverantwortlichkeit im Regen stehen zu lassen – es heißt, sie mit einer offenen und bestärkenden Haltung dabei zu *unterstützen*, Verantwortung zu tragen, entscheidungsfrei zu sein und damit selbstwirksam Lebensveränderungen herbeizuführen. Ich hatte damals in meiner größten

Krise jede Hoffnung verloren, dass sich mein Leben positiv verändern könnte. Diese Emotionen und Gedanken haben meinen Körper, meine ganze Identität so vereinnahmt, dass mir das Gefühl der Hoffnungslosigkeit auch heute noch sehr vertraut erscheint und sich in winzig kleinen Momenten hin und wieder blicken lässt. Jedoch bin ich mir sicher: Ich habe meine Hoffnung nicht wiederentdeckt, weil ich ins große Meer der Behandlungen und Therapien gesprungen bin. Ich habe sie wiederentdeckt, weil ich Möglichkeiten gefunden habe, Einfluss auf mein Leben zu nehmen. Eine zumeist offene, positivistische und Recovery-orientierte Haltung ermöglichte mir einen gedanklichen Perspektivwechsel und die Erkenntnis, dass insbesondere das Gefühl der Selbstwirksamkeit positive Erfahrungen hervorruft, die mich dazu angetrieben haben, selbstständiger, eigenverantwortlicher und aktiver zu werden. Diese Entwicklung und auch die Erfolge, die ich dadurch erfahren durfte, sind inzwischen stetiger Ansporn, meine Entscheidungsfreiheit und Eigenverantwortung sogar einzufordern: Sei es im Rahmen von Facharztbesuchen, medizinischen Begutachtungen oder beruflichen Begegnungen. Es ist nicht immer leicht – aber letztlich fühlt es sich doch sehr gut an, sein Buch selbst zu schreiben zu dürfen.

Anja Neumann:

Besuch bei meiner Psychiaterin

Eigentlich hatte ich nur zufällig wegen einer vorherigen Depression einen Termin dort zur Kontrolle. Zu diesem Zeitpunkt kannten wir uns schon einige Jahre. Ein einziger freundlicher Satz von ihr reichte an diesem Tag aus und ich erlebte (nach meiner Trennung) wohl einen Nervenzusammenbruch in ihrer Praxis. Ich brach in Tränen aus und konnte mich gar nicht mehr beruhigen. Sie gab mir die Zeit, die ich brauchte, um mich zu beruhigen und ihr von meinen Ängsten und der Panik zu erzählen. Sie bot mir Hilfe in Form von einer ambulanten psychiatrischen Pflege (pHKP) an, gab mir einen Flyer in die Hand und sagte ich kann mir erst mal anhören, was das ist und dann in Ruhe entscheiden, ob ich das möchte. Ich wusste damals noch nicht, was eine pHKP ist oder was das bedeutet. Ich war selbst so erschrocken über meinen Gefühlsausbruch, dass ich ihrem Vorschlag erst einmal zustimmte. Sie nahm den Telefonhörer in die Hand, telefonierte in meinem Beisein mit einem psychiatrischen Pflegedienst und sagte dann zu mir: »Herr Tschinke holt sie hier ab. Bitte bleiben sie doch so lange bei mir.« Auf der einen Seite war ich etwas besorgt darüber, was wohl jetzt auf mich zukommen würde, auf der anderen Seite war ich auch sehr erleichtert. Ich fühlte mich ernstgenommen und konnte die Hilfe annehmen oder ablehnen. Ich hatte also eine Wahl und so fühlte mich nicht gezwungen.

Aus meiner Sicht: Rückblickend war das ein großes Glück für mich. Da ich meine Gefühle nicht mehr unter Kontrolle hatte, kamen diese ungefiltert an die Oberfläche und ich konnte sie nicht weiter verheimlichen. Aus der Scham heraus hätte ich das eigentlich getan. Immerhin war ich mein Leben lang geübt darin zu Lächeln und so zu tun als wäre alles ok. Meine Ärztin reagierte ruhig und verständnisvoll. Sie hat mich weder bevormundet noch gedrängt. Sie hat mich weder weggeschickt noch in dem Zustand allein gelassen. Sie hat mir die Hilfe direkt in die Hand gegeben. Ich hatte riesiges Glück, dass der Übergang vom Arzt zur pHKP für mich so nahtlos ineinander überging. Wenn ich an diesem Tag die Praxis nur mit der Verordnung für die APP verlassen hätte, hätte ich diese aus Scham nie in Anspruch genommen.

Erstkontakt zum psychiatrischen Pflegedienst: Vier Monate pHKP

Herr Tschinke holte mich in der Praxis meiner Ärztin ab. In seinem Büro erfuhr ich dann in einem sehr langen Gespräch, was eine pHKP bedeutet und wie diese funktioniert. Ich willigte ein, weil mir schon dieses erste Gespräch mit ihm wirklich guttat. In den darauffolgenden vier Monaten bekam ich dann zwei- bis dreimal die Woche für zwei bis drei Stunden Besuch von Frau G. (einer Mitarbeiterin aus dem Pflegedienst) oder von Herrn Tschinke. Diese Termine fanden bei mir zu Hause statt. Da ich in kürzester Zeit ein starkes Vertrauensverhältnis zu Frau G. entwickelte, kam es dazu, dass sie dann alle Besuche bei mir übernahm. Es fiel mir damals auch wesentlich leichter mit einer Frau zu reden. Mit Ihrer Unterstützung schaffte ich es, einen Antrag für einen GdB (Grad der Behinderung) zu stellen, der auch sofort auf 60 % bewilligt wurde. Allein hätte ich mich das niemals getraut.

Aus meiner Sicht: Die pHKP hat mir neue Kraft zum »Aufstehen« gegeben. Aufstehen und weitergehen im Leben. Ich fühlte mich zum ersten Mal wirklich richtig unterstützt. Da war nun jemand, der erreichbar war, am Tage und falls nötig auch nachts. Das gab mir Sicherheit und den nötigen Halt. So schaffte ich es auch mit dieser Hilfe noch weiter auf der neuen Arbeitsstelle zu arbeiten. Dann folgte eine schwere physische Diagnose, die zwei Krebsoperationen, viele Fehltage auf der Arbeit und eine Anschlussheilbehandlung nach sich zogen. Auf der neuen Arbeitsstelle machte ich dadurch auch noch persönlich mit dem Thema »Mobbing« Bekanntschaft. Dadurch brach ich völlig in mir zusammen. Das war alles viel zu viel für mich. Ich fiel in die nächste Depression und bekam wieder schwere Angstzustände und Panikattacken. Neu war die Angst vor Menschen. Ich konnte nicht mehr in einem Raum mit mehr als zwei Fremden sein. Schaffte es kaum noch einkaufen zu gehen. Ich verließ meine Wohnung nur noch, um zur Arbeit zu gehen. Konzentrationsprobleme, Migräne und die massiven Schlafstörungen machten mir den Tag dort noch schwieriger. Ich vermied jeden freiwilligen menschlichen Kontakt. Ich hatte zum zweiten Mal keine Kraft mehr zu kämpfen.

Erneuter Kontakt zum psychiatrischen Pflegedienst

Wieder kam Frau G. zu mir nach Hause. Sie brachte mich dazu, wieder ab und zu die Wohnung für einen Spaziergang oder einen Einkauf mit ihr zusammen zu verlassen. In diesem Zeitraum wurde ich auch komplett krankgeschrieben. Mein Grad der Behinderung (GdB) stieg zu der Zeit wegen der Krebsdiagnose auf 80 %. Wir beantragten für mich nun auch einen Pflegegrad. Als der medizinische Dienst der Krankenversicherung (MDK) zu mir nach Hause kam, um eine Begutachtung vorzunehmen, war Frau G. an meiner Seite, um mich zu unterstützen. Ich hatte schreckliche Angst vor diesem Termin und habe mich unendlich geschämt für mein Kranksein. Ich bekam jedoch eine Pflegestufe bewilligt.

Aus meiner Sicht: Es war gut, dass ich nicht allein bei diesem Termin war. Ich hätte sonst kaum etwas gesagt vor Angst und Scham. So fühlte ich mich sicherer. Die finanzielle Hilfe durch den Pflegegrad, hat es mir ermöglicht auch noch nach der Zeit der ambulanten psychiatrischen Pflege (pHKP) Hilfe zu bekommen.

Was sich ändern sollte: So eine Begutachtung sollte nur im »persönlichen Kontakt« stattfinden, um sich ein »echtes« Bild machen zu können und nicht nur telefonisch, wie es heute meist noch wegen Corona gemacht wird!

Erstkontakt (IVP) durch die integrierte Versorgung für psychisch erkrankte Menschen

Nach meinem Umzug in eine andere Stadt, kommt Herr Tschinke nun einmal die Woche zu mir zu Hausbesuchen und arbeitet mit mir weiter an meiner Genesung. Erste Erfolge zeigen sich schon, sonst wäre ich gar nicht in der Lage, über all das zu schreiben und meine Fortschritte zu bemerken. Ich fühle mich durch die integrierte Versorgung durch meine Krankenkasse gut aufgefangen und bin unendlich dankbar, dass mir diese Möglichkeit geboten wurde.

Aus meiner Sicht: Das Programm der Krankenkasse über einen längeren Zeitraum ist eine riesige Unterstützung für Betroffene. Auch das es bei mir zu Hause in meinem Leben stattfindet, hat für mich einen enormen Mehrwert. Die integrierte Versorgung gibt mir nun die Zeit und die Unterstützung, in meinem eigenen Tempo meinen persönlichen Genesungsprozess zu durchlaufen.

Melanie Rogner:

Mein heutiger Arzt unterstützt mich sehr in meinem Recovery-Prozess. Er hat nicht nur eine offene Haltung mir und meiner Erkrankung gegenüber, sondern diese ist positivistisch und klientenzentriert geprägt. Hierzu hat C. Rogers folgendes geschrieben:

> »Wenn der Therapeut eine positive, akzeptierende Einstellung gegenüber dem erlebt, was der Klient in diesem Augenblick ist, dann wird es mit größerer Wahrscheinlichkeit zu therapeutischer Bewegung oder Veränderung kommen. Der Therapeut ist gewillt, den Patienten sein jeweiliges momentanes Gefühl ausleben zu lassen – Verwirrung, Groll, Furcht, Zorn, Mut, Liebe und Stolz.« (Rogers 2017; S. 68)

Für mich haben diese Worte sehr viel Gewicht, bedeuten sie doch, dass ich auch in größter Verwirrtheit erst einmal der Mensch sein darf, den ich fühle. Mit anderen Worten:

Mein Arzt akzeptiert die Krise von mir, wie sie im jeweiligen Augenblick erscheint. Er negiert nicht gleich meine Emotionen, denn diese sind tatsächlich vorhanden, auch wenn sie durch pathologische Gedanken ausgelöst wurden. Das ist wichtig, weil mir in diesem Rahmen auch die Verantwortung für diese Emotionen übertragen wird. Die Übertragung von Verantwortung ist eine Form der Wertschätzung.

Dazu gehört auch, dass ich lerne und damit auch ausprobieren darf, in Begleitung meines Arztes mit Medikamenten umzugehen. Das Ausprobieren hat dazu geführt, dass ich nun einen selbständigen Umgang mit meinen Medikamenten und dem Bedarf pflege. Wenn ich in eine Krise gerate, gehe ich zwar noch zu meinem Psychiater und bespreche das zurzeit beste Vorgehen mit den Präparaten, aber ich schleiche den Bedarf nach ein bis zwei Wochen wieder selbständig aus. Der Kommentar meines Arztes lautete hierzu: »Wenn es Ihnen wieder besser geht, können Sie Ihren Bedarf wieder ausschleichen – Sie wissen ja, wie das geht.« Dieses Vertrauen in mein autonomes Handeln stärkt mich in meiner Persönlichkeit und bringt mich weiter auf meinem Recovery-Weg.

Das Zutrauen und die damit einhergehende Empathie des psychiatrisch Tätigen ist ein weitergehender Aspekt der Recovery-orientierten Grundhaltung. Hätten mein psychiatrischer Facharzt und Herr Tschinke nicht das Zutrauen in mich gehabt, dass ich beim ersten neuen Versuch auf dem regulären Arbeitsmarkt Fuß fassen könnte, dann wäre ich heute keine Dozentin und nicht Genesungsbegleiterin in einem Krankenhaus, sondern auf dem beruflichen Abstellgleis der Gesellschaft in einem beschützten Arbeiten einer Werkstatt für psychisch Kranke. Ich wäre immer von anderen abhängig gewesen, obwohl ich in der Lage bin, meinen beruflichen Beitrag durch meine Erfahrung mit der seelischen Erkrankung und meinem Wissen aus meinen zwei Studienabschlüssen in die Gesellschaft einzubringen. Diese Erfahrung ist wertvoll. Dies anzuerkennen ist ebenfalls ein wesentlicher Punkt in der Recovery-orientierten Grundhaltung von psychiatrisch Tätigen.

Ich möchte als ganzheitlicher Mensch verstanden werden und nicht nur als seelisch erkrankter Mensch. Die seelische Erkrankung tritt nur phasenweise auf und bestimmt nicht mein gesamtes Leben. Das wäre genauso, als würde die Gesellschaft einen an Migräne erkrankten Menschen auf seine Migräne reduzieren. Ich will seelische Krisen nicht verharmlosen, da sie tiefgreifend in unser menschliches Dasein eingreifen, dennoch sind diese zu verstehen als zeitlich begrenzte Einschränkungen des täglichen Lebens, die uns in der Krise etwas mitteilen wollen.

Jeder Mensch sollte das Vertrauen zugesprochen bekommen, seine persönliche seelische Krise auch allein lösen zu können. Wir alle entwickeln uns eigenständig. Diese Eigenständigkeit wollte ich immer gewahrt wissen, damit ich mich in meiner Persönlichkeit weiterentwickeln kann. Die Entscheidungsfreiheit, die dies mit sich bringt, macht zunächst Angst. Geriet ich doch an so viele psychiatrisch Tätige, die mir mit »so einer schweren seelischen Erkrankung« rein gar nichts mehr zutrauten. Selbstzweifel standen zunächst im Vordergrund. Deshalb ist der Aspekt der Hoffnung für mich ebenfalls wichtig. Psychiatrisch Tätige sollten m. E. die Fahne der Hoffnung immer oben halten, egal wie hoffnungslos die aktuelle Lage erscheint. Keiner weiß, was die Zukunft für jeden Einzelnen bereithält. In eine Kristallkugel zu blicken und aufgrund der seelischen Erkrankung jemanden aufzugeben, steht niemandem zu und gleicht Kaffeesatzleserei. Ich halte es sogar für vermessen.

Prognosen sollten sich auf die positiven Aspekte richten, um für jeden Einzelnen mehr Lebensqualität zu erreichen. Dazu gehört auch eine gedankliche und verbale Grundhaltung, die Betroffenen Situationen ausprobieren zu lassen, auch auf die Gefahr hin, dass sie scheitern. Nur kann man es im Voraus nicht wissen und die Betroffenen einer seelischen Erkrankung werden es niemals herausfinden, wenn man es sie nicht ausprobieren lässt.

Diese Aspekte sind für mich wesentlich bei der Recovery-orientierten Grundhaltung. Es ist eben nicht nur eine offene Grundhaltung, sondern eine viel weitreichendere. Eine Recovery-orientierte Grundhaltung spricht von Teilhabe an Gesellschaft, nimmt diese als selbstverständlich wahr und sorgt für eine Inklusion der Betroffenen einer seelischen Erkrankung als vollwertige Mitglieder dieser Gesellschaft mit allen Rechten und Pflichten und der Verantwortung, die so ein bewegtes Leben mit sich bringt.

2.4.2 Pflegerische Perspektive

Ingo Tschinke

Zu einer Recovery-orientierten Praxis für die psychiatrische Pflege ist es unerlässlich, dass Pflegende es sich bewusst machen, dass sie dazu eine dementsprechende Haltung einnehmen und die Werte zur Recovery-Förderung als Basis ihrer psychiatrisch-pflegerischen Arbeit verstehen. Diese Grundhaltung und Werte sind essenziell, um sich im alltäglichen Umgang mit Betroffenen bewusst zu sein, wie eine psychiatrische Pflege aussehen sollte, die Menschen auf Basis einer Recovery-orientierten Praxis begleitet (Department of Health and Ageing 2013).

Grundsätzlich ist es von Wichtigkeit, dass die psychiatrische Pflege daran glaubt, dass das persönliche Recovery für jeden Menschen möglich ist. Kein Mensch ist ein hoffnungsloser Fall, auch wenn die Lebensumstände der Menschen gerade sehr schwierig sind und Betroffene sich in einer schweren Phase ihrer Erkrankung befinden. Pflegende sollten in der Lage sein, Hoffnung zur Genesung in sich zu tragen und diese auch zu vermitteln, d. h., sie dürfen sich nicht durch die Hoffnungs- und Machtlosigkeit der Betroffenen mitreißen lassen, sondern sollten die momentane Situation ernsthaft anerkennen und vermitteln, dass es Perspektiven und Hoffnung gibt, auch wenn diese noch nicht erkennbar sind. Bei dem persönlichen Recovery geht es für die Betroffenen darum, einen Perspektivwechsel einzunehmen und dazu benötigen sie eine*n kritische*n Begleiter*in an ihrer Seite, welche*r an sie glaubt und ihnen hoffnungsvolle Perspektiven aufzeigt, sodass eine Transformation stattfinden kann (Deegan 2001). Eine Bestärkung von Hoffnungs- und Machtlosigkeit kann zu Selbstaufgabe und völliger Hilflosigkeit führen, in der Betroffene immer tiefer in eine gelernte Hilflosigkeit und Chronifizierung geraten (Deegan 1996).

Psychiatrisch Pflegende sollten sich darüber im Klaren zu sein, dass das persönliche Recovery ein sehr komplexer Prozess des einzelnen Menschen ist, der vielen verschiedenen Einflussfaktoren unterliegt, wie z. B. der Rolle der Betroffenen, der Familie, der Freund*innen und Unterstützer*innen – sei es aus dem Psychiatriesystem, durch andere Dienste oder aus der Gemeinde der Betroffenen. Dabei können soziale und ökonomische Faktoren das persönliche Recovery stark beeinflussen, d. h., wenn Fragen des Wohnens, der Finanzierung des alltäglichen Bedarfs oder der Umgang mit starken Abhängigkeiten in pathologischen Familiensystemen im Vordergrund stehen, dann sollten diese Fragen primär geklärt («Housing First«), denn wenn diese Menschen ihre Grundbedürfnisse nicht befriedigt sehen, sind sie meist nicht in der Lage, sich den Anforderungen des persönlichen Recovery zu stellen. Im Weiteren sollten psychiatrisch Pflegende sich bewusst machen, dass das persönliche Recovery eine sehr individuelle und einzigartige Reise ist. Die Veränderungen, die die persönliche Recovery-Reise mit sich bringt, müssen auf den Werten, den Interessen und den Wünschen und Träumen der Betroffenen basieren. Dazu sollte eine Atmosphäre der Wahrnehmung und Anerkennung gegenüber Ressourcen geschaffen werden, die nichts mit dem Psychiatriesystem zu tun haben und wertvoll für die Betroffenen sein können. Es sollte eine erhöhte Bereitschaft psychiatrisch Pflegender vorhanden sein, um Resilienzen gegenüber der psychischen Erkrankung aufzubauen und die Fähigkeit zur Förderung und dem Erhalt von Hoffnung zu stärken, da das persönliche Recovery ein sehr langer Prozess sein kann.

Viele psychiatrisch Pflegende haben schnell Ideen, was dem einen oder anderen Betroffenen helfen könnte, was man entwickeln könnte oder wie die Betroffenen in Handlungen kommen und sind dann frustriert, dass das nicht funktioniert. Häufig ist der Satz zu hören: »Ich habe dem Menschen so viel vorgeschlagen, doch nichts funktioniert und er/sie nimmt es nicht an.« Psychiatrisch Pflegende sind zumeist lösungsorientiert und versuchen die Situation der Betroffenen zu verbessern, aber sie denken nicht unbedingt daran, dass ihre Lösungen nicht die der Betroffenen sind. Jeder sollte sich vorstellen, dass er nach Hause kommt und seinem Partner schildert, was auf der Arbeit gerade so schwierig und auch anstrengend ist. Der Partner ist lösungsorientiert und macht dann Vorschläge, wie ich mich oder die Situation verändern könnte. Ich höre mir das dann alles brav an, aber weiß schon, dass ich das weder tun werde noch mich in der Form verändern kann oder will. Mein Partner ist nicht Teil meines Arbeitslebens und kennt meine Kollegen und meinen Chef nicht so wie ich. Mein Partner kann den Kontext größtenteils nicht verstehen, in dem ich dort existiere. Schildere ich nur meine Probleme und mein Partner macht keine Vorschläge und versucht nicht Lösungen für mich zu finden, sondern zeigt die Bereitschaft den ganzheitlichen Kontext und meine Werte in meiner Arbeit zu verstehen, hilft es mir vielleicht, nachhaltige Lösungen für mich zu finden.

Psychiatrisch Pflegende sollten sich selbst dazu verpflichten, deswegen den Betroffenen aktiv zuzuhören und keine Vermutungen darüber anstellen, was die Person braucht und was nicht. Es bedarf eines Prozesses der Selbstreflexion bei den Betroffenen, um herauszubekommen, was für diese Sinn macht und was ihnen eher sinnlos und nicht zielführend erscheint. Aus diesem Grunde ist es wichtig mit den Menschen über ihre Werte zu sprechen, die ihnen wichtig sind. Dies ist nicht so einfach, wie es scheint, denn selbst viele psychiatrisch Tätige sind sich ihrer Werte, die sie in ihrer Tätigkeit als helfende Person vorantreiben, nicht bewusst. »Fragen sie sich selbst, warum sie diesen Job als psychiatrische Tätige Person ausüben und nennen sie spontan drei Werte, die ihnen dabei wichtig sind!« In den Recovery Schulungen, die Melanie Rogner und ich durchführen, stellen wir den Kursteilnehmern immer wieder diese Aufgabe und die meisten können zwei Werte benennen, manche sogar drei oder mehr, aber nicht sehr viele. Gerade wir als psychiatrisch Tätige sollten uns stets bewusst machen, was unsere eigenen Werte sind und inwieweit diese Werte einen Einfluss auf Beziehungen zu anderen Menschen haben (▶ Kap. 4). Bezogen auf die Selbstreflexion sollten sich psychiatrisch Tätige ihrer eigenen psychischen Gesundheit und ihres Wohlergehens bewusst sein und selbst schauen, wie sie ihre Resilienzen, Stärken und Ressourcen nutzen, um sich mental gesund zu erhalten. Auch psychiatrisch Pflegende erleben Krisen in ihrem Leben und sie sollten sich fragen, was ihnen an Resilienzen (Hoffnung/Optimismus, Selbstverantwortung, Akzeptanz, Selbstfürsorge, Lösungsorientierung, Selbstwirksamkeit, Zukunftsperspektiven) geholfen hat, diese Krise zu überstehen und aus dieser mit neuer Erfahrung gestärkt hervorzugehen – also ein Posttraumatisches Wachstum zu erleben (Tedeschi et al. 2018). Dadurch können eigene Erfahrungen genutzt werden, um Betroffenen zu helfen – die vielleicht über mangelnde Dispositionen und Resilienzen verfügen – für sich ein posttraumatisches Wachstum zu erleben und die Krise als Chance zu Veränderung zu betrachten (Slade et al. 2019). Dazu gehört auch die Bereitschaft zu haben, bestimmte Ereignisse meines eigenen Lebens mit Betroffenen zu teilen, um Hoffnung und das Gefühl zu fördern, dass Recovery möglich ist (Schrank et al. 2015). Dies bedeutet nicht, dass ich mich den Betroffenen gegenüber dermaßen offenbare und meine persönliche Lebensgeschichte darlege, sondern eher eigene Lebenserfahrungen zu umschreiben, die es ermöglicht haben, Krisen zu bewältigen und dadurch ein Gefühl entstehen zu lassen, von Mensch zu Mensch zu kommunizieren. Das ist die professionelle Distanz, wie Freud sie in der Psychotherapie eingefordert hat, weil es sonst zu einer eindimensionalen Beziehung führt, in der sich die betreute Person herabgesetzt fühlen kann und in der die Psychotherapeut*innen allein für das Geben und die Betroffenen für das Nehmen zuständig sind (Davidson 2019, S. 51).

Durch das gemeinsame Teilen von Erfahrungen kann in dieser Zusammenarbeit mit Betroffenen ein hoffnungsvoller Zugang genutzt werden, der positive Aussagen in Bezug zu Recovery enthält. In diesem Zusammenhang sollten psychiatrisch Tätige für den Erhalt der eigenen professionellen und persönlichen Integrität Sorgen tragen zu können, d.h., sich selbst treu bleiben zu können und stets sich selbst gegenüber ehrlich zu sein (Johns 2017). Zu dieser Ehrlichkeit gehört es auch, dass psychiatrisch Pflegende so mit Betroffenen umgehen, wie sie selbst wollen, dass mit ihnen in einer ähnlichen Situation umgegangen wird. Dabei kann auch eine Reflexion mit Genesungsbegleiter*innen recht hilfreich sein, die ihre eigenen Erfahrungen mit dem Psychiatrie-System in ein Team miteinbringen können. Deswegen gilt es auch, die Vorteile von informellen und formellen Kontakten der Betroffenen mit Genesungsbegleiter*innen anzuerkennen. Trotz alledem sollte sich eine psychiatrisch versorgende Person darüber im Klaren sein, dass es einen potenziellen Einfluss der Machtasymmetrie zwischen Betroffenen und Professionellen geben kann, insbesondere, wenn bestimmte Situationen Zwangsmaßnahmen erfordern. Gerade in psychiatrischen Kliniken befinden sich Betroffene in der Lebenswelt der psychiatrisch Tätigen, die dort die Regeln bestimmen und auf deren Einhaltung wachen. Schon allein aus diesem Grunde üben Pflegende Macht über Betroffene aus und sollten sich dieser Macht stets bewusst sein und sich genau überlegen, wie sie mit dieser Macht umgehen. Psychiatrisch Pflegende beobachten nicht nur die Betroffenen, diese beobachten und bewerten auch psychiatrisch Tätige und wir müssen uns fragen, wie wir dieser Bewertung standhalten. Dazu sollte eine Verpflichtung zu einer anti-diskriminierenden Arbeitshaltung im gesamten Team eingenommen werden, die von Respekt gegenüber der Diversität anderer Menschen geprägt ist und die Notwendigkeit erkennt, sich Ungerechtigkeiten zu stellen und Position zu beziehen und diese auch im Team offen zu besprechen. Alle an der Versorgung beteiligten Personen sollte sich darüber bewusst sein, dass psychiatrisch Tätige eine wichtige Verantwortung haben, dass sie das persönliche Recovery in ihrer Arbeit und Praxis stets vorleben, um damit die Bereitschaft zu zeigen, dass ihre Institution ihre Veränderungen und Prozesse auf eine Recovery-Orientierung einstellt. Auch sollte es einem psychiatrischen Team gelingen, Betroffenen positiv gegenüberzustehen, wenn sie unabhängig für sich ihre Bürgerrechte in der Psychiatrie einfordern oder auch Kritik üben und sich dazu der unabhängigen Patientenberatung bzw. der Besuchskommissionen bedienen, um dies als Feedback in der psychiatrischen Versorgung zu nutzen und dies als einen besonderen Aspekt der Recovery-Reise von einigen Betroffenen anzusehen. Gerade in ihrer Kritik sollten die Menschen sehr ernst genommen werden, besonders, wenn man geneigt ist, diese Kritik auf die Symptome einer psychischen Erkrankung zu schieben. Menschen sollten dann auch die Möglichkeit haben, diese Angelegenheit mit einer wertetragenden Person (Pflegedienstleitung, Chefarzt, theologischer Direktor) zu besprechen oder dabei unterstützt werden, externe Beratung hinzuzuziehen (Besuchskommission, Amtsrichter etc.).

Bezogen auf die Grundhaltung gegenüber den Betroffenen sind noch einige Faktoren von Wichtigkeit, auf die wir in den noch folgenden Kapiteln vertiefend eingehen werden Dies umfasst das Verständnis der komplexen Lebenswelt, in der der Mensch lebt und handelt, und welchen Bezug diese Lebenswelt zu den Werten des Menschen hat (▶ Kap. 7 Biografie Arbeit und ▶ Kap. 12 Lebensweltorientierung). Im Weiteren sollte den Betroffenen mit Psychiatrieerfahrung die Wertschätzung entgegengebracht werden, dass sie eine persönliche Erfahrung zum Stressabbau haben und ihre Lebensperspektive als wertvoll betrachtet wird. Diese Expertise und das einzigartige Wissen der Betroffenen in Bezug auf ihre Erkrankungserfahrung, sollte respektvoll wahrgenommen und mit diesen auch reflektiert werden (▶ Kap. 8 Betroffene werden als Expert*innen ihrer Erkrankung gesehen). Dazu sollte auch eine respektvolle und gewaltfreie Kommunikation genutzt werden, die auf das persönliche Recovery ausgerichtet ist (▶ Kap. 6 Kommunikation).

2.4.3 Ärztlich-psychotherapeutische Recovery-orientierte Haltung

Uwe Gonther

Selbsterfahrung

Recovery ist nicht etwas, was man einfach hinnehmen kann, in dem man sagt: »Das mit dem persönlichen Recovery ist ja eine hübsche Idee, das machen wir jetzt mal!« Man darf die Betroffenen weder theoretisch noch praktisch überfordern. Die Gefahr ist durchaus real, dass wir die Grundidee der Autonomie und Selbstbefähigung aus der Recovery-Bewegung herauslösen. Das läuft dann schief, wenn wir die Menschen in die Autonomie und Selbstbefähigung zwingen. Wenn wir alles von den Betroffenen erwarten, sowohl unsere theoretische Neujustierung als auch die Veränderungen in der Praxis, also zum Beispiel Gewaltreduktion auf Stationen usw., dann ist das eine immense Überlastung. Ich sehe das so, dass das keine einzelne Berufsgruppe schaffen kann. Es bleibt nicht aus, dass wir uns in den jeweiligen Berufsgruppen mit Recovery auseinandersetzen, d. h., Recovery ist auch ein Prozess der Recovery-Orientierung in der Praxis, die die interne Auseinandersetzung bei Menschen mit ärztlichem, psychologischem und pflegerischem Hintergrund weiterentwickelt. Also wir müssen uns in den Berufsgruppen, die eigene Betroffenheit bewusst machen. Auch wir müssen mit unseren eigenen seelischen Verwundungen anders umgehen lernen. Wenn wir jetzt Betroffene mit in die Arbeit einbeziehen, können wir nicht einfach *Klick* machen – »Der Betroffene spricht zu einer Gruppe von anderen Betroffenen« und dann ist das wieder vorbei und wir haben Recovery mit einbezogen. Sondern es heißt auch, dass diese Auseinandersetzung mit der eigenen Vulnerabilität erfolgen sollte. Die spielt ja zum Beispiel als Selbsterfahrung in der Psychotherapie schon eine große Rolle, war aber immer fein säuberlich getrennt von allem, was sonst professionell läuft. Ich glaube, dafür werden wir neue Umgangsformen entwickeln müssen, zwar gar nicht im Sinne einer Nabelschau, aber in der Form, dass wir auch die funktionierende Profi-Psyche vollständiger wahrnehmen und da gehören eben Krisen und auch Krankheiten dazu. Wir selbst sind verletzlich und wir müssen uns damit reflektiv auseinandersetzen, weil wir andererseits auch Menschen mit so einem professionellen Hintergrund bei uns in der Klinik behandeln. Menschen, die hier arbeiten, können ihrerseits krank werden, einen Genesungsprozess durchlaufen und schließlich wieder arbeiten. Die gehören dann nicht zur EX-IN Berufsgruppe, sondern es kann alle Berufsgruppen betreffen und die müssen einen Umgang damit finden. Wenn z. B. Menschen an ihren Arbeitsplatz zurückkehren und für ihre Erfahrung Worte finden, wenn sie eine Depression durchgemacht haben – das ist immer das einfachste Beispiel, einfacher als bei Psychosen. Denn wenn die sich auch am Arbeitsplatz abgespielt haben, ist es deutlich schwieriger, wieder einzusteigen. Ich glaube, da sind wir noch am Anfang eines Weges. Und ich denke, dieser Umgang mit der Verletzbarkeit, mit der Kränkbarkeit der Psyche wird sich in der Haltung auch in der Ausbildung der Professionellen weiterentwickeln. Im Grunde ist dieses Wissen alles schon lange da. Das wäre insgesamt in der Arbeitswelt ein Ziel, aber auch in psychosozialen Berufen und in psychiatrischen Kliniken – eine Prävention durch eine gut dosierte Offenheit im Umgang zu betreiben. Ich stelle mir nicht vor, dass wir von morgens bis abends in Selbsterfahrungsgruppen zusammensitzen und über unsere eigene Befindlichkeit reden und die Patient*innen gehen dann mit Genesungsbegleiter*innen im Park spazieren. Ich denke, da müssen wir Strukturen finden, in denen sich das in angemessener Weise modulieren lässt. Ich halte das für möglich – Selbsterfahrung sollte integraler Bestandteil aller pflegerischen und therapeutischen Ausbildungen sein.

2.4.4 Zusammenfassung

Durch eine Recovery-orientierte Praxis werden psychiatrisch Tätige ihre Aufgaben und Interventionen hinterfragen müssen und ihre Institutionen daraufhin überprüfen, inwieweit diese sich auf die Förderung des persönlichen Recovery umstellen können. Eine Recovery-orientierte Praxis erfordert auf allen Ebenen einer psychiatrischen Institution, dass wir die Institution an den Bedürfnissen und Bedarfen der Betroffenen ausrichten, d. h. in der individuellen Begleitung und Auseinandersetzung, in der Ausrichtung der psychiatrischen Stationen, Tageskliniken, Arztpraxen, Pflegediensten, Einrichtungen der Eingliederungshilfe, Tagesstätten etc. Recovery darf nicht angepasst auf die Bedürfnisse der Institutionen werden, nur damit diese sagen können, dass sie Recovery-orientiert handeln, sondern die Institutionen müssen sich mit allen Berufsgruppen auf die Förderung und Unterstützung des persönlichen Recovery umstellen. Dies muss von der Führung der Institutionen ausgehen, denn in Deutschland wird es aufgrund der Trägervielfalt und der vielfältigen Angebote von den einzelnen Institutionen abhängig sein, dass sie Recovery ernsthaft umsetzen. Wichtig ist ebenfalls, den Betroffenen einer seelischen Erkrankung bei dem Prozess des persönlichen Recovery nicht zu überfordern, sondern ihn in seiner Entwicklung dort abzuholen, wo er gerade steht.

2.5 Recovery-Bewegung

Ingo Tschinke

Die Ursprünge der Recovery-Bewegung können in den USA und Großbritannien verortet werden. Wie in vielen anderen Ländern war dort die Behandlung von psychischen erkrankten Menschen primär an eine stationäre Behandlung verknüpft und darauf fokussiert, Menschen einer Heilung zuzuführen. Dabei war dieses System sehr paternalistisch ausgerichtet und die Verantwortung für den Behandlungsprozess lag eher bei den (be-)handelnden Personen des Psychiatrie-Systems als bei den Betroffenen selbst. Es wurden, angeregt auch durch die Freiheitsbewegung in den 1968er Jahren und die Black-Power-Bewegung, die Stimmen aus der Betroffenen-Bewegung immer lauter, dem Paternalismus und der Fremdbestimmung im Psychiatrie-System entgegenzutreten. Erste Ansätze hatten dabei auch Erfolg, aber die Ausrichtung auf qualitative Evidenzen in der Medizin, steuerliche Finanzierung, Privatisierung in den 1980er Jahren und die Umsetzung von *Managed Care* in den 1990er Jahren machten diese Bestrebungen in den USA wieder zunichte (Davidson 2010, S. 210). Die Stimmen der »Graswurzel-Bewegung« in den USA wurden aber immer lauter und auch in der Fachliteratur wurde das Konzept des persönlichen Recovery immer mehr aufgegriffen. 1979 zeigten erste WHO-Langzeit-Studien, dass Menschen mit einer Schizophrenie eine Remission erreichen können (WHO 1981). Die Ergebnisse dieser Langzeitstudie waren so erstaunlich, dass das amerikanische Journal den Artikel nicht akzeptieren wollte und die Autoren aufforderte, die Ergebnisse noch einmal zu überprüfen. Die Auseinandersetzung mit den Berichten von Betroffenen und weitere Studienergebnisse führten dazu, dass einige Länder ihre psychiatrische Versorgung infrage stellten. Aus diesem Grund begann Neuseeland 1988 das persönliche Recovery in sein Gesundheitssystem zu verankern. Es folgten dann die USA, die Niederlande, Italien und Großbritannien. In den 1990er Jahren zeigten Langzeitstudien der WHO, dass auch bei Krankheiten wie die Schizophrenie – die damals noch für »Unheilbar« gehalten wurde – 20 bis 25 % der Teilnehmer*innen eine totale Remission erreichten und 40 bis 45 % eine soziale Wiedereingliederung in die Gesellschaft (Harding et al. 1987b, 1987a). Es wurde immer mehr darüber diskutiert, ob die Kontextfaktoren (Umwelt- und soziale Faktoren) von Menschen mit einer schizophrenen Erkrankung eher dafür sorgen, dass Menschen in eine Chronizität ihrer Erkrankung geraten, als durch die die Erkrankung selbst (Harding et al. 1987c).

In dieser Zeit formulierte Anthony das Modell des persönlichen Recovery mit der Definition (▶ Kap. 2.3 persönliches Recovery), die bis heute noch herangezogen wird (Anthony 1993). Dadurch entwickelte sich in den letzten 30 Jahren international eine Bewegung, die das persönliche Recovery in vielen Gesundheitssystemen verankerte. So wurde in Großbritannien eine verpflichtende Richtlinie vorgegeben, dass Recovery im National Health System (NHS) umzusetzen ist, die durch Organisationen wie ImROC (Implementing Recovery through Organisational Change) seit 2007 unterstützt wird; in Australien ist es verpflichtend, dass Menschen, die im Psychiatrie-System arbeiten wollen, für eine bestimmte Zeit Recovery-Colleges besuchen, um dort von Betroffenen zu hören, wie eine Recovery-orientierte-Praxis aussehen sollte; in Israel werden psychiatrische Kliniken in Einrichtungen der Soteria umgewandelt, die Betroffenen selbstbestimmt die Möglichkeit geben sollen, wie sie eine psychiatrische Behandlung nutzen wollen etc. Diese und vielen andere Umsetzungen von Recovery können als positive Veränderungen betrachtet werden, aber es gibt auch durchaus kritische Stimmen, die beklagen, dass Recovery durch das System selbst korrumpiert wurde und einer Psychiatrisierung und Institutionalisierung unterworfen ist. Die Betroffenen-Organisation »Recovery in the Bin« aus Großbritannien macht diesbezüglich darauf aufmerksam, dass bestimmte Aspekte unberücksichtigt bleiben und immer noch eine Ungleichheit besteht (https://recoveryinthebin.org, Zugriff Februar 2023).

Auch in der akademischen Diskussion macht Topor et al macht darauf aufmerksam, dass man die Definition von Anthony einer besonders kritischen Betrachtung unterziehen sollte (Topor et al. 2022). Erstens beschreibt Anthony Recovery als einen individuellen Prozess, welcher allerdings keine Verbindungen zu dem Lebenskontext in Bezug auf Vernetzung, Kultur, materiellen Spielraum und soziale Bezüge aufzeigt. Zweitens beschreibt diese Definition den Recovery-Prozess in erster Linie als einen eigenen kognitiven Prozess, in der der Mensch eine andere Einstellung zu sich und der Welt gewinnt, ohne dass Veränderungen der Lebensbedingungen des Menschen stattfinden. Drittens wird der Recovery Prozess innerhalb der Grenzen des Krankheitsmodells und sogar der Chronizität definiert (Topor et al. 2022). Dementsprechend findet eine Unterteilung zwischen der (biologischen) Erkrankung und dem (sozialen) Leben statt. Selbst wenn Menschen durch Recovery eine Verbesserung ihres Lebens erreichen, sorgt die Erkrankungen für Grenzen. Dies lässt sich auch im deutschen Gesundheitswesen erkennen, denn Menschen müssen durch das System als krank definiert werden, um Leistungen der Kranken-, Pflege- und Rentenversicherungen zu erhalten, unabhängig davon, ob sie sich durch die Veränderungen des persönlichen Recovery noch als krank empfinden. Somit würde und wird das Recovery-Konzept durch Anthonys Definition in vielen Gesundheitssystemen akzeptiert, da es die Grundannahmen des biomedizinischen Modells nicht infrage stellt. Der »lebenslange Recovery-Prozess« ermöglicht es in dieser Form eine soziale und ökonomische Unterstützung zu erhalten, verdammt sie auch gleichzeitig dazu an ihrer psychiatrischen Diagnose festhalten zu müssen. Auch die Beteiligung an einer EX-IN Ausbildung bedarf eine Krankheitsgeschichte und macht die Ausbildung zu Genesungsbegleiter*in nur so möglich. Im Sinne der Recovery-Bewegung können Menschen durch ihr Erfahrungswissen eine Karriere – wenn auch zumeist schlecht bezahlt – innerhalb der Strukturen des Psychiatrie-Systems machen, was aber auch den Diskurs anheizen kann, ob das Psychiatrie-System mit dem Festhalten am biopsychosozialen Modell und gleichzeitiger Recovery-Förderung in sich noch stimmig ist (Eriksson 2016).

Nichtsdestotrotz kann man den hoffnungsvollen Inhalt von Anthonys Definition nicht bestreiten – dass ein optimistisches und erfülltes Leben trotz einer bestehenden psychischen Erkrankung möglich ist – es beeinflusst aber auch die Sichtweise und Vision der professionell Tätigen, inwieweit eine Förderung des Recovery-Prozess möglich ist. Insofern ist diese Definition, dass Recovery auf der individualisierten und kognitiven Ebene innerhalb der Limitierung einer psychischen Erkrankung umgesetzt werden kann, gemäß Topor et al. ein Zeichen der Psychiatrisierung der Gesellschaft (Topor et al. 2022). Die sozialen und ökonomischen Faktoren sollten in eine gesellschaftliche Diskussion mit einbezogen werden, wie sie in Deutschland auch über das bedingungslose Grundeinkommen geführt wurden. Damit sollte auch über den Recovery-Prozess hinausgedacht werden, denn eine Verbesserung der sozialen, ökonomischen und gesellschaftlichen Folgen einer psychischen Erkrankung, können diesen Prozess ebenso befördern, wie die inneren Prozesse des Individuums (Topor et al. 2011). Aus diesem Grunde definierte Topor et al. das persönliche Recovery neu, unter Einbeziehung von sozialen Beziehungen und Lebensbedingungen:

> »Recovery ist ein zutiefst einzigartiger, sozialer und gemeinschaftlicher Prozess in dem unsere Lebensbedingungen, materiellen Ressourcen, sozialen Beziehungen und die Sichtweise auf das eigene Selbst sich weiterentwickeln.
> Dies bedeutet ein Leben in Zufriedenheit, Hoffnung und Wechselseitigkeit anzustreben, auch wenn man weiterhin Bedrohlichkeiten, stressige soziale Angelegenheiten und Notlagen erlebt.
> Recovery bedeutet sich Begegnungen und Dialogen zu stellen, um neue Wege des Verstehens und Handlungsoptionen bezüglich der eigenen Lebensumstände zu erkennen, um sich dadurch aus psychosozialen und materiellen Krisen zu befreien.« (Topor et al. 2022, S. 11, freie Übersetzung durch den Autor).

2.5.1 Sichtweisen der Betroffenen und Handlungsmöglichkeiten

Madeline Albers, Anja Neumann, Melanie Rogner

Madeline Albers:

Die Recovery-Bewegung setzt sich für eine andere Wahrnehmung psychischer Erkrankungen sowie für einen ressourcenorientierten und personenzentrierten Umgang mit Betroffenen ein. Dieser ganzheitliche Blick auf den Menschen steht einer Psychopathologisierung entgegen, die sowohl in der Schulmedizin als auch im gesamtgesellschaftlichen Diskurs noch immer eine Rolle spielt. Krankhafte Anteile eines Menschen werden häufig als therapiebedürftiges, unerwünschtes Defizit angesehen, welches es zu beseitigen gilt. Diese eindimensionale und kurz gedachte Sichtweise begünstigt Stigmatisierungen hinsichtlich psychischer Erkrankungen. Zudem prägt sie das öffentliche Bild auf das Psychiatrie-System und auf die Persönlichkeitseigenschaften von Betroffenen.

Es gibt viele Bereiche, in denen psychische Erkrankungen medial und öffentlich thematisiert werden. In einigen Filmen und Serien wird beispielsweise die Psychiatrie noch immer als angsteinflößender, unangenehmer Ort gezeigt, psychisch Kranke werden häufig als gefährlich stilisiert. Nur langsam entwickelt sich die Perspektive auf psychische Erkrankungen in der fiktiven Welt, die natürlich auch Einfluss auf die gesellschaftliche Sicht auf dieses Thema ausübt, in eine andere Richtung. Bevor ich meinen ersten Tagesklinikaufenthalt antrat, war ich froh, bereits Menschen in meinem Umfeld gekannt zu haben, die Erfahrungen mit psychiatrischen Einrichtungen hatten und mir von ihren grundsätzlich positiven Erlebnissen berichteten. Dennoch war ich überrascht, als ich das Gebäude betrat – keine weißen Wände, kein Krankenhaus-Duft in der Nase, eine urige und gemütliche Einrichtung. Somit korrigierte erst die Betroffenen-Sicht und meine eigene Erfahrung meine Vorstellung von der Psychiatrie, welche größtenteils von dem öffentlichen Bild über diese beeinflusst war. Erfreulicherweise gibt es inzwischen viele Dokumentationen und einige Film- und Fernsehbeiträge, die ein realistischeres Bild zeichnen. Doch ein gesamtgesellschaftlicher Perspektivwechsel ist ein langwieriges Geschehen, welches viel Aufklärungsarbeit bedarf.

Auch die öffentliche Nachrichtenberichterstattung über psychische Erkrankungen hat sich innerhalb der letzten Jahre gewandelt. Ein Schlüsselereignis war sicherlich der Suizid des deutschen Torhüters Robert Enke († 10.11.2009), der jahrelang neben seiner Fußballkarriere unter schweren Depressionen litt. Seelische Erkrankungen wurden infolgedessen medial stärker aufgegriffen und thematisiert, insbesondere über Depressionen gab es einige aufklärende Beiträge. Auch gründete sich angesichts dieses traurigen Ereignisses die Robert-Enke-Stiftung, welche Projekte, Maßnahmen und Einrichtungen hinsichtlich psychischer Erkrankungen unterstützt. Nichtsdestotrotz kursieren noch viele Stigmatisierungen rund um dieses Thema. In meinem Leben gab es beispielsweise eine Situation, in der ich mich selbst verletzte, um Druck abzubauen. Dieses eine Erlebnis hat mich mit dem Satz einer Bekannten konfrontiert: »Ah, dann hast du eine Borderline-Störung.« Nein, ich habe keine Borderline-Störung. Aus einer einzigen Information lässt sich keine Diagnose formen – das erklärte mir auch meine ambulante Psychotherapeutin, die ich verunsichert fragte, ob die Aussage der Bekannten zutreffen würde. Diese Erfahrung verdeutlicht, wie schnell es zu stigmatisierenden Gedanken und Äußerungen kommen kann und untermauert die Bedeutung von Aufklärungsarbeit. Zudem glaube ich, dass hinsichtlich der Stigmatisierung psychischer Erkrankungen nur dann effizient etwas erreichbar ist, wenn auch Betroffene selbst in der Öffentlichkeitsarbeit tätig sind, von ihren Erfahrungen berichten und sich in verschiedenen Bereichen des gesellschaftlichen Lebens engagieren. Die Recovery-Bewegung steht unter anderem für eben diese Einbeziehung von Betroffenen und Erfahrungsexpert*innen.

Natürlich gibt es Stigmatisierung und Diskriminierung nicht nur gegenüber Betroffenen, sondern auch gegenüber Menschen, die in der Psychiatrie tätig sind oder gegenüber psychiatrischer Behandlung an sich. Häufig fallen auch auf unbewusster Ebene Sätze, die zumeist nur helfend oder freundlich gemeint sind und wertungsfrei sein wollen, die aber doch einem Stigma auferlegt sind. Trotz besagter Aufklärungskampagnen und breit gefächerter öffentlicher Thematisierung benötigt ein Perspektivwechsel sowie gedankliche Veränderung insbesondere auf gesellschaftlicher Ebene viel Zeit. Somit muss weiterhin eine bewusste Auseinandersetzung mit dem Verständnis von psychischer Krankheit in der Gesellschaft gefördert und ermöglicht werden. Die Einbeziehung von Betroffenen, die zu Expert*innen aus eigener Erfahrung geworden sind, eröffnet dabei multiple Möglichkeiten: So beispielsweise die direkte Zusammenarbeit von Genesungsbegleiter*innen mit anderen Betroffenen, welche von einer ganz erfahrungsnahen und verständnisvollen Begleitung profitieren. Gerade in der ersten bewussten Auseinandersetzung mit der eigenen seelischen Erschütterung geht es für viele Betroffene darum, Selbststigmatisierungen und vorurteilsbehaftete Gedanken abzubauen. Genesungsbegleiter*innen können Menschen mit ihren eigenen Erfahrungen neue Perspektiven aufzeigen und dabei helfen, Gedankenverzerrungen zu identifizieren. Weiterhin kann die Unterstützung von Erfahrungsexpert*innen bei der Gesundheitsprävention, der Förderung von Resilienzen und dem Umgang mit seelischer Verwundbarkeit von Bedeutung sein. Oder die Arbeit in Schulen, der Austausch mit Kindern und die Thematisierung psychischer Erkrankungen im Unterricht. Die Zusammenarbeit auf gesundheitspolitischer Ebene oder die Begleitung von Arbeitnehmer*innen, Arbeitgeber*innen und Teams verschiedener Institutionen. Man könnte noch so viele andere Bereiche aufzählen, da sowohl der Einsatz von Betroffenen als auch die Inhalte und die Lebensperspektive der Recovery-Bewegung gesamtgesellschaftlich und auch im individuellen Alltagsleben einen großen Mehrwert für das seelische Wohlbefinden und für die Gesundheitsförderung darstellen.

Meine Erfahrungen im Rahmen der Aufklärungsarbeit zeigen mir aber auch, dass es unvermeidbar für das eigene Wohlbefinden ist, sich eine Art Stigma-Resistenz aufzubauen. Damit meine ich: Wie viel Aufklärungsarbeit die Recovery-Bewegung auch leistet und wie sehr die psychischen Erkrankungen auch in einen positiven, realitätsnahen Fokus geraten – es ist immer möglich, auf Menschen zu treffen, die anders reagieren, als wir uns das wünschen. Vorurteilsbehaftete Aussagen können uns an jeder Ecke erwarten und manchmal auch unverhofft und stark erwischen. Ganz egal, ob man von psychischer Erkrankung betroffen ist oder ob man dem Fachpersonal angehört – eine Konfrontation mit Stigmatisierung wird auf kurze oder lange Sicht nicht zu vermeiden sein. Sich eine Widerstandskraft hinsichtlich negativer Einstellungen und Vorurteilen aufzubauen, bedeutet dabei nicht, diese zu ignorieren oder einfach zu hinzunehmen. Es bedeutet, zu akzeptieren, dass es in der Gesellschaft nun mal leider Stigmatisierungs- und Diskriminierungstendenzen gegenüber Menschen mit psychischen Erkrankungen und Psychiatrie-Tätigen gibt, und mithilfe dieser Akzeptanz einen guten Umgang mit einer solchen Situation zu finden.

Die Recovery-Bewegung steht nicht für die Beseitigung von Symptomen, sondern für eine Verbesserung der Lebensqualität, für die Fokussierung auf die positiven Anteile eines Menschen und für eine ganzheitliche Betrachtung der individuellen Lebenswelten von Betroffenen. Psychiatrie- und Krisenerfahrene in gesamtgesellschaftliche Prozesse zu integrieren, stärkt das Wir-Gefühl der Betroffenen-Bewegung, reduziert Stigmatisierungstendenzen und bringt eine vermittelnde Rolle zwischen Betroffene und Fachkräfte des psychiatrischen Versorgungssystems. Die Recovery-Bewegung ist ein Mehrwert, der von ihrer eigens erlebten Erfahrung mit seelischen Erkrankungen profitiert. Sie implementiert eine Perspektive in das psychiatrische Versorgungssystem, dessen Einbeziehung so einleuchtend ist, dass man sich nur verwundert fragen kann, warum ihr nicht bereits viel mehr Bedeutung beigemessen wurde. Schließlich handelt es sich um die Perspektive der Menschen, um die es geht: Betroffene von psychischen Erkrankungen mitsamt all ihrer Erfahrung.

Anja Neumann:

Der Umgang mit psychischen Erkrankungen hat sich – nach meinem Empfinden – in den letzten Jahren in eine positive Richtung entwickelt. Die Hausärzte, die ich bis jetzt kennengelernt habe (durch den Umzug waren es mehrere), sind mit dem Thema offen und interessiert umgegangen. Auch bei einigen Krankenkassen werden schon spezielle Programme für seelisch erkrankte Menschen angeboten, was aus meiner Sicht ein großer Gewinn für Betroffene ist, die dies nutzen können. Dadurch, dass über psychische Erkrankungen immer mehr in der Öffentlichkeit gesprochen und informiert wird, wird es dem Menschen auch schwerer gemacht, diesem Thema aus dem Weg zu gehen oder es gar zu verleugnen. Das ist besonders wichtig. Ich bin wirklich froh, dass es heutzutage so viele Internetseiten und Bücher mit vielfältigen Informationen zu den verschiedensten psychischen Erkrankungen gibt. Der Zugang zu Informationen ist damit allen offen. Betroffene oder Familienangehörige der Betroffenen können sich problemlos Informieren. Aber was tun wir mit dem Rest der Gesellschaft? Wie erreichen wir diese Menschen? Auch da geht es voran, so u.a. mit Prominenten, wie Sportler*innen, Musiker*innen, Schauspieler*innen, Ärzt*innen und sogar in der Welt der Comedians, die im Fernsehen, im Internet oder in Büchern und Magazinen öffentlich über ihre seelischen Erkrankungen sprechen. Sie alle stehen im Rampenlicht und erreichen so viele Leute damit. Sie sind unsere Stimme und Vorbilder, zeigen uns wie wir alle damit umgehen sollten. Torsten *Sträter zum Beispiel bringt es auf seine ganz eigene Art gut auf den Punkt, mal ernst und dann wieder lustig.* Ein dickes Dankeschön an alle Prominenten, bitte macht weiter so. Dadurch sinkt auch die Hemmschwelle, sich selbst Hilfe zu suchen oder sie anzunehmen. Ja, ich würde auch gerne so offen und laut damit umgehen, allerdings spüre ich als »Nicht-Prominente« leider immer noch diese Vorurteile am eigenen Leib. Bei Ärzt*innen und Freund*innen und in der Familie schaffe ich es schon, ganz offen mit meiner Erkrankung umzugehen. Auf meiner ehemaligen Arbeitsstelle hatte das dann aber leider fatale Folgen für mich. Hier würde ich mir bei größeren Arbeitgebern in der Wirtschaft und den Verwaltungen auch den Einsatz von EX-IN Mitarbeiter*innen wünschen, z.B. bei der Wiedereingliederung als Unterstützung oder bei Dienstbesprechungen und Personalgesprächen. Ich bin überzeugt davon, dass viele Menschen schon auf einem guten Weg sind, aber ich bin auch überzeugt davon, dass es erst der Anfang des Weges ist und er noch sehr lang ist – denn solange sich Menschen lieber im Hintergrund halten, weil sie das Gefühl haben, sich und ihre Familie schützen zu müssen, gibt es noch sehr viel zu tun. Erst die Recovery-Arbeit mit Herrn Tschinke hat es mir ermöglicht, wenigstens etwas aus dem Schatten heraus zu treten und hat mir Mut gemacht, in diesem Buch von mir, meiner Erkrankungen und meinen Erlebnissen damit zu erzählen. So habe ich die Chance erhalten (auf meinen Wunsch mit einem Pseudonym), eine Stimme nach außen zu bekommen und eines Tages, wenn ich mein persönliches Recovery durchlaufen habe und dann stark genug dafür bin, trete ich hoffentlich aus diesem Schatten heraus und werde mit meinem Namen und lauter Stimme dazu beitragen, anderen Betroffenen zu helfen.

Melanie Rogner:

Laut EX-IN Deutschland beruht die Recovery-Bewegung auf folgenden Leitideen:

- Jeder Mensch hat das Potential zur Genesung.
- Jeder Mensch kann grundsätzlich eigenverantwortlich handeln und kann und soll an eigenen Entscheidungen, die ihn betreffen, beteiligt sein und weiß, was hilfreich für ihn ist.

Der Fokus unserer Arbeit liegt auf den gesunden Anteilen jedes Menschen. Jeder Mensch ist Experte für sich selbst. Unsere Aufgabe sehen wir darin, Menschen auf dem Weg zur Genesung und zur Übernahme von Eigenverantwortung auf Augenhöhe zu begleiten. Dabei gehen wir von einem dynamischen Begriff von Gesundheit aus. Gesundheit ist mehr als die Abwesenheit von Krankheit und mehr als der von der WHO beschriebene Begriff von Wohlempfinden. Gesundheit sehen wir als einen Prozess der inneren Entfaltung, hin zu einer persönlichen Vision von Wohlergehen. Dies kann auf den unterschiedlichsten Ebenen (materiell, emotional, mental, sozial, spirituell etc.) stattfinden (https://ex-in.de/menschenbild/ Zugriff am 04.09.2023).

Diese Grundsätze durfte ich in der EX-IN-Fortbildung zur Genesungsbegleiterin von 2018 bis 2019 selbst erfahren. Ich befand mich noch in einer sensiblen Phase nach meinem letzten Schub 2016. Die Auseinandersetzung mit meiner Diagnose und Erkrankung in der Fortbildung hat mich gestärkt. Insbesondere der Aspekt der Sinnfindung war in diesem Kontext für mich essenziell für die weitere Entwicklung auf meinem Recovery-Weg.

Recovery in Gesellschaft bedeutet für mich, dass seelisch erkrankte Menschen als gleichberechtigte Menschen betrachtet werden, mit all ihren Stärken, Schwächen und Ressourcen und allen Anteilen ihrer Persönlichkeit. Menschen mit einem seelischen Handicap sind ebenso ganzheitlich zu betrachten, wie andere seelisch gesunde Menschen auch gesehen werden. Leider ist es immer noch so, dass in den Medien allzu oft auf die psychische Verfassung in der Krise verwiesen wird, wenn es eine Gewalttat bzw. ein Kapitalverbrechen gibt. Nur zu oft muss die seelische Erkrankung des Täters für dessen Gewaltbereitschaft herhalten. Die Recovery-Bewegung steht somit auch für eine Bewegung, die sich für die Antistigmatisierung seelischer Erkrankung in Gesellschaft einsetzt. Nüchtern betrachtet, kann jeder in eine seelische Krise unterschiedlichster Art rutschen und wird dann Unterstützung auf seinem Weg brauchen. Gerade der Aspekt der Selbststigmatisierung spielt hierbei eine große Rolle. Seelische Krisen bzw. Erkrankungen sind mit vielen Vorurteilen behaftet: Derjenige sei nicht ganz dicht, er sei zu schwach oder zu sensibel, habe keinen Mumm oder hätte kein Rückgrat, um für seine Rechte einzustehen etc. Erst wenn Menschen selbst in eine solche Krise geraten, fangen sie an zu verstehen, dass die Krise mehr ist als nur stigmatisierende Attribute es darzustellen wissen. Eine Krise ist das Ende einer belastenden Lebenssituation und zugleich ein Neuanfang. Sie ist erst der Beginn der Recovery-Reise und sollte nicht auf das Wegmachen der Symptomatik ausgerichtet sein, sondern auf die Verbesserung der Lebensqualität. Infolgedessen kann sich die Symptomatik verringern oder ganz verschwinden, wie ich aus eigener Erfahrung weiß. Selbststigmatisierung ist hierbei nicht hilfreich, sondern ein weiteres Hindernis im gesamtgesellschaftlichen Prozess. Es geht um Akzeptanz von seelischen Krisen und Erkrankungen.

Diese Akzeptanz von psychischer Erkrankung muss zunächst von jedem Einzelnen ausgehen, um im gesamtgesellschaftlichen Prozess als eine Gegebenheit akzeptiert zu werden, die eben jeden treffen kann. Ich verstehe seelische Erkrankung als einen ins Ungleichgewicht geratenen seelischen Zustand, genauso wie der Körper auch somatisch auf ein Ungleichgewicht der Gesundheit reagiert. Ob nun ein psychisches oder physisches Ungleichgewicht vorliegt, darf hierbei keine Rolle spielen. Um der Selbststigmatisierung entgegenzuwirken, hilft das Wir-Gefühl in der Betroffenenbewegung – Wir Betroffenen sind nicht allein mit unserer Erkrankung, auf unserem persönlichen Recovery-Weg. Gerade in der Arbeit als Genesungsbegleiterin merke ich immer wieder, dass mein Zugang zu anderen Betroffenen, die sich aktuell in einer seelischen Krise befinden, ein anderer ist als der meiner Kollegen. Das eine ist nicht besser als das andere, dennoch kann ich eher nachempfinden, wie beeinträchtigend z. B. Medikamente auf die Psyche sein können oder wie sich die Betroffenen gerade im Wahn fühlen. Mein Beitrag im System ist der der Vermittlerin und Betroffenenvertreterin, um die bestmögliche Unterstützung und Begleitung für den Menschen in der seelischen Krise zu ermöglichen. Die Rolle als Hoffnungsträgerin ist mir ebenso wichtig. Zu zeigen, dass jeder mehr Lebensqualität auch mit der seelischen Erkrankung erreichen kann, indem dieser seinen eigenen Weg geht und hierbei seiner Intuition folgt, ist ein weiterer Aspekt der Recovery-Bewegung.

Ich stehe als Teil der Recovery-Bewegung für Betroffenenrechte ein. Nicht nur als Dozentin oder Genesungsbegleiterin, sondern auch in Diskussionen im Kleinen, und indem ich z. B. offen damit umgehe und zeige, dass ich trotzdem ein Leben führen kann wie jeder andere seelisch gesunde Mensch auch – eben ein Leben mit guter Lebensqualität. Mein Wunsch wäre, dass überall dort, wo Betroffenenrechte berührt werden, EX-IN-Genesungsbegleiter*innen eingesetzt werden, um zu vermitteln und die Rechte von Betroffenen zu stärken und somit gegen Stigmatisierung einzustehen sowie sich für den eigenen Weg eines jeden Einzelnen einsetzen zu können.

Gesamtgesellschaftlich wünsche ich mir deshalb eine Integration von Betroffenen in gesamtgesellschaftliche Prozesse, um Menschen, die sich aktuell in der Krise befinden optimal zu unterstützen und nicht zu exkludieren, sondern als Teil der Gesellschaft zu begreifen. Da es jeden treffen kann, ist die logische Schlussfolgerung, dass sich dieser Aspekt durch alle Bereiche der Gesellschaft ziehen sollte. Nicht nur die offensichtlichen Stellen im psychiatrischen System könnten EX-IN-Genesungsbegleiter*innen beschäftigen, sondern es ist hierbei auch an Verwaltung und die Wirtschaft zu denken. Eine*n EX-IN-Genesungsbegleiter*in während der Krise in einem wirtschaftlichen Betrieb anzusprechen, ist eine niedrigschwellige Möglichkeit die Krise einzudämmen – nicht nur organisatorisch, sondern auch emotional. Vertraue ich mich in der Krise doch eher einem Menschen an, der nachempfinden kann, was ich gerade durchmache und mich nicht danach beurteilt oder verurteilt. Und dies ist nur ein Beispiel von Integration von Betroffenen in der Gesellschaft.

Die Integration der Recovery-Bewegung in alle Aspekte der Gesellschaft ist demnach ein zwingendes Muss, um Betroffenen die Scham für ihre seelische Erkrankung zu nehmen und sie auf ihrem eigenen Genesungsweg zu unterstützen.

2.5.2 Pflegerische Perspektive und Handlungsmöglichkeiten

Ingo Tschinke

Psychiatrisch Pflegende, die sich mit dem persönlichen Recovery befassen, werden nicht darum herumkommen, sich auch auf der individuellen Ebene der Person damit auseinanderzusetzen, welche gesellschaftlichen, sozialen und ökonomischen Faktoren, den Recovery-Prozess begleiten. Dies erweitert den Blick auch darauf, dass psychische Erkrankung nicht nur eine Angelegenheit des Individuums ist, sondern auch eine gesellschaftliche Dimension beinhaltet, die man nicht unberücksichtigt lassen sollte. Diese Aspekte bildet die Recovery-Bewegung ab, die primär eine Bewegung der Betroffenen ist, die das Psychiatrie-System kritisch hinterfragen, aber durch die Betroffenen Beteiligung maßgeblich daran beteiligt ist, dass System zu verändern. Im Weiteren geht es aber auch darum, den Umgang mit psychischen Erkrankungen in die allgemeine gesellschaftliche Öffentlichkeit zu tragen und darüber zu diskutieren. Der dritte Aspekt liegt in der gesellschaftlichen Dimension, d. h., wie wir Krankheit auf Seiten der Kostenträger definieren, um unterstützende Hilfen zur Verfügung zu stellen, wie mit Gerechtigkeit und Gleichheit umgegangen werden sollte, damit Menschen mit einer psychischen Behinderung sich finanzieren können und wie wir gesellschaftlich eine Inklusion von Menschen mit psychischen Behinderungen realisieren.

Psychiatrie-System – Durch die Recovery Bewegung hat sich in den vergangenen Jahren die psychiatrische Versorgung international und national bereits an vielen Stellen verändert. Dadurch das gemeinsam über Veränderungsmöglichkeiten diskutiert wird, konnten neue Sichtweisen eingenommen werden (Deegan 1996). Durch die Beteiligung von Genesungsbegleiter*innen in der psychiatrischen Versorgung findet eine umfangreiche Reflexion der eigenen Tätigkeit bei den Professionellen statt, wie dies auch Uwe Gonther im nachfolgenden Kapitel berichtet (Utschakowski et al. 2016). Einige Institutionen beziehen Betroffene auch in die Prozessgestaltung von neuen Versorgungsangeboten mit ein und gestalten ihr Qualitätsmanagement mit Menschen mit Psychiatrie-Erfahrung, die reflektiv mit den Institutionen identifizieren können, ob sie das richtige Angebot in der Versorgung anbieten und ob sie dies auch richtig umsetzen, sodass die erwünschte Qualität auch ankommt. Im Weiteren ist es von Wichtigkeit, Betroffene in Bildungsmaßnahmen über Recovery mit einzubeziehen, denn durch die Narrative bekommt die Bildung über Recovery eine emotionale Lebendigkeit, die den Lerneffekt deutlich verstärkt (Rossmann 2010; Tschinke & Rogner 2019).

Öffentliche Diskussionen und Wahrnehmung – Die Auseinandersetzung mit psychischen Erkrankungen spielt im Rahmen der öffentlichen Gesundheit und der Gesundheitsförderung eine wichtige Rolle. Dies kann auf der persönlichen Ebene stattfinden, sodass Betroffene in Schulen, Betrieben und öffentlichen Institutionen über psychische Erkrankungen sprechen und so auf dieser Ebene die Sichtweise auf psychische Erkrankung verändern. Aber auch das Social Media genutzt werden, um über eigene Erfahrung und Bewältigung von psychischer Erkrankung und das persönliche Recovery gesprochen wird.

Gesellschaftliche Diskussionen – Das persönliche Recovery findet in erster Linie individualisiert statt, aber die äußeren Einflüsse der Finanzierung und Ökonomischen Verhältnisse haben einen wichtigen Einfluss auf die Genesung der Betroffenen. Dazu ist es notwendig, dass gesellschaftliche Diskussionen z. B. über ein bedingungsloses Grundeinkommen geführt werden sollten, die es Menschen mit Behinderung ermöglichen finanziell und sozial abgesichert tatsächlich eine Teilhabe an Gesellschaft (Inklusion) erleben können.

Forschung – In Deutschland existieren seit einiger Zeit Projekte, die partizipative Forschung mit Betroffenen umsetzen, wie das EmPeeRie-Projekt am Universitätsklinikum Hamburg Eppendorf (Demke et al. 2017). In Großbritannien sind solche Projekte bereits seit 2006 durch den Mental Health Act gestützt, d. h., dass Forschungsprojekte an den Universitäten z. T. nur mit dem Nachweis von Betroffenen Beteiligung (partizipative Research) finanziert und unterstützt werden.

2.5.3 Ärztlich-psychotherapeutische Perspektive und Handlungsmöglichkeiten

Uwe Gonther

Erfahrungswissen

Beim Thema EX-IN/Genesungsbegleitung geht es darum, aus der Not eine Tugend zu machen. Dafür ist es von ganz zentraler Bedeutung, das Offenlegen eigener Erfahrungen zu dosieren, um daraus gemeinsam lernen zu können. Dieses Vorgehen wähle ich auch hier für die Darstellung meiner Erlebnisse mit dem Beteiligen von Erfahrungsexpert*innen an Planung, Durchführung und Evaluation psychiatrischer Hilfen. Es fällt ja auf, dass irgendwie alle dafür sind, dass es aber in der Praxis weiterhin viel Entwicklungspotential gibt.

Als Jörg Utschakowski, damals noch tätig für die *Initiative Zur Sozialen Rehabilitation e.V.* in Bremen, heute Psychiatriereferent des Landes, aus einem Besuch in Birmingham, die EX-IN-Idee mitbrachte, leuchtete mir das sofort ein. Als junger Psychiater in Gütersloh hatte ich vor meinem Wechsel nach Bremen im Trialog gelernt, mit Betroffenen und Angehörigen zusammen zu arbeiten. In langen Diskussionen und regelmäßigen Treffen über einen Zeitraum von ca. zwei Jahren, hatten wir gemeinsam mit den wunderbaren Interessensvertreter*innen Ruth Fricke, Gudrun Schliebener und Christiane Tilly sowie mit einigen Profis aus der Westfälischen Klinik eine noch heute brauchbare Behandlungsvereinbarung konstruiert. Bemerkenswert ist auch, dass diese tatsächlich vielfach zum Einsatz kam. Bis heute lässt sie sich aus dem Psychiatrienetz heruntergeladen. Einiges könnte nach mehr als zwanzig Jahren mal verbessert werden.

In Gütersloh in den 90er Jahren des vorigen Jahrhunderts war bei den Bemühungen, eine menschenfreundliche Psychiatrie zu entwickeln, neben vielem anderen auch der Verein *Miteinander e.V.* entstanden. Dort war es üblich, dass Erfahrungsexpert*innen ehrenamtlich die Akutstationen besuchten und gerade mit ihrer kritischen Haltung gegenüber Zwang deeskalierend wirkten. Sie äußerten offene Kritik, aber auch Ermutigung. So entstand die Beteiligung von Betroffenen und Angehörigen an der staatlichen Besuchskommission. Inhaltlich lernte ich durch diese Besuche und im Psychoseseminar, wie wichtig gegenseitiges Zuhören und auch die Bereitschaft zum Verzeihen in der Psychiatrie sind. Das Psychose-Erleben nachzuvollziehen durch Erfahrungsaustausch mit den Betroffenen, besonders auch außerhalb einer Behandlungssituation, vervollständigt die psychiatrische Wahrnehmung. Dies ist bis heute eine kostbare Quelle für Profis, um dann auch in der Sonderform der klinischen Wirklichkeit, z.B. in einer Notaufnahme, mit den Menschen, die von Psychosen betroffen sind, in eine gute, annehmende und wertschätzende Kommunikation zu kommen. Mit den Worten von Klaus Dörner, begann in der Mitte der 1990er Jahre das »Jahrzehnt der Betroffenen«, nachdem er die Zeit davor, als das »Jahrzehnt der Angehörigen« bezeichnet hatte. Beides ist inzwischen längst Vergangenheit, angeblich wollen heute alle Fachverbände die Einbeziehung der Nutzer*innen. Im Alltag fühlen sich Betroffene und ihre Familien oft genug immer noch hilflos den Expert*innen ausgeliefert oder sie erreichen gar keine Hilfsangebote. Doch durch die Recovery-Bewegung erfährt die soziale Psychiatrie eine Reanimation auf internationaler, nationaler und regionaler Ebene.

Ab 2002 in Bremen, zunächst als Oberarzt in der damaligen Klinik Dr. Heines, dann im Klinikum Bremen Ost, lud ich Torsten Maehrländer, den Sprecher der Bremer Betroffenen, und Anneliese Bauer, als Angehörigen-Vertreterin, zu gemeinsamen Fortbildungs-Veranstaltungen ein. Ungefähr in dieser Zeit begannen erste EX-IN-Kursabsolvent*innen ihre Praktika in klinischen Settings. Gleichzeitig war es die Phase, als Vertreter*innen der Pharmaindustrie massiv versuchten, auch sozialpsychiatrische Zusammenhänge zu durchdringen. Es gab luxuriöse Fortbildungsangebote im In- und Ausland ebenso wie die Förderung lokaler Initiativen. Das war in der Sache nicht immer verkehrt und im Umgang in der Regel ausgesucht freundlich und gewinnend. Ich sah darin zunächst keinerlei Interessenskonflikt und dachte, wie so mancher, dass mein kritischer Verstand schon würde trennen können zwischen Werbung und Wissenschaft. Schließlich wollten wir alle doch den psychisch kranken Menschen helfen und die Behandlung (und damit uns gleich mit) vom ungerechten Stigma befreien. Von Anneliese Bauer erhielt ich den klaren Hinweis, dass sie gerne mit mir zusammenarbeiten würde, aber nicht mit dem typischen Werbematerial der pharmazeutischen Industrie und auch an deren sogenannten Aufklärungsbroschüren hätte sie kein Interesse. Natürlich ging es auch ohne Werbung. Dafür bin ich ihr bis heute dankbar, auch wenn ich erstmal eine Zeit brauchte, um das zu verstehen und in allen Bereichen der Klinik umzusetzen.

Während der Jahre als Chefarzt in Reinkenheide von 2009–2014 entwickelten wir, Angelika Lacroix als Pflegedienstleitung, Gisbert Eikmeier und ich als Chefärzte, die Idee, eine konsequente Recovery-Orientierung für die Abteilung zu realisieren. Dazu wurden wir beraten von Christian Horvath (Erfahrungsexperte), Michaela Amering (Psychiaterin) aus Wien und durch Volkmar Aderhold. Neben der inhaltlichen Ausrichtung auf Open-Dialogue, Medikamentenreduktion und Netzwerkarbeit wurde schnell klar, dass zur Stärkung der Betroffenen deren Einbeziehung in unsere stationäre und ambulante Arbeit sowie in Fort- und Weiterbildungen und in die Erforschung unseres Weges notwendig war. Eine der Expertinnen aus eigener Erfahrung, die sich an der Untersuchung unseres Bremerhavener Projektes beteiligte, war Thelke Scholz, mit der zusammen ich später über Jahre zahlreiche Fortbildungsveranstaltungen durchgeführt habe und weiter durchführe. Im Zusammenhang mit EX-IN begegnete ich inspirierenden Personen, die ich für die Abfassung dieser Lerngeschichte nicht alle befragen konnte, inwieweit sie namentlich erwähnt werden möchten. Das waren besonders die Kolleginnen und Kollegen, die die Aufgabe übernommen hatten, tatsächlich auf Station die schwere Arbeit im Umgang mit akut psychisch dekompensierten Menschen zu übernehmen. Neben den praktischen kollegialen Erfahrungen, auf die ich später noch zu sprechen kommen werde, bin ich weiterhin beeindruckt von Petra Rumpsfeld, Andrea Zwicknagel, Andreas Jung und Klaus Nuissl, mit denen ich das Vergnügen hatte, Lehrveranstaltungen für kleine Tagungen oder auf großen Kongressen zu planen und durchzuführen. Sie bereichern unser Wissen über Psychiatrie und Psychotherapie in großartiger Weise. In der Redaktion der Zeitschrift *sozialpsychiatrische Informationen* war es ganz besonders Sybille Prins mit ihrem poetischen Sprachgefühl und ihrem Humor, die mich beeindruckte und geradezu etwas einschüchterte. Über allem stand die Begegnung mit Dorothea Buck, die meines Erachtens zu Recht als eine Heilige der Psychiatrie bezeichnet wurde und von deren Wirken wir alle, die sie persönlich kennengelernt haben, so sehr Gewinn davongetragen haben. Es fällt mir auf, dass einige der genannten Personen gar nicht mehr am Leben sind, dass die von mir erzählte Geschichte etwas aus der Vergangenheit festhält.

Zur erfolgversprechenden Einführung von Genesungsbegleitung in einer Klinik ist es wichtig, dass im Vorfeld die Leitung des Hauses davon überzeugt ist. Dann muss der Betriebsrat einbezogen werden. Anschließend braucht es Informationen und Ansprechpartner*innen für alle Mitarbeitenden.

Je mehr Fragen und auch Sorgen im Vorfeld thematisiert werden, desto besser sind die Erfolgsaussichten. Eine Stellenbeschreibung ist wichtig, ebenso wie die tarifliche Eingruppierung. Möglichst sollte nicht nur eine Einzelkämpfer-Person eingestellt werden. Der Kontakt zu einer EX-IN spezifischen Supervision muss hergestellt sein. Wie für alle anderen Neuen in der Klinik sind Feedback-Gespräche einzuhalten. Dann kann es gelingen und auch viel Freude bringen, so zu arbeiten. Die inhaltliche Kompetenz der Erfahrungsexpert*innen sollte von vornherein beachtet werden. Dies muss sich in der Stellenbeschreibung wiederfinden. Für die Mitarbeit im Team ist es sehr wichtig ab dem ersten Tag zu wissen, wo kann ich meine Tasche abstellen, einen Kaffee trinken, Pause machen. Es ist wichtig, dass ein Schlüssel da ist, ein Namensschild gehört ebenso dazu, am besten auch ein Computer-Zugang, denn Teammitglieder dokumentieren gemeinsam.

Der Hamburger Weg mit EX-IN, über den ich durch Gwen Schulz, Gyöngyver Sielaff und Thomas Bock informiert wurde, konzentriert sich nach meiner Einschätzung auf die Bereiche Bildung, Forschung und Peer-Beratung, während wir mit den Bremerhavener- und Bremer Modellen die Integration in multiprofessionelle Behandlungsteams stärker fokussierten. Beispiele dafür finden sich ebenso im betreuten Wohnen und der ambulanten psychiatrischen Pflege. Die kritische Begleitung dessen, was in den EX-IN Kultur-Landschaften (Bettina Jahnke) alles so möglich ist, was wächst und gedeiht oder auch nicht, gehört unbedingt dazu, damit sich EX-IN weiter entwickeln kann. Denn noch längst ist dieser Ansatz nicht überall bekannt, geschweige denn verwirklicht und weiterhin ist er nicht auskömmlich finanziert. Es erfordert politische und fachliche Einflussnahme, z. B. auch auf den G-BA (Gemeinsamen Bundesausschuss), die immerhin den Erfolg mit sich brachte, dass Genesungsbegleiter*innen in der Personalausstattung Psychiatrie und Psychosomatik Richtlinie (PPP-RL) erwähnt sind, wenn auch nicht mit Zahlen hinterlegt. Was weiterhin fehlt ist eine tarifliche Regelung von angemessener Bezahlung. Aber es braucht auch weiterhin vor allem engagierte Personen, die die Sache voranbringen. Besonders in akuten Arbeitsfeldern, ambulant und stationär, würde ich einen Rückgang der Gewalttätigkeiten im Kontext der Psychiatrie durch den Einsatz von integrierten Genesungsbegleiter*innen erwarten.

Zwischen beiden Wegen, Peer-Beratung und Mitarbeit im (Pflege-) Team gibt es Querverbindungen und Übergänge. Stationäre Settings unterscheiden sich von der ambulanten Situation. Aktuell haben wir mit dem *Leuchtturmprojekt* in Cuxhaven und Hemmoor in den letzten zwei Jahren ein Beispiel für die Kombination von Teamintegration und Peer-to-Peer-Beratung erarbeitet. Das Projekt wurde durch das Land Niedersachsen gefördert, um Erfahrungen zu sammeln, wie sich in ländlicher Struktur ein GPZ (Gemeindepsychiatrisches Zentrum) bilden lässt. Seitens des MVZ Am Ostebogen, des Sozialpsychiatrischen Dienstes, der Nutzer*innen-Vertretung und des Ameos Klinikums war schnell klar, dass Recovery und Empowerment tragende Säulen der Zusammenarbeit sein sollen. Deshalb ist es erklärtes gemeinsames Ziel, EX-IN zu etablieren in einer ländlichen Region, in welcher das zuvor unbekannt war. Dort findet nun ambulante Peer-Beratung als zentrale Koordination der Hilfsleistungen erfolgreich statt. Aktuell geht es um eine Übernahme der Genesungsbegleiter*innen in den Regelbetrieb nach Ablauf der Förderung durch das Land. In Frage als zukünftige Arbeitgeber kommen die Kommune, die Praxis, das betreute Wohnen, die ambulante Pflege und die Tagesklinik.

Die ganze Diskussion rund um EX-IN hat gerade erst begonnen. Die Öffentlichkeit nimmt immer mal wieder begeistert davon Kenntnis, vergisst dann auch schnell.

Bei einer Tagung im Kloster Loccum im Jahr 2021 stellten wir in der Diskussion zu diesem Thema, u. a. mit Karin Aumann, die für EX-IN in Niedersachsen spricht und Andreas Jung von EX-IN Hessen, fest, dass noch viel zu tun ist – inhaltlich, administrativ, praktisch. Eingeladen von der Arbeitnehmerkammer Bremen 2019 wurde mir noch etwas ganz anderes deutlich, nämlich, dass EX-IN gerade viel Anklang außerhalb der Psychiatrie in normalen Firmen findet. Gewerkschaften und Arbeitgeber sehen zunehmend das Potential dieses Vorgehens im Bereich der Prävention von psychischen Erkrankungen. Die Betroffenen dienen als Expert*innen für die Erkennung und Behandlung psychischer Krankheiten. Das beschädigt den Status der Profis mit Ausbildungs- und Studien-Expertise gar nicht, sondern stellt eine schöne Ergänzung dar.

Nach diesem Überblick über meine erfolgreiche Lerngeschichte als Psychiater und Freund von EX-IN, möchte ich auch die Probleme im klinischen Alltag nicht verschweigen. Betrachten möchte ich deshalb die alltäglichen Schwierigkeiten bei der Durchführung von EX-IN-Projekten. Neben der theoretischen Verbesserung der Psychiatrie, geht es für mich als klinisch tätigen Psychiater sehr stark um die Integration der EX-IN Perspektive in die praktische Durchführung psychiatrischer psychotherapeutischer Hilfen.

Es stellte sich sowohl in Bremerhaven Reinkenheide als auch im AMEOS Klinikum Bremen schnell heraus, dass die Mitwirkung von Genesungsbegleiter*innen die Stationsteams positiv beeinflusst, allerdings auch vor Herausforderungen stellt. Wenn die Integration ins Pflegeteam als Teil des multiprofessionellen Teams, erst einmal geschafft ist, entstehen im Zusammenhang mit EX-IN die gleichen Probleme, wie wir alle sie in helfenden Berufen haben. Frei nach Heinrich Böll lässt sich sagen, man rief nach Arbeitskräften, aber es kamen Menschen. Das heißt, es kamen Menschen mit ihren Problemen.

Die gute Vorbereitung durch den Kurs und weiterlaufende Teilnahme an Supervisionen bedeutet natürlich nicht, dass man automatisch geschützt ist, gegen Burnout oder gegen körperliche Krankheiten. Hinzu kam die extreme Belastung durch Corona und den Kampf gegen die Pandemie. Auch ist schließlich unklar, wohin eine erfolgreiche Arbeit als Genesungsbegleitungsperson in einem Team in einer Klinik eigentlich führt. Die Menschen, die ich in diesem Zusammenhang kennengelernt habe und mit denen ich im Austausch stehe, gehen individuell je unterschiedliche Wege. Dabei spielt die berufliche Vorprägung, die eigene gesundheitliche Situation und vieles andere eine jeweils entscheidende Rolle. Einige fokussierten übergreifend auf Recovery-Gruppen-Diagnose, andere beteiligten sich am spezialtherapeutischen Geschehen, z. B. auch in der Dialektisch Behavioralen Therapie (DBT)oder bei der Behandlung von Traumafolgestörungen. Die jeweiligen persönlichen Erfahrungen sind nicht zu verallgemeinern. Abschließend lässt sich sagen, dass wir für die Integration der Genesungsbegleiter*innen in die Teams noch sehr viel mehr tun müssen. Organisatorisch gilt es, sie als Berufsgruppe zu stärken, dass sie nicht als Einzelkämpfer*innen glänzen oder untergehen und fachlich müssen wir sie durch die Berücksichtigung ihrer Perspektive auch in unseren Konferenzen, Supervisionsrunden, Konzepttagen usw. zu Wort kommen lassen. Damit Genesungsbegleiter*innen nicht die Erfahrung wiederholen müssen, wie ein Kollege, zu dem der externe Supervisor in der Teamsupervision sagte: »Bitte verlassen Sie die Runde, sie ist nicht für Betroffene.« Es braucht schon große seelische Kraft, sich einer solchen direkten Ausladung zu widersetzen. Dem EX-IN-Experten im hier geschilderten Fall gelang dies, er kam anschließend zu mir, um berechtigterweise zu fordern, dass ich als Chefarzt für die Zukunft derlei klären möge, was ich dann gerne tat.

Trotz dieser Schwierigkeiten möchte ich all denjenigen, die bereits mit EX-IN arbeiten, Mut machen, es fortzusetzen und denjenigen, die damit noch keine Erfahrung haben, sagen, es lohnt sich; Ihr werdet dadurch das Prinzip Hoffnung in der Psychiatrie (wieder-) entdecken. Ohne die Stärkung der Hoffnung gibt es keine Recovery Orientierung.

2.5.4 Zusammenfassung

Die Recovery-Bewegung ist ein gesellschaftlicher Prozess, den wir alle in die Gesellschaft hineintragen müssen, um über psychische Erkrankung in Gesellschaft zu sprechen und Inklusion tatsächlich umzusetzen. Dabei können wir Beispiele aus anderen Ländern nutzen, die auf psychische Erkrankung und deren Bedeutung in der Gesellschaft in Schulen, Betrieben, Institutionen, öffentlichen Veranstaltungen etc. sprechen und dies so in die Gesellschaft hineintragen, um Eigen- und Fremdstigmatisierung zu überwinden. Menschen mit psychischen Erkrankungen gehören nicht ausgegrenzt und an den Rand der Gesellschaft gedrängt, sondern sollten aufgrund ihrer Einschränkungen, Erfahrung und Bewältigung ihrer Erkrankung wertgeschätzt werden. Dazu gehört es auch, dass wir gesellschaftlich darüber nachdenken, wie wir Menschen mit Behinderung auch materiell unterstützen und durch z.B. ein bedingungsloses Grundeinkommen absichern, um es ihnen zu ermöglichen, sich ohne finanzielle Sorgen frei in Gesellschaft zu bewegen und daran teilhaben zu können.

3 Biopsychosoziales Behandlungsmodell versus Recovery-Orientierung

Ingo Tschinke

Um zu verstehen, warum die Sichtweisen des biomedizinischen bzw. des biopsychosozialen ein Problem darstellen können, haben wir die verschiedenen Kern-Sichtweisen, die maßgeblich sind für die Arbeitsweise in dem Modell im Vergleich zu einer Recovery-orientierten Praxis, in einer Tabelle dargestellt (▶ Tab. 3.1).

Natürlich gibt es Ausnahmen, aber generell betrachten viele psychiatrisch Behandelnde ihre Aufgabe darin, Menschen wieder zur Normalität zu führen und für den Schutz der allgemeinen Bevölkerung Sorge zu tragen. Genesung von z. B. Menschen mit Psychose wird häufig damit verstanden, diese wieder in eine gesellschaftlich akzeptierte Funktionsfähigkeit zu bringen. Diese oder ähnliche Sichtweisen findet sich noch immer in Kliniken oder Facharztpraxen. Eine Problematik besteht bei dem biopsychosozialen Modell darin, dass psychische Erkrankung zumeist als eine Störung des Neurotransmitterhaushaltes betrachtet wird (z. B. Psychosen und Affektive Störungen). Diese Problematik wird besonders deutlich, wenn man sich mit den psychiatrischen Diagnosen befasst.

In seinem bereits 1913 erschienen Werk zur Psychopathologie machte Karl Jaspers deutlich, dass ein eklatanter Unterschied zwischen dem Verstehen und Erklären besteht. Das Verstehen beinhaltet eine Interpretation bzw. eine subjektive Sicht auf ein Phänomen. Da es allerdings viele Interpretationen gibt, kann man nicht a priori sagen, dass eine Interpretation wichtiger ist als andere. Zum Verständnis der Erkrankung sollte internes Erleben und die Wahrnehmung der Betroffenen insofern die gleiche Gültigkeit haben, wie externe Interpretationen der psychiatrisch Tätigen (Lammel, M.; Bormuth, M.; Sutarski, S. et al. 2017). Bezogen auf die Nutzbarkeit spezifischer Interpretationen sollte man sich deswegen immer fragen, ob diese hilfreich sind oder nicht, aber nicht, ob sie eine größere Wahrheit in sich tragen als andere (Slade 2009, S. 15). Im Gegensatz dazu beinhaltet das Erklären die Essenz eines Phänomens. Erklärungen können auch je nach Evidenz in einen Rang zueinander gebracht werden, um Theorien zu bilden. Diese Theorien müssen laut Karl Jaspers allerdings existenzialistisch zugunsten der zu erlangenden persönlichen Freiheitsgrade der Betroffenen immer wieder hinterfragt werden (Schlimme et al 2012).

Es besteht ein ausgeprägter Unterschied zwischen physischen und psychiatrischen Diagnosen: Diagnosen im physischen Bereich haben einen erklärenden Charakter, denn die Diagnose erklärt, was passiert (Ätiologie) und wie die zukünftige Entwicklung aussehen könnte (Prognose). Dies ist völlig unabhängig davon, was Patienten darüber annehmen oder in welchem sozialen Kontext diese Menschen leben. Bei der psychiatrischen Diagnose handelt es sich um ein Verstehen. Die Aussage, dass der Verlust eines wichtigen Menschen zu Depressionen führen kann, ist eine Erklärung, diese Aussage kann eventuell zutreffend oder hilfreich sein für unterschiedliche betroffene Menschen mit Depressionen. Die Nutzbarkeit der Diagnose ist klar abhängig von dem Verständnis und dem Kontext des Individuums und ob diese Aussage in ihrer Lebenserfah-

Tab. 3.1: Adaption der Darstellung des biopsychosozialen Modells im Vergleich mit Recovery (vgl. Slade 2009, S. 15)

Domäne	Biopsychosozial	Recovery
Ethische Ausrichtung des Behandlers	Verantwortung für den Patienten, Handeln im besten Interesse	Selbstverantwortung des Betroffenen zur Krankheitsbewältigung
Primäre Verantwortung des Behandlers	Diagnostik & Behandlung der Erkrankung	Psychoedukation und Vermittlung von Hoffnung zur Veränderung, Perspektiven und Handeln
Primäre Verantwortung des Betroffenen	Behandlung wie verordnet annehmen	Eigene Entscheidung des Umgangs mit Erkrankung
Verhältnis Behandler/Betroffener	Experte & Autorität	Partnerschaft auf Augenhöhe, Shared und supported decision making
Verständnis über die psychische Erkrankung	Psychopathologie aus gestörten Transmittern	Mangelnde Resilienzen, vorhandene Dispositionen und Überbelastung des Systems
Fokus des Assessments	Probleme & Defizite	Stärken & Ressourcen
Sinngebung für Betroffene	Periphere Bedeutung	Zentrale Bedeutung
Ziel des Assessments	Identifizierung der psychischen Erkrankung	Werte und Behandlungspräferenzen
Motivation der Handlung des Behandlers und des Betroffenen	Motivation zu Vermeidung von Symptomen und Leiden	Erreichen einer bestmöglichen Zufriedenheit und Lebensqualität auch trotz Symptomen
Fokus der Handlung	Kliniker behandeln den Patienten	Stärken fördern und persönliche Ziele herausarbeiten
Kurzfristige Ziele an die Behandlung	Symptomreduktion, Funktionsfähigkeit herstellen	Verständnis für Recovery, Hoffnung zur persönlichen Genesung
Langfristige Ziele an die Behandlung	Heilung der Erkrankung	Selbstbestimmung und Autonomie, Interpendenz
Evaluation des Behandlungserfolgs	Beurteilung durch Kliniker, durch objektive Ergebniskriterien	Beurteilung durch den Betroffenen als Experte aus Erfahrung
Sinngebung für Recovery	Wiederherstellung der Transmitterstörung – Normalität herstellen	Eigene Identität und Sinngebung, Transformation des eigenen Selbst

rung für sie zielführend oder sinngebend ist. Daher kann bei verstehenden (psychiatrischen) Diagnosen keine Prognose abgegeben werden, im Gegensatz zu erklärenden (physischen) Diagnosen.

Darauf verweisen auch die Autoren des Diagnostischen und Statistischen Manuals Psychischer Störungen der American Psychiatric Association (DSM IV TR), die ausführen: »Patienten, die die gleiche Diagnose erhalten, weisen nicht die gleichen Störungen mit einer ähnlichen Ätiologie auf und daher kann die Reaktionsweise auf bestimmte Behandlungsmethoden und -therapien verständlicherweise sehr unterschiedlich sein« (Saß et al. 2003). Die Ätiologie von psychischen Erkrankungen ist sehr komplex, genauso wie das eigene Verständnis über sich selbst und die Erkrankung. Dies lässt sich nicht einfach durch Kausalitäten erklären, die immer wieder auftreten, wie z. B. ein physikalisches Gesetz – löst sich ein Apfel vom Baum, fällt er herunter. Diese Kausalität besteht darin, dass man sagen kann, dass es »immer« passiert (Reaktionstheorie der Kausalität) und im Gegensatz dazu kann man nicht automatisch darauf schließen, dass aufgrund eines Todesfalles in der Familie nun alle Angehörigen Depressiv werden oder Suizidal – dies kann passieren, aber es ist von vielen Kontext-Faktoren (Biografie, sozialer Hintergrund, Lebenswelt, subjektive Lebenserfahrung, bestehende Dispositionen, vorhandene und nicht vorhandene Resilienzen etc.) abhängig, die es zu berücksichtigen gilt, um die Mechanismen zu erkennen, die bei den einzelnen Menschen dahinterstehen (Transformationstheorie) (Pawson & Tilley 2010). Psychische Erkrankungen allein unter der Prämisse der gestörten Neurotransmitter zu verstehen und anzunehmen, dass eine medikamentöse Therapie das wichtigste Instrument der psychiatrischen Behandlung wäre, führt dazu, dass die Psychiatrie nach dem Schrotflinten-Prinzip vorgeht: Sie können ein psychisches Problem (vorübergehend) lindern oder verbessern, schaffen aber gleichzeitig neue Probleme der Verletzungen (emotionale Einschränkungen, Rezeptorenanpassung, Störung des Selbstbildes etc.), die zu einer Chronifizierung beitragen (Weinmann 2019, S. 244). Sie ändern aber nichts an den krankmachenden Mechanismen und fördern schon gar nicht die eigene persönliche Krankheitsbewältigung. Gleichzeitig enthält das biopsychosoziale Modell eine schwierige Double Bind Botschaft, denn diese widersprüchlich Botschaft enthält folgende Aussage bezüglich der Verantwortlichkeit: »Du hast eine medizinische Erkrankung, die in erster Linie biologische Ursachen hat« und »Deine Probleme sind eine ernstzunehmende und verständliche Reaktion auf deine Lebensumstände« (Johnstone 2012). Dies kann zu unlösbaren Widersprüchen führen – denn man hat eine Erkrankung, für die man nichts kann, ABER man ist dafür verantwortlich und sollte gleichzeitig alles unternehmen, damit es einem besser geht, ABER man sollte es so tun, wie es die Professionellen raten, denn sie sind Expert*innen für diese Erkrankung. Dies führt zu den problematischen Verhaltensweisen, die man immer wieder in der Psychiatrie erlebt: Nimmt man die Medikamente nicht (Non-Compliance) versus um Medikamente zu bitten, weil man die Lösung darin sieht (zu abhängig von der Psychiatrie); nicht zu akzeptieren, dass man krank ist (mangelnde Krankheitseinsicht) versus sich auf psychiatrischen Stationen aufzuhalten, ohne das es dort besser wird (zu starke Identifikation mit der Krankheitsrolle); zu viele Ansprüche an das Psychiatrie-System zu stellen (führt zu einer Borderline Diagnose) versus nicht mit dem Psychiatrie-System zusammenarbeiten zu wollen (führt zur Einrichtung von Rechtsbetreuern und Besuche des sozialpsychiatrischen Dienstes). Hinter dieser Parodie steckt durchaus ein Stück Wahrheit, denn Leistungserbringer können durch diese Sichtweise unabsichtlich dafür sorgen, dass sich solche Situationen immer wiederholen (Slade 2009, S. 24). Dieses Verstehen nach der Transformationstheorie berücksichtigt den sozialen, kulturellen und psychischen Kontext, um Mechanismen zu erkennen, die die Krankheit fördern, aber auch sichtbare und unsichtbare Mechanismen zu identifizieren, die durch die Förderung des persönlichen Recovery eine eigene, individuelle Krankheitsbewältigung ermöglichen (Pawson 2013, S. 138).

3.1 Sichtweisen der Betroffenen

Madeline Albers, Anja Neumann, Melanie Rogner

Madeline Albers:

Das biopsychosoziale Modell lernte ich kennen, als ich mich inhaltlich vermehrt mit dem Thema Recovery auseinandersetzte. Es bescherte mir zugleich einen AHA-Moment als symbolisches Spiegelbild einer Erfahrung, die ich mit meinem ersten Psychiater erlebte:

Während meines Tagesklinik-Aufenthalts wurde mir und auch den anderen Betroffenen angeraten, frühzeitig nach einem Termin bei einem Psychiater Ausschau zu halten, um eine eventuell in der Klinik begonnene medikamentöse Behandlung fortzuführen und weitere Therapiemöglichkeiten zu besprechen und anzustoßen. Nach vielen Versuchen, einen Facharzt zu finden, der noch neue Patienten aufnimmt, hatte ich endlich Erfolg. Der erste Termin bei dem Psychiater war im Großen und Ganzen in Ordnung: Er fragte mich nach meinen Symptomen und wir sprachen kurz über meinen Aufenthalt in der Tagesklinik. Zudem verordnete er mir ambulante psychiatrische Pflege, so wie ich es mit dem Fachpersonal der Tagesklinik besprochen hatte. Mein Eindruck von ihm war relativ neutral und ich war letztlich auch zu überfordert, um mir tiefgreifendere Gedanken über mein Wohlbefinden in der Praxis zu machen.

Die Folgetermine hingegen zeichneten ein anderes Bild. Ich sollte im Rhythmus von sechs Wochen zu ihm in die Praxis kommen, womit ich zunächst einverstanden war. Bei jedem Termin beschlich mich jedoch mehr und mehr das Gefühl, abgefertigt, anstatt behandelt zu werden. Die Gespräche umfassten einen Zeitaufwand von zwei bis drei Minuten und letztlich verließ ich unzufrieden und mit Folgerezept die Praxis. Zudem nahm ich seit mehreren Monaten ein Antidepressivum, welches keine Wirkung zeigte – meine Bedenken hinsichtlich einer weiteren Einnahme und meine Fragen bezüglich eines Medikamentenwechsels beendete er mit den Worten: »*Ich würde es nicht wechseln. Bleiben Sie dabei.*« Aufgrund meiner Unsicherheit und dem Eindruck, er wolle den Termin nun zum Abschluss bringen, fragte ich kein zweites Mal nach und ging wiederholt unzufrieden aus der Praxis.

Dann kam der Tag, welcher schlussendlich der letzte in dieser Praxis sein sollte. Ich war stark belastet und suizidal, weshalb ich mir fest vornahm, mit meinem Psychiater über die momentane Situation zu sprechen. Als ich mich im Behandlungszimmer auf den Stuhl setzte, fragte er mich, ob ich zufrieden mit der ambulanten psychiatrischen Pflege war. Ich erwiderte, dass die wöchentlichen Besuche mir Alltagsstruktur gaben, doch dass sie bisher kaum Auswirkung auf meine seelische Verfassung hatten. Daraufhin wartete ich, dass er seine Notizen beendete und seine Aufmerksamkeit sowie seinen Blick wieder auf mich richtete. Doch bevor ich ihm von meiner derzeitigen und heiklen Situation erzählen konnte, stand er auf und ging aus dem Raum, während er mir erzählte, dass es mithilfe des Antidepressivums und der ambulanten psychiatrischen Pflege bald auch seelische Veränderungen geben würde. Ich war mir nicht sicher, ob ich ihm folgen sollte, und lugte vorsichtig um die Ecke zur Rezeption. In dem Moment kam er mit einem Folgerezept auf mich zu, wünschte mir bis zum nächsten Termin alles Gute und ging zum Wartezimmer, um den nächsten Patienten aufzurufen. Ich war so perplex, dass ich keinen Ton mehr sagte und die Praxis verließ.

Im Rückblick und mit dem Wissen über Recovery und das biopsychosoziale Modell muss ich fast schmunzeln, wenn ich mich an diese Erfahrung zurückerinnere. Denn heute ist sie ein schönes Beispiel von dem, was ich mir absolut nicht wünsche. Der Psychiater trat auf als Autoritätsperson und ich hatte nicht das Gefühl, als hätten wir wirklich ein wechselseitiges Gespräch geführt. Im Gegenteil: Ich fühlte mich überhaupt nicht wahrgenommen. Meine Worte notierte er sich zwar, doch selten antwortete er auf ihren Inhalt. Durch diese sehr kurzen Termine, in denen es wenig Austausch gab und deren Sinn mir nach und nach abhanden ging, fühlte ich mich zunehmend bedeutungsloser und wirklich unwohl. Ich hatte nicht den Eindruck, als sah er mich als Mensch mit einer Persönlichkeit, mit Stärken und Schwächen, Bedürfnissen und Ressourcen. Als Betroffene, die unsicher ist, aber dennoch eine Meinung, Zweifel und Ansichten, wertvolle Gedanken und Emotionen hat. Mit der man gemeinsam überlegen kann, wie die weiteren Schritte aussehen könnten. Anstatt dessen fühlte ich mich als Teil einer steifen Behandlungsidee, die nicht individuell auf mich zugeschnitten war, sondern die unüberlegt und willkürlich angewendet wurde, ohne meine Bedürfnisse mit einzubeziehen und ohne Bedenken und damit Veränderungen an dieser überhaupt zuzulassen.

Mir ist sehr bewusst, dass Mediziner auch einem wirtschaftlichen Druck unterlegen sind. Dass sie sich nicht für jeden Patienten ewig Zeit nehmen können und dass es ein Drahtseilakt sein kann, eine Balance zwischen der Übertragung von Verantwortung an den Betroffenen und dem eigenverantwortlichen Umgang mit Patienten zu finden. Eine Recovery-orientierte Praxis ist sicher ein Vorhaben, das Zeit benötigt, um Einzug in ein zum Teil modriges Psychiatrie-System zu finden. Doch viele Aspekte der Recovery-Orientierung im Vergleich zum biopsychosozialen Modell sind nicht schwer umzusetzen. Die Mitwirkungsmöglichkeiten von Betroffenen sind aus meiner Sicht zudem wirklich einleuchtend: Viele Menschen mit einer psychischen Erkrankung leiden unter starker Hoffnungslosigkeit und finden keinen Sinn im Leben. Einflussmöglichkeiten, Entscheidungsfreiheit und Autonomie erzeugen ein Gefühl von Selbstwirksamkeit – und wenn wir selbstwirksam sind, dann ist das hoffnungs- und sinnstiftend. Das Wissen darüber, selbst etwas verändern oder bewirken zu können, auf seine eigenen Bedürfnisse und Ressourcen Rücksicht nehmen zu dürfen und sich ihnen bewusst zu sein, lässt nur eine Schlussfolgerung zu: »*Ich schaffe etwas!*« Mitwirkungsmöglichkeiten bedeuten Aktivität statt Passivität, sie implizieren Wertschätzung und Vertrauen von Seiten des Fachpersonals. All diese Verkettungen, die sich allein dadurch ergeben, dass der Psychiater die Betroffenen in seine Überlegungen mit einbezieht und ihnen die Möglichkeit bietet, die Behandlung aktiv mitzugestalten und eigene Ressourcen zu mobilisieren, sind aus meiner Sicht die bestmögliche Begleitung im Gegensatz zum biopsychosozialen Modell, das durch seine paternalistische Umgangsart und die Fokussierung auf die Beseitigung pathologischer Anteile die Betroffenen passiv an sich bindet und fesselt. Im schlimmsten Fall sorgt das dafür, dass sich einige Betroffene nicht nur ihrer Erkrankung hilflos ausgeliefert fühlen, sondern auch einem Bevormundungs-System, welches ursprünglich dabei helfen soll, sich eben nicht mehr hilflos zu fühlen.

Das, was das biopsychosoziale Modell völlig außer Acht lässt, ist, dass Betroffene von psychischer Erkrankung immer noch Menschen mit Bedürfnissen, Werten und Ressourcen sind, mit Persönlichkeit und Wünschen, mit Meinungen und Anliegen. Menschen, für die Hoffnung und Sinngebung eine zentrale Rolle auf dem Genesungsweg spielen. Und für die es genauso wie für jeden anderen wichtig ist, eine *aktive* Figur in der eigenen Geschichte zu sein.

Anja Neumann:

Ich habe überwiegend gute Erfahrungen gemacht mit dem biopsychosozialen Modell und deren Vertretern (außer bei dem Gutachter). Meine Ärztin hat sich die Zeit genommen, mir meine Erkrankung zu erklären und hat mir auch Hoffnung vermittelt, dass es immer weitergeht. Sie hat sich nicht nur auf Diagnostik und medikamentöse Behandlung gestützt, sondern hat mir Hoffnung vermittelt, dass es positive Ansätze gibt, die mir helfen können (wie die pHKP), um meine Ängste zu überwinden und mich außerhalb meiner Wohnung wieder frei bewegen zu können. Mir wurden Diagnosen und Behandlungsmöglichkeiten so erklärt, dass ich es auch verstehen konnte. So wurden mir Wege aufgezeigt, die mich unterstützt haben, eine Entscheidung zu treffen, was ich für mich möchte, und es wurde nicht einfach über meinen Kopf weg entschieden. Ihr ist es gelungen, ein gutes und ehrliches Vertrauensverhältnis zu mir aufzubauen und das über viele Jahre stabil zu halten. Sie hat mir nie das Gefühl vermittelt, dass etwas gut oder schlecht ist. Obwohl sie die Expertin ist, wertet sie nicht, was ich sage oder fühle. Das wird mir erst heute so richtig bewusst. Es fühlt sich wertschätzend an, nicht bewertet zu werden. Erst durch einen Wechsel der Krankenkasse konnte ich das Recovery »richtig« kennenlernen.

Im biopsychosozialen Modell geht es darum, etwas wegzumachen (wegzunehmen), zum Beispiel die Angst, Depressionen etc. Aber was gibt man stattdessen dafür? Beim Recovery wird versucht, zuerst etwas zu geben, wie Hoffnung, Sinngebung und Perspektiven. Nach meiner Erfahrung verhindert das besser, dass man in das nächste tiefe Loch fällt. Falls das doch wieder passiert, ist das Loch nicht ganz so tief wie es damals gewesen ist und man kommt schneller da raus, weil die Hoffnung wieder da ist. Ich wünsche allen anderen Menschen mit seelischen Erkrankungen, dass sie auch wie ich gute Erfahrungen damit machen dürfen.

Melanie Rogner:

Das biopsychosoziale Modell ist für mich ein paternalistisches Modell, in dem die Betroffenen einer seelischen Erkrankung eher wenig Mitwirkungsmöglichkeiten besitzen. Aus meiner eigenen Erfahrung heraus, werde ich als Patientin immer wieder danach beurteilt, ob ich an den Therapien, wie der Ergotherapie oder Sporttherapien etc. teilnehme oder nicht. Was ist, wenn die entsprechenden Therapien für mich gar nicht dabei sind? Was ist, wenn ich durch Schreiben eher zu mir finde als durch das Knüpfen eines Schüsselanhängers oder durch das Malen eines Mandalas? Dann gelte ich oft als *noncompliant*. Es wird automatisch davon ausgegangen, dass ich nicht therapiewillig bin. Was ist, wenn mein Freiheitsdrang und mein Bedürfnis nach Mitwirkung so groß sind und ich mir bewusst darüber bin, dass mir die angebotenen Therapien nicht weiterhelfen in meiner Lebensproblematik, dass ich den entsprechenden Sinn darin nicht erkennen kann? Bin ich dann undiszipliniert? Bin ich therapieresistent? Bin ich kindisch, weil ich mich nicht anpassen will? Bin ich dumm, weil ich den entsprechenden Sinn der therapierenden Institution dahinter nicht erkennen kann? Oder ist es vielmehr so, dass ich auf der Suche nach Sinn in meinem Leben bin, der tiefer geht als die gängigen Therapieformen der psychiatrischen Institutionen es hergeben? Ist es vielmehr so, dass ich auf der Suche nach meiner Identität bin, nach meinen Werten, etwas wofür ich einstehen kann? Kann mir Ergotherapie dies bieten? Für mich ist beispielsweise Ergotherapie nicht sinnlos, aber eher dafür da die Konzentrationsfähigkeit wieder zu trainieren oder die Belastbarkeit. Einen Lebenssinn werde ich damit nicht finden. Eine Identität – meine Identität – werde ich damit auch nicht finden. Eventuell ein neues Hobby, dass zu meiner Identität passt, aber meine Lebensprobleme werde ich damit nicht lösen können.

Die Sinngebung, die für mich in der Genesung essenziell war, kommt in dem biopsychosozialen Modell zu kurz und hat eher periphere Bedeutung. Stattdessen steht die Diagnostik in dem Vordergrund – wie krank sind denn die Betroffenen und was prägt sie pathologisch? Werte und Behandlungspräferenzen der Betroffenen, wie oben bereits besprochen, werden dabei außer Acht gelassen. Sinngebung hat für Betroffene aber zentrale Bedeutung. Hätte ich meinem Leben und meiner Erkrankung nicht einen positiven Sinn geben können, wäre ich immer noch verzweifelt und vielleicht nicht mehr am Leben. Ständig wurde versucht, die Verantwortung für mich zu übernehmen. Frei nach dem Motto: »Die ist so krank, die kann das gar nicht mehr allein«. Behandelnde, die nach dem biopsychosozialen Modell handeln, sind so sehr mit der Diagnostik und Behandlung der Erkrankung beschäftigt, dass sie völlig den Blick für Ressourcen der Betroffenen und deren Stärken verlieren und infolgedessen, das Gefühl bekommen, die volle Verantwortung für die Betroffenen zu haben – sie sind die Expert*innen und die Autoritäten. Sie haben das schließlich studiert. Ist das wirklich so? Sind die Behandelnden, die noch nie eine Depression oder Psychose gehabt haben, die Expert*innen? Oder sind eher die Betroffenen die Expert*innen in eigener Sache? Für mich gibt es kein entweder oder, sondern ein miteinander. Ich möchte, dass mir die Informationen, die jeder im Psychiatrie-System hat, zur Verfügung gestellt werden. Ich kann diese dann zur eigenen Entscheidungsfindung nutzen. Was ich nicht möchte, ist, dass über meinem Kopf hinweg entschieden wird und so getan wird, als müsse man mir im Psychiatrie-System zwanghaft unter die Arme greifen, damit ich wieder auf die Füße komme. *Supported decision making* ist das Stichwort. Wie schaffe ich es, eigene Entscheidungen zu treffen? – Nicht, indem die Psychiatrietätigen sie mir abnehmen! Ich möchte durch Psychoedukation mehr über meine Erkrankung erfahren, wobei auch das nur ein Raster sein kann, denn jede seelische Erkrankung ist individuell und nicht schablonenartig auf alle mit der gleichen Diagnose übertragbar.

Aber ich kann über das Raster erfahren, auf was ich achten muss und welche Anteile davon auch auf mich zutreffen und die seelische Erkrankung darüber z. B. besser kennenlernen. In diesem Zusammenhang ist die Vermittlung von Hoffnung sehr wichtig. Es gab immer wieder Menschen in meinem Leben, die an mich geglaubt und mich selbst nach zwanzig Jahren Psychiatrieerfahrung nicht aufgegeben haben. Das war und ist ein entscheidender Faktor. Diese Menschen haben mich nie zu irgendetwas gezwungen, ich durfte meinen Weg selbst gehen und den Umgang damit selbst ausprobieren. Es gab im privaten Umfeld hier und da einen Hinweis, wenn ich mich in einem kritischen Zustand befand und es selbst nicht bemerkt habe und in der psychiatrischen häuslichen Krankenpflege (pHKP) wurde mit Offenheit und Respekt auf meine Entscheidungen reagiert. Durch diese Freiheit und Verantwortungsübergabe fühlte ich mich wertgeschätzt und war motiviert, meinen Weg zu gehen. Ich konnte mich selbst kennenlernen: Wann überdrehe ich und wann wird mir alles zu viel? Wann bin ich erschöpft? Welche Art von Anregung in welcher Intensität ist die richtige für mich? In den Krankenhäusern und bei Ärzt*innen hieß es immer wieder, dass ich mich nicht überlasten soll – gönnen Sie sich Ruhe und überfordern Sie sich nicht, hieß es immer. Ich habe irgendwann für mich festgestellt, dass das Zutrauen in mich aus meinem privaten Umfeld und aus der pHKP, mir so viel Motivation gegeben hat, festzustellen, wann ich überlastet bin und wann ich mehr Belastung benötige, damit ich mich nicht langweile und ich hierüber wieder in Stress gerate.

Im Endeffekt wurde mir überraschenderweise über die letzten Jahre bewusst, dass es um meine Belastungsfähigkeiten gar nicht so schlecht bestellt ist. Ich habe herausgefunden, dass ich gern an Projekten arbeite und diese auch für das eigene Wohlbefinden brauche. Ich brauche diese Art von Belastung, um nicht in Langeweile zu ersticken. Ich habe herausgefunden, dass das Ausruhen und Zurücknehmen – wie empfohlen – kontraproduktiv ist und mir nicht guttut. Sicher, ich habe meine Belastungsfähigkeit über die letzten fünf Jahre erheblich gesteigert und muss immer noch auf mich Acht geben, dass ich dabei nicht überdrehe oder in ein Loch falle, aber um die richtige Intensität von Belastung zu finden, muss ich dies ausprobieren dürfen unter Kenntnis meiner Frühwarnsymptomatik, damit ich nicht unvorbereitet in einen Schub gerate und diesen noch rechtzeitig abwenden kann. Die Balance zwischen Be- und Entlastung sorgt auch bei mir als Mensch mit einer seelischen Erkrankung für mehr Lebensqualität und Zufriedenheit. Darum geht es – was will ich vom Leben, welchen Sinn finde ich und wie kann ich unter den aktuellen Bedingungen meine Lebensqualität verbessern. Meine Erfahrungen zeigen, dass mit dieser Einstellung einige Überraschungen im Leben auf einen warten. Es öffnen sich neue Türen und niemand kann sagen, wohin diese Einstellung einen im Leben hinführt – auch nicht ein Psychiatrietätiger mit 20 Jahren Berufserfahrung. Niemand hat schließlich eine Kristallkugel zur Hand, die einem sagt, was ein Mensch alles erreichen kann. Das Potential liegt in einem selbst – der Mensch mit seinen ureigensten Ressourcen und Stärken ist die Lösung des Problems und nicht ein Teil davon.

Im biopsychosozialen Modell geht man hingegen davon aus, dass die Symptomreduktion und die Funktionsfähigkeit eines jeden in bestimmter Weise wieder herzustellen sein. Jeder ist individuell und wie oben bereits beschrieben, gibt es viele Wege, die zu mehr Lebensqualität führen, insbesondere derjenige, der sich nicht auf die Heilung der Erkrankung konzentriert und damit auf meine Defizite. Nicht die gesamtgesellschaftliche »Normalität« sollte das Ziel eines jeden sein, sondern eine Einbettung der Erkrankung derart in das eigene Leben, dass dieses wieder lebenswert wird. Konzentriere ich mich auf meine Möglichkeiten im Leben, tritt die Erkrankung mit ihren Symptomen in den Hintergrund und ich fange wirklich und wahrhaftig an zu leben – Lebensfreude ist das Ziel. Das geht aber nur in Eigenverantwortung und ohne paternalistische Einmischung von außen.

3.2 Pflegerische Perspektive

Ingo Tschinke

In den achtzehn Jahren, die ich selbst auf einer allgemeinpsychiatrischen Station gearbeitet habe, habe ich viel Erfahrung mit dem biomedizinischen und biopsychosozialen Modell gemacht. In der klinischen Behandlung ging es zumeist darum, eine psychiatrische Diagnostik durchzuführen und »kranke« Menschen einer – zumeist medikamentösen – Behandlung zuzuführen. Gerade bei Menschen mit Psychose war die Einstellung auf Medikamente das Mittel der Wahl und auch ich habe gedacht, dass es kaum eine andere Möglichkeit gibt, diesen Menschen zu helfen. Auch wenn einige Betroffenen mir sagten, dass sowohl das Leben mit den psychotischen Symptomen schwer erträglich war, aber auch ein Leben unter Neuroleptika nicht zu ertragen war, da es sie stumpf und emotionslos machte (neben den ganzen Nebenwirkungen, denn Atypika waren damals noch nicht gängig), dachte ich, dass es keine andere Möglichkeit gab, diese Menschen zu behandeln. Natürlich haben wir in der psychiatrischen Pflege durch ein Bezugspflegesystem Beziehungen gestaltet und mit den Menschen über ihre Geschichte und ihre Lebenswelt gesprochen. Dabei handelte es sich allerdings eher um eine Fokussierung auf die Symptome und darum gemeinsam Ideen zu entwickeln, wie diese zu reduzieren sind. Dadurch, dass wir mehr Zeit hatten, mit den Betroffenen zu sprechen, waren wir durchaus näher an der Alltagswelt der Betroffenen, aber schlussendlich war dies nur ein Zubrot zu der Gesamtbehandlung, die meist in der medikamentösen Therapie bestand. Dabei war die Behandlung schon sehr paternalistisch geprägt und es wurde den Menschen auch gesagt, dass, wenn sie ihre Medikamente nicht nehmen, sie ganz schnell entlassen werden würden und dann auch eine schlechte Prognose hätten. Diese paternalistische Haltung und der Zwang, der auf die Betroffenen ausgeübt wurde, erschien mir damals schon ethisch sehr fragwürdig, aber es gab kaum eine Möglichkeit, dies gegenüber den Ärzten, dem Oberarzt oder gar Chefarzt zu thematisieren.

Als ich dann in die ambulante psychiatrische Pflege wechselte, habe ich gemerkt, dass ich in dem relativ arztfreien Raum meine Werte im Umgang mit den Betroffenen umsetzen konnte. Die Fachärzte haben zwar die Verordnung für die Versorgung erstellt, aber inhaltlich hatte ich relativ freie Hand und auch die Medikation konnte diskutiert werden, denn es war den niedergelassenen Fachärzten klar, dass kein Betroffener seine Medikamente einnehmen würde, wenn dieser dies nicht wollte. Ich habe versucht, gemäß meiner Werte, die Autonomie, die Selbstverantwortung und -befähigung zu fördern, aber immer noch in der Sichtweise des biopsychosozialen Modells, was mir zu dem Zeitpunkt aber nicht bewusst war.

Es brauchte noch weitere zehn Jahre, bis ich das persönliche Recovery wirklich richtig verstanden hatte – was also tatsächlich die Förderung des eigenen Weges bedeutete und warum die Transformation der Betroffenen für ihre persönliche Krankheitsbewältigung so wichtig ist.

Um das persönliche Recovery umzusetzen, ist es wichtig daran zu glauben, dass Recovery funktioniert, dass Menschen, die Jahre und Jahrzehnte in ihrer Krankheit gefangen waren, eine positive Veränderung in ihrem Leben erleben können. Gemeinsam mit Melanie Rogner habe ich diesen Prozess erlebt, denn sie war über 17 Jahren in ihrer Krankheit gefangen und ich war 28 Berufsjahre von dem biopsychosozialen Modell beeinflusst. Es bedarf durchaus einer tieferen inneren Reflexion der eigenen professionellen pflegerischen Tätigkeit, um für sich zu erkennen, dass Recovery-orientierte Praxis mehr ist als eine positive Grundhaltung, eine Patienten-Orientierung, eine werteorientierte Versorgung usw. Inzwischen habe ich in den Recovery-Schulungen, viele professionell tätige Menschen erlebt, die bei der Schulung mitteilen, dass sie dies schon seit langer Zeit in ihrer Arbeit umsetzen. Denen möchte ich immer wieder sagen: »Ja, du bringst viel mit, was für Recovery wichtig ist, aber glaubst auch daran, dass Recovery für jeden Menschen möglich ist, dass es wichtig für jeden Menschen ist, immer wieder Hoffnung im Gepäck zu haben, dich von Defiziten abzuwenden und dich ganz auf die Stärken und Ressourcen zu fokussieren« (▶ Kap. 2.4 Positivistische Grundhaltung).

Seit dieser Zeit sind für mich Diagnosen keine Grundlage einer Versorgung mehr, sie sind Zustandsbeschreibungen, die für die Betroffenen eine Bedeutung haben können oder auch nicht. Ich merke dann immer wieder, dass Diagnosen bei den Betroffenen entweder Teil der Identität geworden sind (z. B. bei Schizophrenie, Persönlichkeitsstörungen etc.) oder etwas werden, wie ein Schild, um nicht die Verantwortung für sich selbst übernehmen zu müssen und als Handlungsabwehr dienen. Auch dies gilt es wertschätzend wahrzunehmen, denn diese Erfahrung macht sie zu Expert*innen in eigener Sache (▶ Kap. 8 Betroffene werden als Expert*innen gesehen). An dieser Stelle setzt dann auch die Reflexion über die eigene Identität an und was diese ausmacht – welche Rolle spielt die Diagnose in meinem Leben und inwieweit lasse ich Selbst- und Fremdstigmatisierung aufgrund dessen zu? In der Reflexion über die Identität und den Umgang mit der psychischen Erkrankung tritt dann häufig die Hoffnungs- und Sinnlosigkeit zutage, der sie sich ausgeliefert fühlen, denn kein Mensch sieht psychische Erkrankungen und deren katastrophale Auswirkungen auf sein Leben als sinnvoll und zielführend an, man ist dem ausgeliefert und dadurch verliert man immer mehr die Hoffnung, dass sich etwas ändern könnte. Deswegen ist es von Wichtigkeit, den Fokus zu wechseln – weg von der Erkrankung und alles zu unternehmen, was als hoffnungsgebend in ihrer Einstellung zu sich selbst und für den Menschen in seiner Handlungsweise als sinnvoll erscheint (▶ Kap. 10 Förderung des Recovery-Prozesses). Dies bedeutet auch die Abkehr von dem biopsychosozialen Modell, denn in diesem liegt der Fokus auf der Beseitigung und Vermeidung von Symptomen und Leiden, also dem Menschen etwas zu nehmen, worauf sie in ihrer Erkrankung meist fokussiert sind. Im Recovery-Prozess geht es darum, dem Menschen etwas zu geben – ihnen ihre eigenen Stärken, Ressourcen, Erfahrungen, Wünsche, Träume und Bedürfnisse vor Augen zu führen und diese zu fördern, dann geschieht zumeist die Krankheitsbewältigung von allein (Rogers & Rosenberg 2016). Karl Jaspers machte schon 1913 darauf aufmerksam, dass wenn Menschen sich auf die negativen Symptome ihrer Erkrankung fokussieren, dass dann das Leben auch nur noch Negativ ist, mit einer ausgeprägten Sinn- und Hoffnungslosigkeit (Fuchs 2013; Lammel et al. 2017).

Schon zu Beginn der Versorgung teile ich den Betroffenen mit, was sie im Sinne einer Recovery-orientierten Praxis von mir erwarten können und was nicht (▶ Kap. 5 Begegnungen). Dabei steht für mich insbesondere die Nachhaltigkeit der Versorgung und Begleitung durch die ambulante psychiatrische Pflege (pHKP) im Vordergrund, d. h., dass nach meiner persönlichen Auffassung ein Großteil der Maßnahmen und Unterstützungen, die wir vereinbaren für den Menschen einen Langzeit Effekt haben sollten. Die Leistung der pHKP ist in der Regelversorgung begrenzt auf vier Monate und dies ist für den Anstoß eines Recovery-Prozesses und die Förderung der persönlichen Resilienzen der Person eine relativ kurze Zeitspanne. Diese anzustrebende Nachhaltigkeit sollte den Betroffenen schon zu Beginn der Versorgung mitgeteilt werden. Erwarten die Betroffenen von mir jedoch in erster Linie eine Alltagsbegleitung (Einkaufen, Arztbesuche etc.) oder Unterstützung der Haushaltsführung (Aufräumen, Papiere sortieren, Durchführung von Reparaturen etc.), da sie von einer psychiatrischen Fachkraft nicht dementsprechend zur Nachhaltigkeit aufgeklärt wurden, kann es passieren, dass die pHKP für die Betroffenen nur einen geringen bis gar keinen Effekt haben. Leistungen, die auch durch eine Betreuungskraft nach § 45b des SGB XI durchgeführt werden könnten und nicht die Leistungen einer psychiatrischen Fachkraft benötigen, sollten durch die Etablierung eines Pflegegrad realisiert werden.

3.3 Ärztlich-psychotherapeutische Perspektive

Uwe Gonther

Recovery-Orientierung und Psychopharmaka

Der Umgang mit Psychopharmaka ist für die Psychiatrie ein Riesenthema. Begeisterung und Kritik gehören dazu. Bei der aktuellen Kritik an der gängigen Verordnungspraxis geht es um Reduzieren und Absetzen von Psychopharmaka. In der Praxis sieht es so aus, dass wir hier in unserer Bremer Klinik wirklich jeden Tag Anfragen bekommen, dass Menschen behandelt werden wollen, weil sie sagen, sie finden nirgendwo anders jemanden, der sie auf so einem Weg begleiten würde. Es gibt inzwischen einige wenige Publikationen dazu von universitären Einrichtungen. Aber die Einstellung auf Medikamente bedeutet nicht die Einstellung der Symptome. Dazu bin ich vor Jahren, in einer Tagesstätte in Bremerhaven, von einer Selbsthilfegruppe eingeladen gewesen, die hatten mir im Vorfeld 20 oder 30 Fragen zu Psychopharmaka gestellt und ich wollte die so gut wie möglich beantworten. Erst dachte ich: »Ach, na ja, das kann ich alles improvisieren.« Und dann habe ich mir aber doch die Mühe gemacht, ein bisschen genauer hinzugucken, was es eigentlich an belastbaren langfristigen Untersuchungen gibt zur Wirkung und dann bin ich zumindest ins Nachdenken gekommen und bin durch die Betroffenen aufgerüttelt worden. Sie erzählten mir auf diesem nichtklinischen Spielfeld von all den Problemen mit der Dauermedikation, wie ich es in Klinik oder Praxis noch nie gehört hatte. Es spielt eine wichtige Rolle, wenn man mit Betroffenen zusammenarbeitet, die jahrelang Neuroleptika und auch Antidepressiva genommen haben, deren Sicht wahrzunehmen, auch bezüglich der Schwierigkeiten, z. B. Medikamente zu reduzieren, umzusetzen, abzusetzen, was bisher von denen, die es einfach nur verordnet haben, ja mehr oder weniger ignoriert worden ist. Da gibt es jetzt langsam ein Umdenken und ich denke, das hat auch damit zu tun, dass die Stimme der Betroffenen da ist. Also in der ganzen Recovery-Bewegung gibt es hervorragend differenzierte Personen, deren Stimmen lauter geworden sind, sodass die auch in der Politik deutlicher vernommen wird. Dies kommt inzwischen bei den Krankenkassen an.

Aufklärung über Psychopharmaka ist ein wichtiges Thema. Man sollte Betroffene schriftlich aufklären. Wenn man meint, jemanden längerfristig mit Medikamenten behandeln zu müssen, dann muss eine Verständigung darüber hergestellt werden im Gespräch. Das muss schriftlich abgebildet werden und darin muss enthalten sein, dass es Probleme geben kann beim Reduzieren und Absetzen der Medikamente, selbst wenn sie wie gewünscht wirken. Darin muss aber auch enthalten sein, dass sie ganz oft nicht so wirken. Die traditionelle ärztliche Aufklärung bezüglich einer Medikation war ja: »Sie werden das nehmen, möglicherweise gibt es Nebenwirkungen, die gehen aber wieder vorüber und dann kommt erst der eigentliche Gewinn und es wird ihnen besser gehen.« Es gibt auch Kolleg*innen, die sagen: »Nehmen Sie das mal, wird schon besser«. Aber wenn man das in dieser Weise auf die einzelnen Wirkstoffgruppen noch spezifiziert und vielleicht sogar etwas zu befürchtenden Nebenwirkungen sagt, dann sind da schnell einige Fehler drin und das kann peinlich werden. Bei guter Aufklärung gibt es oftmals sogar gegenüber der Medikation ein größeres Zutrauen. Die Zeiten, wo man Betroffenen irgendetwas mal eben so suggeriert hat im Vorbeigehen und davon ausging, dass es schon keine Nachfragen gibt, diese Zeiten sind in einer Gesellschaft, die sich ja auch ansonsten um Aufklärung bemüht, vorbei und wir können heute davon ausgehen, dass die Menschen informierter sind. Ich bin vielen Patienten und Patientinnen begegnet, die wussten zum Beispiel aus dem Internet mehr über die Nebenwirkungen der Medikamente als ich. Ich habe mich eigentlich immer ganz gut dazu informiert. Anfangs – als das Internet aufkam – haben viele Ärzt*innen, wie auch ich, zu Patient*innen gesagt: »Ich erkläre ihnen das alles. Ich nehme mir auch gerne Zeit dafür. Aber gucken Sie bitte nicht ins Internet, da steht nur Unsinn.« Und das kann man so sagen, denn dort steht auch jede Menge Unsinn. Aber man kann es natürlich nicht so pauschal sagen. Menschen sind heute auch über relativ seriöse Quellen, auch über die Vernetzung der Betroffenen im Netz, in der Lage, Zugang zu Informationen zu bekommen, die ziemlich differenziert sind und die hilfreich sein können. Und dann ist auch Medikation etwas völlig anderes, als wenn man halt über die Station schwebte, als Arzt, Oberarzt oder Chefarzt und sagte: »Hier gibt es jetzt das, da das, da das.« Wenn es Nachfragen gab, so gab es Pharma-Broschüren. Es spielte eine große Rolle, dass viele Kliniken und auch Arztpraxen geflutet waren mit Werbebroschüren, getarnt als Infomaterial. Das ist eine Tendenz, die ich in den letzten Jahren sehe, dass selbst die Kliniken, die sich nicht irgendwie kritisch positioniert haben, die Werbeblätter mit Löwen und Küken nicht mehr verteilen. Es braucht trialogische Publikationen wie von Thelke Scholz, Renate Seroka und Jann Schlimme zum Thema Recovery und Absetzen von Medikamenten (Schlimme et al. 2019, S. 178 bis 187).

Der sozialpsychiatrische Dienst hat eigentlich eine neutrale Aufklärungsaufgabe. Info-Kampagnen z. B. über das Internet und Austauschforen wären sinnvoll, wo auch das Bundesministerium für Gesundheit Geld investieren könnte und wo man Betroffene erreichen würde.

Wenn ich über die Möglichkeiten von Reduktion und Absetzen informiere und aufgrund der Wichtigkeit der psychosozialen Kontext-Faktoren die Bedeutung der Medikamente relativiere, dann ist das erstens rechtskonform und zweitens ist es so viel besser, denn es verlagert sich die therapeutische Intervention weg von den suggestiven Anweisungen, hin zu einer gemeinsamen Suchhaltung. Ich denke, wenn wir dazu in eine Verhandlung kommen, also tatsächlich Verhandeln statt Behandeln, dann hat das viel mehr Aussicht auf Erfolg. Dies reduziert auch insgesamt den Medikamentenverbrauch. Wir bilden in jeder Therapie eine Art von Schwarmintelligenz. Oft genug kommen dann die Betroffenen zu solchen Ergebnissen wie: »Weil ich nicht schlafen kann, möchte ich jetzt eine Zeit lang etwas nehmen, was mir hilft zu schlafen und bezüglich einer Dauermedikation, überlege ich mir das noch. Ich möchte doch jetzt zunächst lieber eine regelmäßige Psychotherapie machen«. »Ich möchte doch noch mal gucken, ob ich nicht so zurechtkomme und mich nicht dauerhaft an ein Medikament binde.« Das ist eine Haltung, die wir inzwischen sehr oft auch von den Betroffenen mitbekommen und die wir auch gerne unterstützen. Wir stellen eine mögliche Medikamenteneinnahme in diesem Sinne zur Diskussion und halten es auch für wichtig – im klinischen Rahmen – den Raum zu finden, das zu diskutieren, um so eine Art Neujustierung oder Neuorientierung zu ermöglichen. Fast niemand kommt heute in eine psychiatrische Klinik und hat keine Medikation, denn schon die Hausärzt*innen verordnen fast immer als erstes ein SSRI und dann oft genug noch einen Tranquilizer dazu. Wenn die Betroffenen dann weiterhin noch nicht schlafen können, bekommen sie Neuroleptika. Es ist also schon eher eine Seltenheit, wenn jemand in die Klinik kommt und nicht bereits drei Medikamente nimmt für seine psychische Problematik.

Es geht nicht immer um ärztliche und psychologische Therapie. Es gibt eben auch andere Berufsgruppen. Wenn ich als Arzt denke, dass das jetzt nichts für Psychotherapie ist, dass trotzdem viel gemacht werden muss, eventuell aufsuchend durch Pflege oder durch Sozialtherapie. Da kommt der Pflege eine besondere Rolle zu, da sie von Natur aus auch einen gewissen Zugang zum gesunden Menschenverstand hat.

Die universitäre Psychiatrie hat sich in den Jahren seit der Jahrtausendwende im Wesentlichen als Neurowissenschaft verstanden.

Inzwischen lässt sich gut belegen, dass das Gehirn ein »Beziehungsorgan« ist. Aber es sind nicht so viele praktische Hilfen oder neue Behandlungsmethoden daraus erwachsen. Die Probleme der Patientinnen und Patienten sind durch die fortschreitende Erforschung der Funktionsweise des Gehirns bisher noch nicht allzu gut lösbar. Ich finde, dass die Psychiatrie nicht drum herumkommt – was durchaus auch spannend und interessant ist – dieses Fach auch als philosophische und auch als soziale Disziplin zu lehren.

3.4 Zusammenfassung und Perspektiven für eine Recovery-Orientierung in der psychiatrischen Versorgung

In den kommenden Jahren werden sich alle an der psychiatrischen Versorgung Beteiligten hinterfragen müssen, wie sie reflektiv mit Verantwortung, ihrer Ausrichtung der Behandlung und Betreuung umgehen und inwieweit sie diese Recovery-Orientierung umsetzen können und wollen. Tradierte Modelle und Einstellungen müssen auf den Prüfstand gestellt und Hindernisse beseitigt werden, die einer Recovery-orientierten Praxis im Wege stehen. Aufgrund der Ausrichtung des Gesundheitssystems in Deutschland wird dies noch einige Jahre dauern und viel Diskussion und Geduld erfordern, um hierzu einen allgemeinen Konsens zu erzielen. Die Versorgung in Deutschland ist im internationalen Vergleich noch sehr auf die Krankenhausbehandlung ausgerichtet und durch differenzierte Interessenlagen der Krankenhäuser in unterschiedlichen Trägerschaften, der niedergelassenen Fachärzt*innen und Psychotherapeut*innen, der psychiatrischen Institutionen, Pflegedienste etc. wird es durchaus viel Zeit brauchen, um eine Neuausrichtung zu mehr Recovery-Orientierung zu erreichen. Wir müssen gemeinsam diese Diskussion aufgreifen, um herauszubekommen, ob das, was wir in der psychiatrischen Versorgung zurzeit umsetzen, vielleicht noch besser gestaltet werden kann.

4 Ethik und Werteorientierung in einer Recovery-orientierten Praxis

Ingo Tschinke

Die eigene persönliche Grundhaltung zur Recovery-Orientierung stellt für den Recovery-Prozess eine wichtige Grundlage dar. Dies gilt sowohl für die Betroffenen selbst, in dem sie ihre Werte und ethische Haltung ernst nehmen als auch für die professionell psychiatrisch Tätigen, die täglich ihre eigene Grundhaltung in jeglicher Situation und Zusammenarbeit mit den Betroffenen unter Beweis stellen müssen.

Im Folgenden sollen vier theoretische Ansätze erläutert werden, die eine Leitlinie für eine gute psychiatrisch-pflegerische Versorgung sein können. Für jede ethische Entscheidung sollte es eine vernünftige Begründung geben, warum man in einem bestimmten Fall auf diese oder jene Art handelt. Bei den vier theoretischen Ansätzen handelt es sich um die Pflichtethik (Deontologie), den Konsequenzialismus (Utilitarismus), die Tugend-Ethik und die Versorgungsethik der psychiatrischen Pflege.

Die Pflichtethik basiert auf der Moral-Theorie von Immanuel Kant (1724–1804). Er formulierte dazu den kategorischen Imperativ in seiner Kritik der praktischen Vernunft, der aussagt: »Handle nur nach derjenigen Maxime, durch die du zugleich wollen kannst, dass sie ein allgemeines Gesetz werde.« (Kant 2015, S. 738). Kant ist der Meinung, dass der gute Wille das einzig absolut Gute ist. Begabung, Charakter oder günstige Umstände können auch zu schlechten Zwecken verwendet werden, aber der gute Wille ist an sich positiv zu bewerten und daher das höchste Gut. Die Konstruktion eines Ideals des guten Willens ist Voraussetzung für seine Ethik. Sein Ausgangspunkt ist, dass eine Handlung durch praktische Vernunft bedingt sei. In der Praxis meint dies, dass Werte, die eine Handlung bestimmen, weder durch äußere Einflüsse noch durch Emotionen beeinflusst sein dürfen. Dabei ist die Motivation zur Handlung maßgeblich und nicht das Ergebnis oder der Nutzen. Formuliert man in dieser Form Ehrlichkeit und Offenheit als anzustrebende Werte, dann gilt es auch gegenüber allen Handlungen oder Aussagen, die ich tätige. Erwartet z. B. ein Betroffener von mir, dass ich dem Arzt nicht verrate, dass er seine Medikamente nicht mehr nimmt, also den Arzt anlüge, damit der Betroffene keinen Ärger bekommt, dann muss ich diesem gegenüber vertreten, dass dies gegen meine ethischen Grundsätze der Ehrlichkeit verstößt und ich nicht für ihn lügen werde, auch wenn dies unsere Beziehung belasten kann.

Im Sinne des Recovery ist Autonomie und Selbstbestimmung ein wichtiger Wert. Nach deontologischer Auslegung heißt dies, dass man davon ausgeht, dass jeder Mensch in der Lage ist und die Fähigkeit besitzt seine eigenen Entscheidungen zu treffen. In der Zusammenarbeit mit Betroffenen heißt dies, seine eigenen Entscheidungen zu respektieren, was in der Konsequenz auch bedeutet, den Betroffenen das Recht zum Scheitern einzuräumen. In keinem Fall darf ich den Betroffenen eine Entscheidung abnehmen, aus der Motivation heraus, dass ich es besser weiß, was für den Betroffenen gut und richtig ist. Dies Recht kann andere ethische Fragen aufwerfen, wie das Eingehen von Risiken, die Akzeptanz und Abwendung von destruktivem Verhalten etc., wobei dann eine Werteabwägung entsteht, ob die Abwendung von Schaden für den Betroffenen einen höheren Stellenwert als die Autonomie hat. Dies ist auch ein Kritikpunkt, den man an der Deontologie ansetzen kann, dass nämlich ethische Konflikte aufgrund von Werteabwägungen immer wieder entstehen können, die die Deontologie nicht immer lösen kann (Morgan et al. 2016, S. 11).

Für den Konsequenzialismus (Utilitarismus) steht der Nutzen im Vordergrund, d. h., die Motivation zu der Handlung wird nach dem Ergebnis bewertet, was durch mein Handeln entsteht. Auf eine klassische Grundformel reduziert, besagt der Utilitarismus, dass eine Handlung genau dann moralisch richtig ist, wenn sie den aggregierten Gesamtnutzen, d.h. die Summe des Wohlergehens aller Betroffenen, maximiert. Um dementsprechend das oben genannte Beispiel aufzugreifen, kann der Arzt angelogen werden, wenn ich dadurch das Wohlergehen des Betroffenen steigere und niemand anderes beeinflusst wird. Wenn aber dies dazu führen kann, dass der Betroffene durch sein psychotisches Verhalten in der Bevölkerung auffällig wird, dann steht das Wohlergehen gegen den höheren Nutzen der Bevölkerung ein Wohlergehen durch Ruhe und Frieden zu haben. In dem Fall müsste das Wohlergehen der Masse vor dem Wohlergehen des Einzelnen stehen und dieser Umstand müsste dem Arzt mitgeteilt werden.

Der Unterschied wird deutlich, wenn man sich bewusst macht, dass das deutsche Gesundheitswesen nach der Deontologie ausgerichtet ist und das US-Amerikanische nach dem Utilitarismus. Damit steht der Arzt in Deutschland vor einer schweren Entscheidung, ob er bei jemandem auf der Intensivstation die Beatmungsmaschinen ausstellt, denn der Wert das Leben zu erhalten steht über allem – er braucht eine Patientenverfügung oder die Aussage der Angehörigen, um lebensverlängernde Maßnahmen ausschließen zu können. In den USA steht der Arzt vor der Entscheidung, ob das Wohlgeben des Einzelnen auf Fortsetzung des Lebens, der vielleicht einen Hirntod erlitten hat, gegen das Wohlergehen der Bevölkerung auf Reduzierung der Gesundheitskosten steht – da gewinnt auf jeden Fall das Allgemeinwohl und die Beatmungsmaschine wird ausgestellt.

Daher ist die Entscheidung Recovery in den USA zu fördern, eine durchaus utilitaristische Entscheidung, denn die Steigerung des persönlichen Recovery fördert die Unabhängigkeit der Betroffenen vom Psychiatrie-System und reduziert damit die Kosten des Gesundheitswesens – ist also eine Entscheidung, die das Allgemeinwohl fördert und damit als ethisch legitimiert umzusetzen ist (Morgan et al. 2016, S. 12). Die Kritik, die man am Utilitarismus üben kann, ist die Aussage, dass nach der Auslegung der Zweck (Wohlergehen und Glück) die Mittel heiligt. Die Frage stellt sich auf immer wieder, was das Wohlergehen der Bevölkerung ist, was Huxley 1932 mit seinem Roman »Schöne neue Welt« auf die Spitze getrieben hat, in der die Bevölkerung in einem totalitären Staat mit einer totalen Befriedigung ihrer Bedürfnisse glücklich gemacht wird (Huxley 2012). Ein wichtiger Kritikpunkt am Utilitarismus besteht darin, dass diese ethische Auslegung durchaus die Rechte von Minderheiten und einzelnen Menschen beschneidet, wenn sie die Mehrheit belasten. Aus diesem Grunde wird »Obama-Care« in den USA immer wieder kritisiert, weil da die Mehrheit der Steuerzahler für eine Minderheit der Nicht-Versicherten zahlen muss.

Die Tugendethik stammt von dem griechischen Philosophen Aristoteles. Aristoteles legte nicht den Fokus auf die Moralität bestimmter Handlungen, sondern auf den Charakter des Menschen, um die charakterliche Entwicklung des Menschen voranzutreiben und damit ein wichtiger Teil der Gesellschaft zu werden. Ziel ist die Eudämonie, dies kann als die Erreichung des eigenen Glücks durch das Aufblühen der Persönlichkeit bezeichnet werden, wodurch

Menschen zu einem Tugendhaften Teil der Gesellschaft werden. Die Tugendethik kann nicht dabei helfen, ethische Probleme zu lösen, aber sie kann die Versorgung durch tugendhaftes Verhalten verändern (▶ Kap. 2.4 zu den Werten in der Grundhaltung des Recovery). Die Tugendethik durch tugendhaftes bzw. werteorientiertes Handeln nutzt der NHS in England für die Pflegenden in Leitlinie »Compassion in Pratice« in denen die sechs C's formuliert werden, die durch Pflegende als Werte in ihrer Arbeit getragen werden sollten (Department of Health 2016). Diese 6 C's umfassen Care (Pflege), Compassion (Mitgefühl), Competence (Kompetenz), Communication (Kommunikation), Courage (Mut) und Commitment (Engagement). Eine gute Pflegekraft ist demnach, die diese Tugenden in ihrer alltäglichen Arbeit umsetzt. Ein Kritikpunkt gegenüber der Tugendethik besteht darin, dass sie ethische Fragestellungen nicht beantwortet und sich zu formal darstellt und damit nicht den Kontext berücksichtigt, in dem ethisches Handeln gefragt ist (Morgan et al. 2016, S. 15).

Die Versorgungsethik der Pflege wurde im Sinne der Feministischen Ethik von Carol Gilligan formuliert (Gilligan 2003). Sie macht deutlich, dass die Theorien der Ethik eher einen maskulinen Aspekt der Gesellschaft in sich tragen und Frauen und Mädchen ein anderes ethisches Verständnis für ihr Handeln hätten (Löw 2005). Die Hauptpunkte der Ethik der Pflege umfassen:

- Fokussierung auf Beziehungen
- Die richtige Handlung kann nur in ihrem Kontext verstanden werden
- Die Identität der Person ist primär und es wichtig, die Identität zu verstehen
- Berücksichtigung der Narrative, die die Person mir mitzuteilen hat
- Betonung der emotionalen anstatt der kognitiven Komponenten der Moral
- Fokussierung auf die Qualitäten der Pflegebeziehung – wie z. B. Fürsorge, Empathie, Mitgefühl und eine Sensibilität gegenüber den Gefühlen Anderer

Die Kritik an dieser Ethik der Pflege besteht darin, dass diese feministische Ethik zu vage sei und ihr die inhaltlichen Aspekte fehlen würden. Dadurch beantwortet diese Ethik nicht Fragen des alltäglichen Handelns (Morgan et al. 2016, S. 17).

4.1 Eigene Ethik und Werteorientierung der Betroffenen

Madeline Albers, Anja Neumann, Melanie Rogner

Madeline Albers:

Ich bin überzeugt davon, dass es richtig und wichtig ist, sich für Aufklärung hinsichtlich psychischer Erkrankungen zu engagieren. Ich bin überzeugt davon, dass ein Recovery-orientierter Umgang mit Betroffenen das Psychiatrie-System zum Positiven verändern kann. Und ich bin überzeugt davon, dass das Mitteilen eigener Erfahrungen als Inhalt eines Fachbuches einen Mehrwert liefern kann. Meine Überzeugung basiert auf meiner persönlichen Wertevorstellung von Gerechtigkeit, Gleichbehandlung, Empathie, Mitgefühl und Hilfsbereitschaft. Schon in meiner frühen Jugend hatte ich einen ausgeprägten Gerechtigkeitssinn, der ab und an auch zu Konflikten führte, denn Ungerechtigkeit konnte mich sehr wütend machen. Ich vermute, dass das eigene Erleben von

Ungerechtigkeit in der Vergangenheit dafür sorgte, dass sich mein Gerechtigkeitssinn stark ausprägte. Bereits Kleinigkeiten ließen mich gedanklich so lange nicht los, bis die jeweilige Situation oder der betreffende Konflikt »gelöst« wurde. Doch natürlich lassen sich viele Situationen, insbesondere als Kind, nicht auflösen. Diese Momente bescherten mir viel Traurigkeit und Verzweiflung, gerade in Anbetracht meiner geringen Frustrationstoleranz.

Ein ausgeprägter Gerechtigkeitssinn ist ein Balanceakt, der oftmals im Ungleichgewicht liegt. Denn wenn wir genau hinschauen, erleben wir jeden Tag mehrere kleine Ungerechtigkeiten: Sei es der Nachbar, der nicht zurückgrüßt, die Fehleinschätzung eines Freundes oder ein schlecht gelauntes Wort eines Familienangehörigen. Das ganze Leben steckt voll von diesen kleinen Details, die uns nicht gerecht erscheinen. Ich habe für mich entschieden, froh darüber zu sein, einen ausgeprägten Gerechtigkeitssinn zu haben, doch meine Erwartungen an andere Menschen und auch an mich selbst zu reduzieren. Das, was Menschen als gerecht und fair empfinden, kann sehr unterschiedlich sein. Die verschiedenen Bedürfnisse, Erfahrungen und Lebenssituationen prägen das Verständnis von Gerechtigkeit. In Anbetracht dessen, dass ich in Zukunft als Genesungsbegleiterin sowie Recovery-orientiert arbeiten möchte, habe ich mir bewusst gemacht: Die Zusammenarbeit mit Betroffenen von psychischer Erkrankung erfordert, das Gefühl von Ungerechtigkeit in manchen Situationen aushalten zu können. Ich werde mit Lebensläufen konfrontiert sein, die viel Ungerechtes beinhalten und ich werde solche Erlebnisse nicht immer auflösen können. Und dennoch denke ich, dass der eigene Wunsch nach Gerechtigkeit eine positive Eigenschaft in der Recovery-orientierten Praxis ist. Denn dieser Wunsch stellt sich, zusammen mit meiner Überzeugung von Gleichbehandlung, entschlossen der Stigmatisierung psychischer Erkrankungen entgegen.

Und das ist einer meiner Herzenswünsche: Entstigmatisierung.

Das Beispiel vom Gerechtigkeitssinn wähle ich bewusst, denn er hatte zur Folge, dass ich oftmals mit dem Leben haderte. Die Identifikation der eigenen Werte ist wichtig, um genau dieses Zustandekommen herausfordernder Gefühle und Gedanken aufzudecken und die persönlichen moralischen Handlungsgrundsätze zu reflektieren. Das Streben nach Gerechtigkeit erfordert einen Umgang, welcher hin und wieder auch Ungerechtigkeit akzeptieren kann. Insbesondere als Mitarbeiter*in des psychiatrischen Versorgungssystems ist das Hinterfragen der eigenen Werteorientierung von großer Bedeutung, um herauszufinden, welchen Einfluss diese auf die praktische Arbeit mit Betroffenen hat. Neben dem kann diese aktive Auseinandersetzung dazu beitragen, innere Konflikte zu erkennen und eine Übereinstimmung der eigenen Werte und Lebenseinstellungen mit persönlichen Handlungstendenzen und Entscheidungen zu fördern.

Weitere persönliche Werte, die ich für mich definiert habe, sind Freundlichkeit, Verständnis, Empathie und (Tier-)Liebe. Akzeptanz, Toleranz, Interesse und Kreativität. Sicherheit, Reflexionsfähigkeit, Freundschaft und Mitmenschlichkeit. Vertrauen, Umgang auf Augenhöhe, Humor und Weitsichtigkeit. Ich versuche, jeden Tag nach diesen Werten zu leben und Entscheidungen zu treffen. Auch glaube ich, dass sie mich zu meinem Wunsch geführt haben, andere Betroffene mit meinen Erfahrungen zu unterstützen, weshalb ich mich folglich für die Weiterbildung zur Genesungsbegleiterin entschieden habe. Somit ist es für mich von großer Bedeutung, sowohl meine persönlichen Werte zu kennen als auch Betroffene dabei zu unterstützen, ihrer Werteorientierung auf den Grund zu gehen – denn seine persönlichen Überzeugungen zu definieren bedeutet auch, sich selbst und die eigenen Bedürfnisse besser kennenzulernen. Und das wiederum trägt dazu bei, selbstverantwortlich und selbstbestimmt zu leben.

Zudem beeinflussen die persönlichen Werte unser Handeln und unser Denken, nach ihnen bewerten wir Situationen – und sowohl das Handeln als auch das Denken und Bewerten sind wichtige Bausteine, um einen Umgang mit der eigenen Erkrankung zu finden. Gerade im Bereich der psychischen Krankheiten sind viele Details und Lebensinhalte mosaikartig miteinander verwoben, es entsteht ein Labyrinth voller Zusammenhänge und Wechselwirkungen. Die persönlichen Werte und die eigenen ethischen Prinzipien zu definieren, vielleicht auch zu hinterfragen, ist jedoch für uns alle von Bedeutung. In den letzten Jahren habe ich die Erfahrung gemacht, dass nicht nur Betroffene von psychischen Erkrankungen Schwierigkeiten haben, ihre eigenen Werte zu identifizieren. Ich glaube, dass die Auseinandersetzung mit sich selbst eine grundsätzliche Herausforderung darstellt, die genauso schwer wie wichtig für die Identitätsfindung ist. Deshalb möchte ich Menschen, die im psychiatrischen Versorgungssystem tätig sind, dazu ermutigen, zunächst sich selbst zu fragen, nach welchen Wertevorstellungen und ethischen Prinzipien sie handeln. Gibt es vielleicht konkurrierende oder widersprüchliche Werte, die gegeneinander arbeiten? Das Bewusstsein für die persönlichen Lebenseinstellungen bedarf zunächst einem Erforschen der eigenen Identität und der moralischen Grundsätze, nach denen man agiert. Um Betroffene bestmöglich dabei unterstützen zu können, die eigenen Werte zu definieren, besteht somit erst einmal die Aufgabe für psychiatrisch Pflegende, die eigenen Handlungsgrundsätze zu reflektieren und die persönliche Werteorientierung zu ergründen. Denn mit anderen Menschen an Themen zu arbeiten, die bei einem selbst noch unerforscht sind – das kann und darf keine Grundlage für die Arbeit mit Betroffenen von psychischen Erkrankungen sein.

Anja Neumann:

Über meine Werte

In meiner Kindheit wurden mir die Werte Ehrlichkeit, Bescheidenheit, Pflichtgefühl, Verantwortung, Rücksicht auf andere, Hilfsbereitschaft, Höflichkeit und gutes Benehmen, Ordnung, Sauberkeit, Respekt und Pünktlichkeit beigebracht. Ich war immer bemüht alles »Richtig« zu machen. Nach der Geburt meiner Kinder kamen Werte wie bedingungslose Liebe, Familie, Freund*innen, Anerkennung, Gerechtigkeit, Gleichheit, Empathie, Toleranz und Verlässlichkeit dazu. Einige von diesen Werten habe ich auf meinem Lebensweg leider zu wenig erleben dürfen oder wurden sogar gegen mich verwendet. Durch meine »Seelische Erkrankung« (ich finde diesen Begriff angenehmer als »Psychische Erkrankung« – da dies in den Medien viel zu oft für Gewalttäter benutzt wird und aus meiner Sicht damit stigmatisiert) habe ich jetzt einige Werte für mich überdacht und reduziert. Nun stehen Sicherheit, Vertrauen, Gesundheit, Respekt, Ruhe und Ehrlichkeit, ganz weit oben auf meiner Liste meiner wichtigsten Werte. Das liegt sicher auch an den vielen Einschränkungen, die meine Erkrankungen mit sich bringen. Zum Beispiel habe ich ein enorm hohes Ruhebedürfnis entwickelt. Ich brauche sehr viel Ruhe in meinem Leben, in meinem Tagesablauf, in meinen Ohren, in meinem Kopf und in meinem Kontakt mit Menschen (die ich deshalb auf ein Minimum reduziert habe). Ich bin unheimlich schnell reizüberflutet und dann überfordert mit mir und der Situation, in der ich mich befinde.

Die Rollen in meinem Leben

Ich habe viele Rollen in meinem Leben gehabt. In jeder Rolle wollte ich immer alles und mein Bestes geben für jeden. So wie es immer von mir erwartet wurde. Ich war gefangen in den »Werte-Gesetzen« und Erwartungen. Als mein Leben damals zusammenbrach, konnte ich von einem auf den anderen Tag nicht mehr diese Rollen bedienen.

Bin das jetzt wirklich Ich? Und wie lange noch? Es gibt eine Anja »vor« und eine »nach« dem Ausbruch der seelischen Erkrankungen. Die von vorher hat viel gelacht und war ein sehr sozialer Mensch. Sie war so gerne mit anderen Menschen zusammen. Die Erkrankungen haben mich sehr verändert, denn heute bin ich still und leise und in mich zurückgezogen. Mein Selbstvertrauen wurde zerstört. Ich bin seit Jahren nicht mehr in der Lage, mehrere Menschen um mich herum zu auszuhalten. Oft habe ich meine Wohnung wochenlang nicht verlassen können. Heute mit der Hilfe von Herrn Tschinke und dem Recovery Programm kann wieder Einkaufen gehen, ohne eine Panikattacke zu bekommen. Klingt nicht so aufregend, ist aber für mich ein gewaltiger Schritt nach vorn, der mir neue Hoffnung gibt. Hoffnung, irgendwann ein bisschen von der alten Anja und ihrer Lebensfreude zurückzubekommen. Was für andere normal ist, wie etwa ein Krankenkassenwechsel oder einen Antrag auf Rentenweitergewährung zu stellen, bringen mich heute immer noch so aus der Fassung, sodass ich über Wochen hinweg, bis eine Entscheidung gefallen ist, eine Attacke nach der anderen bekomme und nicht schlafen kann. Ein sehr zermürbendes Unterfangen für mich, ja sogar aus meinem Gefühl heraus eine Bedrohung meiner Sicherheit – was mich immer wieder zurückwirft und am mir zweifeln lässt. In dieser Zeit zieh ich mich besonders zurück, jede weitere Aufregung für mich außerhalb der Wohnung kann mich zurückwerfen und das »bisschen« mühsam zurück gewonnenes Selbstwertgefühl zum Einsturz bringen.

Diese Phasen oder Ereignisse bringen alte Erinnerungen zurück, wie ich damals war, und setzen eine Spirale von Selbstzweifel und Selbstvorwürfen wieder in Gang. Glaubensätze wie: »Stell Dich nicht so an!«, »Du bist selbst schuld!«, »Nimm dich nicht so wichtig!«, »Das musst du anders machen!«, »Nimm Rücksicht!«, »Andere gehen vor!«, »Das hast du dir nur eingebildet!« und »Sei nicht so sensibel!«, haben sich in mir verinnerlicht und machen Situationen, die Ängste oder sogar Panik auslösen nur noch schlimmer. Und dann ist auch die Scham zurück. Ich schäme mich meiner Angst und Panik, ich schäme mich, das zu erzählen, ich schäme mich, dass ich mich so verhalte (aber ich kann das nicht kontrollieren), ich schäme mich, dass ich für andere dann anstrengend bin, ich schäme mich dafür, dass ich bin wie ich bin. Letztendlich schäme ich mich dafür, dass ich diese Erkrankungen habe! Niemand sollte sich aber dafür schämen müssen. Helfen tut mir da besonders Herr Tschinke und das Recovery. Er erinnert mich immer wieder daran, dass ich nicht schuld an meinen Erkrankungen bin und dass ich trotzdem auch ein wertvoller Mensch bin. Mein Kopf weiß das zwar meistens, aber ich kann das nicht fühlen und dann glaube ich mir das selbst nicht. Er hilft mir, mich zu akzeptieren, anstatt gegen mich anzukämpfen. Er hilft mir, die eigene Haltung zu meinen Einschränkungen und meinem Verhalten in Extremsituationen zu korrigieren. Das ist ein sehr langer und mühsamer Weg und der ist auch noch nicht zu Ende. Früher versuchte ich diesen Kampf mit und gegen mich gerichtet durch ein tagelanges zwanghaftes Aufräumen und Putzen bis hin zur totalen Erschöpfung loszuwerden. Heute kommt das nur noch vereinzelt vor. War ich damals eine extreme Leseratte, so schaffe ich es heute nicht mehr mehrere Seiten eines Buches konzentriert zu lesen. Das ist frustrierend und entmutigend.

Ich habe etwas gefunden, was mir bei einem Teil der Krankheitsbewältigung hilft und auch etwas für den Aufbau meines Selbstwertgefühls. Beim Fotografieren vergesse ich meine Ängste für einen Moment, kann mich dann wie ein gesunder Mensch fühlen und kleine Glücksmomente genießen. Aber genau das löst dann auch manchmal wieder ein schlechtes Gewissen aus. Was wenn mir genau das irgendwann mal vorgeworfen wird? Sofort fällt mir da mein negatives Erlebnis mit dem Gutachter ein (▶ Kap. 6.1 Erlebnisse und Wünsche der Betroffenen), der alles, was ich sagte, verdreht hat und jeden noch so klitzekleinen Punkt der normal lief groß ausschlachtete zu meinem Nachteil. Was wenn ich eines Tages wieder zum Gutachter muss? Werden diese kleinen Glücksmomente dann falsch bewertet? Für mich sind diese aber zur Genesung sehr wichtig.

Melanie Rogner:

Für mich sind Werte moralische Handlungsgrundsätze, auf denen mein Tun basiert. Diese ethischen Werte wie Begegnung auf Augenhöhe, Respekt, Offenheit und Ehrlichkeit, Verlässlichkeit, Authentizität und Selbstbestimmung, Hoffnung und Aufenthalt in der Natur sowie viele andere Werte, die mir persönlich wichtig sind, tragen meine Handlungen durch den Alltag. Meine ethischen Grundwerte formen meine Persönlichkeit. Es sind Glaubenssätze, die mich auch in Krisenzeiten tragen, indem sie mir ein Fundament bieten, auf dass ich mich in unsicheren Zeiten verlassen kann. Denn diese unsicheren seelischen Zeiten wird es immer wieder geben und gehören ein Stück weit zu meinem Leben dazu. Besinne ich mich allerdings in solchen Momenten auf meine innigsten Werte zurück, finde ich relativ schnell wieder Stabilität in unruhigen Gewässern.

Die oben genannten Werte waren aber nicht immer die meinigen. Bis zu meinem ersten Krankheitsschub waren die inneren Werte eher zerstörerischer Natur. Werte, die mich klein hielten, die mich zwangen mich zu verstecken und mich zwangen mich selbst kleinzureden. So gesehen ist die Irritation »Psychose« ein Glücksfall gewesen. Zwang sie mich doch über den Kern meiner Identität und die Sinnhaftigkeit meines Daseins und über die Sinnhaftigkeit meiner Erkrankung nachzudenken, um dann infolgedessen meine eigenen Werte zu identifizieren und zu leben.

Die eigenen Werte zu hinterfragen, gehört, denke ich, zu den wesentlichsten Aufgaben, die sich einem selbst in einer Krise stellen. Ist es doch zumindest bei mir der Fall gewesen, dass ich bis zu meiner ersten existentiellen Krise Werte vertrat, die so gar nicht zu mir passen wollten und mich innerlich zerstörten: mach dich klein und sei größtenteils gehorsam, tu was man dir sagt, komme nicht aus dir heraus, jeder Anflug von Selbstwertgefühl sei ein Ausdruck innerlicher Überheblichkeit und so weiter und so fort. Außerdem sah ich oft die Verantwortung bei mir, wenn irgendetwas passierte. Ich musste lernen, dass jeder für sein Leben selbst verantwortlich ist und ich mich nur selbst ändern könne. Also bin ich auf die Suche gegangen, nach meinen Werten und dem Sinn in meinem Leben. Plötzlich erkannte ich, dass nicht die Tochterrolle den Hauptsinn in meinem Leben ausmachen sollte, sondern ich viele verschiedene andere Rollen in meinem Leben einnahm. Insbesondere die Rolle als Mutter und Ehefrau gab mir viel mehr an Sinn und Verantwortung, aber auch die Rolle als EX-IN und Dozentin sowie die Rollen als Freundin, Autorin sowie Familienmanagerin usw. gaben mir viel mehr Bedeutung und Sinn in meinem Leben.

Rollen spielen im Wertekontext eine große Rolle, definieren sie doch, wo ich in meinem Leben stehe. Diese Rollen muss ich mit Sinn und Verstand suchen und finden, was in der Krise zwar oft schwerfällt, aber unerlässlich ist für den Genesungsprozess.

Aus diesen Rollen heraus kann ich auch Werte definieren. So ist es mir beispielsweise wichtig, dass ich meine Krise und Genesung thematisiere innerhalb der Familie, dass diese immer weiß, wo sie gerade dran ist und diese nicht zum Tabuthema wird, d. h., Transparenz und Offenheit sind mir als Werte sehr wichtig. Ebenso möchte ich offen mit meinem Facharzt analysieren und diskutieren, d. h., Begegnung auf Augenhöhe ist mir als Wert wichtig. Ebenso möchte ich gern für mich selbst entscheiden dürfen, mit anderen Worten der Wert der Autonomie hat bei mir an Bedeutung während meiner Genesung gewonnen. So könnte ich endlos weitermachen, denn all meine Lebenserfahrungen tragen dazu bei, dass ich mich nun an gewisse Werte orientieren kann.

Die Auseinandersetzung mit meinen und Bewusstmachung meiner eigenen Werte tragen wesentlich zu meiner heutigen Identität bei. Die Werteorientierung ist deshalb so wichtig in der Krise, weil sie Teile der noch undefinierten Identität klären kann, neu ordnet und einen tragenden Pfeiler meiner eigenen Persönlichkeit ausmacht.

Es geht darum, die negativ wirkenden Werte abzulegen und neue Werte zu finden, die der Mensch auch in seelischen Krisen gut vertreten kann, damit sie ihn tragen als feste Säule seiner Identität. Dies beinhaltet nach Petzold Glaubenssätze, wie Dinge im Leben zu sein haben. Das beinhaltet eine gewisse innere Haltung mir selbst und meinen Mitmenschen gegenüber. Wie will ich mit mir und anderen umgehen? Wie nachsichtig möchte ich mit mir und anderen sein? Wie offen und transparent will ich mit meiner Erkrankung umgehen? Etc.

Für mich ist noch ein anderer Aspekt sehr wichtig im Leben eines Menschen: der Sinn bzw. die Sinnfindung. Warum tue ich das, was ich tue? Welchen Sinn macht meine Erkrankung im Leben? Ist diese vielleicht gar nicht umsonst aufgetreten, sondern wollte sie mir etwas damit sagen? Welchen Sinn macht meine Arbeit im Leben aus? Welchen Sinn ergibt meine Familie für mich?

Gerade der Aspekt einen Sinn in der Erkrankung zu finden, ist für mich im Genesungsprozess unerlässlich, sonst kann ich niemals die Fragen nach dem Warum ablegen. Ich brauche als Betroffene eine Antwort darauf, warum mich eine oder diverse Diagnosen im Leben ereilt haben. Diese Antwort auf die betreffenden Fragen kann ich mir aber nur selbst geben, indem ich in der Retrospektive einen Blick auf die eigene Biografie werfe und diese im Zusammenhang sehe zu meiner seelischen Krise. Krise hat etwas mit dem eigenen Leben zu tun und kommt nicht einfach aus heiterem Himmel. Dazu mehr im Teil Biografie-Arbeit.

4.2 Ethik und Werteorientierung der psychiatrisch Pflegenden

Ingo Tschinke

Psychiatrisch Pflegende verfügen über einen Wertekanon, der sie die Tätigkeit ausüben lässt, die sie in der Beziehungsgestaltung mit den Betroffenen tagtäglich leben (Stacey 2017, S. 40). In der Auseinandersetzung mit Recovery und den eigenen Werten fällt es auf, dass Pflegende zumeist ihre Werte nur schwer definieren können (Morgan et al. 2016, S. 24).

Kim Woodbridge und Bill Fulford haben dazu ein Rahmenkonzept für »Wertorientierte Praxis« entwickelt, die sich wie folgt definiert: »die Basis der Theorien und Fähigkeiten für eine effektive Entscheidungsfindung unter den psychiatrischen Berufsgruppen sind unterschiedlich und dabei sind meist (möglicherweise potenziell widerstreitende) Werte involviert.« (Woodbridge & Fulford 2004, S. 16)

Das Rahmenkonzept empfiehlt psychiatrisch Tätigen im Umgang mit Werten folgendermaßen zu verfahren (vgl. Woodbridge & Fulford 2004):

- Das Bewusstsein für Werte stärken. Psychiatrisch Pflegende werden im Alltag der psychiatrischen Versorgung nicht ständig mit ihren Werteinstellungen konfrontiert. Konflikte aufgrund der Werteinstellung entstehen meist erst dann, wenn widerstreitende Werte auftauchen oder wenn das Gefühl entsteht, dass die Werte der Mitarbeiter*innen ignoriert werden. Die Wertvorstellungen korrespondieren häufig mit der persönlichen Verantwortung innerhalb der professionellen Rolle. Es kommt noch immer vor, dass Hilfesuchende in der Psychiatrie das Gefühl haben, dass ihre Werte nicht wahrgenommen oder als weniger wichtig erachtet werden aufgrund ihrer psychischen Erkrankung. Aus diesem Grunde sollten die Werte der Betroffenen bewusst erforscht werden, um herauszubekommen, welchen Einfluss diese in der praktischen Arbeit haben. Dies umfasst auch die Erforschung der persönlichen Werteinstellungen der Mitarbeiter*innen. Es sollte dazu der Raum geschaffen werden, damit Teams über Werte diskutieren können.
- Entwicklung von Strategien zum Umgang mit nachvollziehbaren Werten der Betroffenen. Es sollten so schnell Werte identifiziert werden, die primär in bestimmten Situationen zu berücksichtigen sind. Durch diese schnelle Identifikation können dann auch gerechtfertigte Entscheidungen getroffen werden, an denen alle Beteiligten einbezogen werden.
- Die persönlichen Wertvorstellungen der Betroffenen sollten mit Hilfe der Biographiearbeit eruiert werden, damit in bestimmten Situationen sich die Betroffenen gesehen und respektiert fühlen.
- Die Kommunikation in einem Team sollte gefördert werden, sodass Raum dafür vorhanden ist, seine wertorientierten Sichtweisen mitzuteilen und darüber in den Diskurs gegangen werden kann. Auch Mediationsfertigkeiten oder Verhandlungsgeschick sind hilfreich, damit über konkurrierende Werte gesprochen und Lösungen erarbeitet werden können.
- Entscheidungsprozesse sollten immer aus der Perspektive des Betroffenen gedacht werden, sodass die Umsetzung der Versorgungspraxis und der Leitlinien stets beim Individuum anfängt.
- Es sollte dafür Sorge getragen werden, dass die Werte aller Betroffenen und aller, die in der psychiatrischen Versorgung der betroffenen Person mit eingebunden sind, berücksichtigt werden, so wie dies im »Offenen Dialog« üblich ist (vgl. Seikulla et al. 2003). Dies kann dabei helfen, dass mögliche Missverständnisse ausgeräumt und Konflikte in Diskussionen und kreatives Arbeiten umgewandelt werden.
- Bei Entscheidungen sollten alle relevanten Werteinstellungen und Lebensumstände mit einbezogen werden. Dadurch wird sichergestellt, dass tatsächlich die Entscheidungen auf einer wissenschaftlichen Basis, z. B. der Diagnostik, stattfinden und nicht aufgrund der Werteinstellungen der Person, die den Erstaufnahmebogen ausgefüllt hat. Werteinstellungen, die in den ersten Tagen offenkundig werden, sind von hoher Relevanz für die Behandlung und sie können ein Beleg dafür sein, wie inkonsistent unterschiedliche Diagnosen bei den gleichen Symptomen und Verhaltensweisen sein können.

4.3 Ethik & Werteorientierung der Ärzt*innen und Psychotherapeut*innen

Uwe Gonther

Ethik und Recovery

Bezogen auf die Ethik und Werteorientierung kann die Stärkung der öffentlichen Wahrnehmung der Position von Erfahrungsexpert*innen am meisten bewegen. Das ist ein politisches und irgendwann auch wissenschaftliches Thema. Darüber wird sich die Psychiatrie grundlegend ändern, weil wir aus dieser Haltung »den Menschen zum Objekt machen« wegkommen zu einer gemeinsamen Handlungsverabredung. Aber gleichzeitig gibt es auch weiterhin ganz andere Tendenzen und das wird wahrscheinlich alles noch über viele Jahre so ein Gemisch von unterschiedlichen Ansätzen bleiben. Dinge wie Recovery und Empowerment sind in den Leitlinien inzwischen berücksichtigt, weil dies in der internationalen Literatur eine größere Rolle spielt als noch vor zehn Jahren. Wie weit sich die Menschen, die in Einrichtungen praktisch tätig sind, mit den Leitlinien beschäftigen, in dem es um das Psychosoziale geht, das sei dahingestellt, aber die Leitlinien haben sich zum Guten weiterentwickelt. Sie bieten Möglichkeiten in dieser Richtung einer Recovery-orientierten Praxis unterwegs zu sein.

Wir haben in der Psychiatrie, wie sie in Deutschland gemacht wird, hier mit unglaublicher Diversifizierung der Angebote und der Trägerstrukturen weiterhin eine Vielfalt von nebeneinander bestehenden Paradigmen. Wenn man es positiv sehen will, könnte man so argumentieren, dass eben in dieser Vielfalt für jede/jeden auch das Richtige dabei sein könnte. Ich bin der Meinung, dass Monokulturen auch etwas Gefährliches und Entmenschlichendes in sich tragen. Wir können noch ein paar Anreize gebrauchen, die Recovery-Orientierung und tatsächlich auch unabhängige Beratung zu stärken. Eine Beratung, Information und Aufklärung mit Nutzer*innen-Beteiligung könnte von den staatlichen Stellen stärker gefördert werden, auch die Berücksichtigung bei wissenschaftlichen Projekten. Das wäre aus meiner Sicht wünschenswert und es wäre der nächste Schritt. Da darf man die Betroffenen nicht überstrapazieren, dass die uns jetzt als Allheilmittel dienen. Aber wir brauchen ihre Sichtweise und wir brauchen ihre Stimme, denn das wird auf dem Weg zu einer menschenfreundlichen, wirklich individualisierten Unterstützung durch die Psychiatrie helfen. Es wird viel von personalisierter Medizin und personalisierter Psychiatrie geredet, aber viele meinen damit dann eben eine Art genetischen Code, der quasi am Automaten, von dem man auch psychotherapeutisch beraten wird, eingelesen wird. Das können Akteure machen, die gerne in der Vorstellung leben, die Welt wäre sowieso schon eine Matrix. Das echte Leben mit echten Menschen sieht nach wie vor anders aus und da ist für mich Personalisierung und Individualisierung ein kommunikativer Prozess zwischen realen Menschen. Ich glaube tatsächlich, dass die Pflege aus dieser begleitenden Mitmenschlichkeit dafür eine gute Tradition und Expertise hat und dies einbringen kann. Die Stärkung der pflegerischen Professionalisierung, wäre sicher segensreich für die Psychiatrie.

Mit der Pflege entwickelt sich viel, *SafeWards* ist so ein Beispiel, da geht es um Beziehungsaspekte und wie dies auch professionell pflegerisch, quasi multiprofessionell, aber letztlich auch pflegerisch, stark mitbestimmt, umgesetzt werden bzw. aufgegriffen werden kann im stationären Alltag. Wir haben viel ermutigende Tendenzen, aber es wird trotzdem nicht passieren, dass alle in die eine Richtung spazieren und dann in die andere und dann kommt die Erkenntnis und es geht so und alle machen eine Kehrtwende. Sondern es gibt relativ viel Durcheinander, es sei denn, Gesetzgeber und Kostenträger würden das sehr stark strukturieren. Aber da wehren sich dann alle Beteiligten und es kommt nicht dazu. Aber wenn wir ein bisschen mehr EX-IN, ein bisschen mehr Recovery, ein bisschen mehr Träger-übergreifende Koordination und auch dann irgendwann sogar Sozialgesetzbücher übergreifend hätten, ein bisschen mehr Kommunikation zwischen den Anbietenden, dann geht es in die richtige Richtung.

Auch im Sinne der Wertediskussion muss man darüber reden. Im Grunde müssten wir eine Recovery-Gruppe auf jeder Station einrichten und es müsste eigentlich in jedem ambulanten Hilfsdienst ein Standardprogramm sein, weil dies ein Korrektiv darstellt, dass auch die Sachen besprochen werden, um die es den Betroffenen wirklich geht. Das wäre eine gute praktische Auswirkung.

Ich glaube aber auch, dass wir multiprofessionell eine Wertediskussion führen sollten. Ich glaube, der Raum ist im stationären Setting eigentlich jetzt schon da – man muss ihn inhaltlich nur nutzen. Also man braucht hier gegenseitige Anerkennung, dass dann Gesprächszeiten, z. B. auch wie ein Teamtagen, dafür genutzt werden, über diese Sinnfragen zu reden. Also ich glaube, dass wir dafür keine Psychiatrie-Revolution brauchen, sondern dass wir miteinander in Teamtagen – wir brauchen eigentlich auch so eine Art internes Recovery – die Sinnfragen stellen, die Grundhaltung definieren und dann kann das auch gelingen.

Man muss sich auch ethischen Fragestellungen rein praktisch stellen. Dazu haben wir ein Ethik-Komitee, in der die verschiedenen Berufsgruppen, die Patient*innen-Fürsprecher*innen, die Klinikleitung und unsere Patient*innen-Vertretungen aus der Stadt vertreten sind. Wir trommeln alle Beteiligten zusammen – dazu hat eine unserer Ärztinnen eine Fortbildung für klinisches Ethik Management gemacht – und dann werden die Fälle mit uns berufsgruppenübergreifend in einer strukturierten Weise diskutiert und dokumentiert. Das ist ein neuer Schritt, dass wir von dem sonst so eher improvisierten Diskutieren der ethischen Probleme wegkommen. Da gibt es relativ einfache Alltagsprobleme, aber ebenso sehr schwierige Themen wie eilige Spätabbrüche von Schwangerschaften bei psychiatrischen Krisen. Ich glaube, so kann man mit diesen Fragen umgehen, dass man wirklich Fragen der Ethik, der Moral, der Grundhaltung stellt und dass diese Fragen ganz bewusst zum Gegenstand einer geordneten Diskussion gemacht werden. Ich finde, man muss immer aufpassen in psychiatrischen Zusammenhängen, dass man auch über die Sachen redet, die wirklich wichtig sind. Das sind Sinnfragen, das sind aber auch Grundsatzfragen von Behandlung, immer wieder von Schweigepflicht, von Datenschutz etc. und die darf man nicht in der Alltagsroutine unterbuttern, sondern das gehört eigentlich zu einer wachsamen, achtsamen und aufmerksamen Kultur. Es gehört dazu, dass wir bewusst die Dinge bemerken, über die wir innerlich stolpern oder wo wir anstoßen und die dann auch zum Thema machen, anstatt zu sagen: »Ach, das ist irgendwie unangenehm, da mache ich mir lieber keine Gedanken drüber.«

Mit Betroffenen brauchen wir das auch, wenn wir gemeinsam versuchen Entscheidungen zu treffen, sowohl bei der Medikation als auch bei der Behandlungsplanung, wie auch bei der Entlassungsplanung und der langfristigen ambulanten Perspektive. Wir brauchen überall die Stärkung der Position der Betroffenen. Was wir zum Beispiel praktizieren, ist, dass wir EX-IN- Konzile einberufen haben, dass wir auch über die bei uns beschäftigten Genesungsbegleitenden hinaus und unabhängig von dem Fall externe Expert*innen-Beratung bestellen und dann auch bekommen und bezahlen. Das gehört eben auch zur Realität. Also auch eine Form von neuer Behandlungsplanung. Die Stärkung der Positionen der Betroffenen an ganz vielen Stellen und die Einbeziehung dieser Sichtweise, darüber wird sich die Psychiatrie verbessern, davon bin ich einfach überzeugt.

4.4 Zusammenfassung

Um eine Nachhaltigkeit in der Versorgung zu erreichen, sollte eine Ausrichtung auf die Werte der Betroffenen vorgenommen werden. Zurzeit findet eine Hinterfragung dessen, was die Betroffenen aufgrund ihrer Werte für sich anstreben, noch viel zu selten statt, denn viele Menschen können dies selten klar benennen oder es ihnen nicht bewusst, was ihnen eigentlich wichtig ist. Deswegen muss eine Wertediskussion auf vielen Ebenen geführt werden, um aufzuzeigen, was sowohl den psychiatrisch Tätigen als auch den Betroffenen wichtig ist, denn meist merken wir Widersprüche gegen unsere Werte erst, weil wir feststellen, dass uns die Arbeit, die Angebote, die Beziehungen, die Begegnungen, die Zusammenarbeit gefällt oder auch nicht. Dies hat vielfach mit unseren Werten zu tun und dies gilt es uns bewusst zu machen, also sollten wir alle darüber sprechen und uns austauschen, was uns wichtig ist und warum.

5 Begegnungen – Erstkontakte mit Kliniken, Fachärzt*innen, Psycholog*innen und psychiatrisch Pflegenden

Ingo Tschinke

Der erste Eindruck ist meisten prägend, wenn wir mit einem Kundendienst, mit Verkäufern, anderen Dienstleistern und auch öffentlichen Personen wie mit der Polizei und dem Finanzamt zu tun bekommen. Dies gilt auch weitaus mehr für die Psychiatrie, wenn wir als professionell psychiatrisch Tätige das erste Mal auf Menschen treffen, die Hilfe, Begleitung und Unterstützung aufgrund einer psychiatrischen Erkrankung suchen. In diesem Kapitel beschäftigen wir uns damit, wie wir diesen Kontakt Recovery-orientiert gestalten können.

Wenn man sich in Kontakt begibt zu einer fremden Person, hat es vielfach damit zu tun, wer will was von wem und warum? Begibt man sich in Kontakt mit einem Verkäufer, Dienstleistungsanbieter oder anderen Personen, die mir ihre Leistung oder ihr Produkt verkaufen wollen, so ist die Begegnung meist so gestaltet, dass der andere mir gegenüber freundlich und zugewandt auftreten möchte, sodass ich die Leistung oder das Produkt in Anspruch nehme oder kaufe. Dies wandelt sich, wenn es sich um eine Institution handelt, die Macht über mich ausüben kann – wie mein Arbeitgeber, ein Amt (Finanzamt, Stadt, Landkreis oder wie auch immer geartete Behörde), Rentenversicherung etc. Viele Menschen mit psychischen Erkrankungen erleben gegenüber diesen Institutionen das Gefühl von Angst, Ausgeliefertsein oder Fremdbestimmung, die meist auch noch dadurch bestärkt wird, dass sich die Menschen in den Institutionen nicht darüber im Klaren sind, dass sie Macht ausüben. Begeben sich Menschen mit psychischen Problemlagen dann hilfesuchend in Kontakt mit dem Psychiatrie-System, dann kommt zu den Gefühlen der Angst und Machtlosigkeit meist auch noch die Scham dazu. In den Begegnungen und Kontakten begegnen uns meist die Betroffenen aus dieser Position der Schwäche heraus, denn schnell fällt es auf, wenn Betroffene autonom und selbstbestimmt ihre Forderungen an die Behandlung und die Behandler stellen, denn die »Anspruchshaltung« wird in der Regel negativ wahrgenommen. Im Grunde müsste es doch zu begrüßen sein, dass uns Menschen selbstbestimmt, autonom, selbstverantwortlich und entscheidungswillig entgegentreten, denn das wollen wir im Sinne des persönlichen Recovery mit ihnen gemeinsam erreichen. Zu häufig wird aber noch erwartet, dass Menschen sich ertragend und erduldend in die »Patientenrolle« hineinbegeben und sich kafkaesk in die Rolle einer Person verwandeln, die ihnen die Behandler zugedacht haben. Verwandeln sie sich nicht, dann werden zum »schwierigen Patienten«. Dies führt zu einer Asymmetrie zwischen den Behandelnden und den Betroffenen, die sich in der Erstbegegnung im Sprechzimmer des Arztes oder noch stärker in der institutionellen Fremdbestimmung im Krankenhaus auswirken kann. Denn gerade für einen Arzt besteht die Gefahr, dass dieser sich hinter der autoritären und patriarchalischen Bevormundung des Anderen zurückzieht oder sich in einem formal-korrekten Rückzug befindet: »Das müssen sie schon selbst bestimmen, ich respektiere ihr Selbstbestimmungsrecht.« (Dörner 2003, S. 54). Es ist notwendig eine Beziehung auf Augenhöhe einzugehen, denn nur dadurch kann es gelingen, die aufkommenden Gefühle, die in der Erstbegegnung vorhanden sind, zu erfassen und aufzufangen. Dazu müssen psychiatrisch Tätige den Betroffenen mit einer dementsprechenden Haltung begegnen, die es ermöglicht eine intensive Beziehung einzugehen, die ein angemessenes Handeln und Entscheidungen umsetzbar machen.

5.1 Erlebnisse und Wünsche der Betroffenen

Madeline Albers, Anja Neumann, Melanie Rogner

Madeline Albers:

Mein Erstkontakt, im Rahmen dessen ich mir professionelle Hilfe hinsichtlich meiner seelischen Belastungen geholt hatte, war damals meine langjährige Hausärztin. Ich staune noch heute, wie dieser Schritt zustande gekommen ist, denn ich nahm mir zumindest nicht bewusst vor, ihn zu gehen: Als ich 2015 eine schwere Krise mit suizidalen Gedanken hatte, stand ich eines morgens auf, zog mich an und fand mich kurze Zeit später im Wartezimmer meiner Hausarztpraxis wieder. Rückblickend kann ich nicht mehr nachvollziehen, wie es zu diesem Handlungsimpuls gekommen war – und doch entpuppte er sich als Lebensrettung und stellte die Kehrtwende in meinem Leben dar. Meine Hausärztin kannte ich bereits seit Jahren, wir hatten ein stabiles Vertrauensverhältnis. Im Behandlungszimmer ließ ich meinen angestauten Gefühlen freien Lauf, ich weinte viel und sagte wenig. Zu meiner Erleichterung erfragte sie nicht die Gründe für meine Situation und reagierte verständnisvoll, empathisch und ruhig. Wir entschieden uns gemeinsam für einen teilstationären Aufenthalt in einer psychiatrischen Tagesklinik. Auf meine Bedenken gegenüber eines stationären Aufenthalts, bei dem ich große Trennungsängste bezüglich meines gewohnten Umfelds gehabt hätte, nahm sie Rücksicht und akzeptierte meine Entscheidung für den Mittelweg.

Aus heutiger Sicht wird mir die Bedeutung eines positiven Erstkontakts noch einmal mehr bewusst: Meine Hausärztin ließ mir meine Autonomie, begegnete mir auf Augenhöhe und ebnete mir den Weg für all die Erfahrungen, die ich in den darauffolgenden Jahren machen durfte. Ein Erstkontakt bedeutet für die Betroffenen oftmals eine Begegnung in einem Moment größter Verzweiflung, Hoffnungslosigkeit und Angst. Meine Hausärztin erkannte meine Überforderung und Unsicherheit, ließ mich zur Ruhe kommen und hat gemeinsam mit mir nach Möglichkeiten gesucht, ohne mich unter Druck zu setzen, mit Fragen zu überfordern oder die Gründe für meine psychische Verfassung unbedingt verstehen zu wollen – vielleicht hat mir diese Besonnenheit das Leben gerettet.

Ein Negativerlebnis, welches mich noch lange Zeit später beschäftigte, war der Erstkontakt mit meinem ehemaligen Psychiater (▶ Kap. 3.1 biopsychosoziales Behandlungsmodell versus Recovery-Orientierung). Meine Therapie-Zeit umfasste jedoch viele weitere Erstkontakte, mit denen ich grundsätzlich sehr zufrieden war: Insbesondere die Zusammenarbeit mit meiner psychologischen Psychotherapeutin, welche mich über drei Jahre lang ambulant betreute, war geprägt von Verständnis und Weitsicht. Obwohl sie mir außerhalb meiner alltäglichen Welt begegnete, versuchte sie, meinen Lebenskontext zu verstehen und einen ganzheitlichen Blick auf meine Situation zu werfen. Wir tauchten ein in meine Vergangenheit, fanden Zusammenhänge zur Gegenwart und entdeckten, wie meine Gedanken, Gefühle und Handlungen miteinander verknüpft waren. Sie gab mir keine Lösungsvorschläge, sondern ließ mich die Lösungen mit ihrer Unterstützung selbst finden. Ein Balance-Akt, der herausfordernd und schwierig war, doch der letztlich meinen Horizont erweiterte und mich meinem Wunsch näherbrachte: Ich wollte mich verstehen. Ich wollte verstehen, warum ich so furchtbar vulnerabel und wenig resilient war. Ich wollte meine Biografie aufarbeiten, um meine Gegenwart nachvollziehen und dadurch verständnisvoller mit mir selbst umgehen zu können. Diesen Weg hat sie mir ermöglicht, indem sie mir bereits beim ersten Kontakt das Gefühl gab, ich dürfe die Situation annehmen, wie sie war, mit all ihrer Emotionalität und Hoffnungslosigkeit. Erst das öffnete mir die Tür zur Veränderung.

Auch die Erstkontakte zu den Ärzt*innen und dem Pflegepersonal während der Klinikaufenthalte habe ich positiv in Erinnerung. Was ich jedoch häufig vernommen habe, war das Aufkommen eines (wenn auch leichten) Machtgefälles in gewissen Situationen zwischen Betroffenen und dem Fachpersonal. Ich empfinde dies als wichtiges Thema, denn die Behandlung auf Augenhöhe trägt maßgeblich dazu bei, dass sich die Betroffenen wertgeschätzt, sicher und ernst genommen fühlen. Dabei bedeutet eine Behandlung auf Augenhöhe nicht, sich von professioneller Distanz zu entfernen oder gar ein freundschaftliches Verhältnis zu den Betroffenen aufzubauen: Augenhöhe bedeutet, eine gleichwertige, respektvolle Beziehung einzugehen, die sich von asymmetrischen Strukturen und Wertungen (wie z. B. vom Zerrbild »Halbgott in Weiß« freimacht. In der heutigen Zeit sollten Betroffene längst nicht mehr nur bloßes Behandlungsobjekt sein, sondern die aktive Rolle eines Partners oder einer Partnerin übernehmen. Das Ideal der Behandlung auf Augenhöhe verlangt dabei von allen Beteiligten ein vielleicht neues Selbstverständnis, denn die Beziehung zwischen Ärzt*innen und Patient*innen war in der Vergangenheit eher autoritär hinsichtlich einer »Expert*innenmacht« geprägt. Vordergründig sollte es um Partizipation gehen, also um die aktive Teilhabe von Betroffenen an Entscheidungsprozessen bezüglich ihrer individuellen Behandlungsmöglichkeiten. Ich habe die Erfahrung gemacht, dass eine Behandlung auf Augenhöhe nicht immer auch gelebte Realität innerhalb des Psychiatrie-Systems ist – weder auf Seiten des Fachpersonals noch auf Seiten der Betroffenen, welche ebenso zu einer gleichwertigen Beziehung beitragen. In verschiedenen Kliniken beobachtete ich neben Recovery-orientierten Behandlungsansätzen auch Unfreundlichkeit, Arroganz, Überheblichkeit und Macht-ausspielende Kommunikation. Dass Gerechtigkeit und Gleichbehandlung immer und überall stattfinden, ist eine Utopie – und doch würde ich mir wünschen, dass Partizipation sowohl in psychiatrischen Einrichtungen als auch in der ambulanten Begleitung noch weiter Einzug findet und dass das Ausmaß dieser Asymmetrie in der Ärzt*innen/Pflegeperson-Betroffenen-Beziehung verringert wird.

Grundsätzlich und zusammenfassend überwiegen die positiven Erfahrungen, die ich mit Erstkontakten im psychiatrischen Kontext machte. Auch Erlebnisse, die eher negativ geprägt waren, haben heute einen positiven Einfluss auf meine Perspektive und schaffen noch mehr Klarheit in meinen Ansichten. Als ich zum ersten Mal über vier Monate psychiatrische häusliche Krankenpflege bekam, haben wir kaum mehr gemacht, als zwei- bis dreimal die Woche Kaffee zu trinken und über Gott und die Welt zu reden. Das lag auf der einen Seite an meiner Unsicherheit und meiner Angst, durch die ich mich nicht traute, meine Wünsche und Bedürfnisse offen zu äußern. Auf der anderen Seite hatte ich das Gefühl, als sei ich ein »erholsamer Termin zum Durchatmen« für die Bezugspflegekraft gewesen, die mehrmals zu mir kam. Letztlich hat mir diese Maßnahme in der Akutsituation nicht geholfen, doch ich habe durch diese Erfahrung den massiven Unterschied erlebt zwischen einer Unterstützung, welche nicht bedürfnis- und ressourcenorientiert mit den Betroffenen zusammenarbeitet – und der Recovery-orientierten Begleitung, welche ich durch Ingo Tschinke erfahren durfte. Vielleicht konnte ich nur durch das Erleben dieser immensen Kluft zweier unterschiedlicher Ansätze für mich entdecken, wie wertvoll ich Recovery finde.

Anja Neumann:

Erstkontakt Hausarzt

Als es mir ganz am Anfang so schlecht ging und ich noch nicht ahnte, dass ich meine erste Depression hatte, ging ich nach einigen Wochen zu meinem damaligen Hausarzt und vertraute mich ihm an. Er hat nach einem Gespräch mit mir seine Vermutung ausgesprochen und sagte dann: »Nehmen sie das Telefonbuch und rufen sie irgendeinen Therapeuten an mit Krankenkassenleistung. Zeitgleich holen sie sich einen Termin bei einem Psychiater. Bis sie dort einen Termin haben, kommen sie zwei Mal die Woche hier her.«

Aus meiner Sicht: Mein Hausarzt hat gut reagiert. Er hat es mir leicht gemacht, Hilfe anzunehmen. Zudem gab er mir das Gefühl, damit nicht mehr allein zu sein. Er hat mich damals auf den für mich richtigen Weg gebracht.

Erstkontakt Psychiaterin

Es hat einige Wochen gedauert, bis ich einen Termin bekam. Ich ging sehr verschämt und ängstlich dort hin. Sie hat mir behutsam Fragen gestellt und alles notiert. Ich bekam viel Zeit zum Reden, zum Weinen und eine Überweisung für eine Psychotherapie. Außerdem wurden meine ständigen Migräneattacken untersucht und ich bekam Medikamente zur Behandlung. Worum es bei mir wirklich ging, wusste ich damals selbst noch nicht so genau. Zum ersten Mal spürte ich, dass mir jemand wirklich zuhört. Obwohl ich noch gar nicht aussprechen konnte, was ich erlebt hatte. Ich habe niemandem erzählt, dass ich dort hingehe. Zu groß waren die Scham und die Angst vor den Reaktionen anderer Menschen.

Aus meiner Sicht: Dieses erste Gespräch war das Allerwichtigste. Es war der Türöffner in mein inneres und verborgenes Ich. Sie hatte danach mein Vertrauen und meine Dankbarkeit bis heute – 14 Jahre später. Sogar so sehr, dass ich heute trotz Umzug lieber regelmäßig viele Kilometer hin und her fahre, anstatt den Facharzt zu wechseln.

Erstkontakt Tiefenpsychologische Therapie

Mal eben ins Telefonbuch schauen und einen Termin machen. Klingt leicht. Aber ehrlich gesagt, war das mit der schwierigste Teil. Ich habe erst mal einen guten Tag von mir erwischen müssen, um überhaupt in der Lage zu sein, die Kraft für die Telefonate aufzubringen. Ich fing bei A an bis runter zum V. Aber jeder Therapeut hatte andere Sprechzeiten und fast überall ging nur ein Anrufbeantworter ran (»Leider nehmen wir zu Zeit keine neuen Patienten mehr an. In dringenden Fällen sprechen sie aufs Band« oder »Wir rufen sie zurück«). Also sprach ich einem nach dem anderen aufs Band und erklärte kurz, worum es ging, mit der Bitte, mich zurückzurufen. Natürlich schaffte ich nicht alle auf einmal. Das ging über einige Wochen. Es riefen nur sehr wenige zurück, um mir mitzuteilen, dass sie keinen mehr aufnehmen und auch keine Warteliste mehr machen, da sie zum Teil bis auf zwei Jahre ausgebucht waren. Ich soll es erst mal woanders versuchen. Denen, die mich nicht zurückriefen, habe ich dann zwei- bis dreimal auf ihre Anrufbeantworter gesprochen – ohne Erfolg. Sie riefen nie zurück. Ich verlor immer mehr die Hoffnung, meine Kraft und den Mut weiterzumachen. Immerhin kam nun nur noch das »V« dran. Der letzte Anruf also. Ich hatte endlich mal Glück und hatte sofort Frau V. Am Apparat – ein Hoffnungsschimmer, der schon in der ersten Minute wieder zerbrach. Auch sie hatte keinen freien Platz für mich. Ich solle es erst mal woanders versuchen. Ich fühlte mich so wertlos. Da ich nun alle durchhatte und es jetzt sowieso egal war, gab ich auf mir Mühe zu geben. Es war so deprimierend. Ich erzählte ihr, dass sie die letzte auf meiner Liste war und ich nicht die Kraft hatte noch mal von vorne anzufangen und das es jetzt auch egal ist. Ich bedankte mich für ihre Zeit und wollte auflegen. Da verwickelte sie mich in ein Gespräch und bot mir ein einmaliges Treffen an, um mich nicht ganz allein zu lassen. Ich nahm es dankend an und ging hin. Nach unserem Erstgespräch, sagte sie mir, dass sie sich etwas Sorgen machte um mich. Deshalb bekam ich das Angebot von ihr, sechs Termine bei kurzfristigen Absagen von anderen zu bekommen, bis ein eigener Platz für mich frei wird. Das nahm ich dankend an. Ich bekam dadurch wieder etwas Hoffnung. Nach ca. sieben Monaten machte sie mir klar, wie wichtig eine psychosomatische Reha für mich wäre. Ich hatte immer wieder neue Flashbacks aus der Kindheit, war aber nie in der Lage, das Erlebte auszusprechen. Die Worte blieben mir einfach im Hals stecken. Sie half mir bei der gesamten Planung und Umsetzung für den Reha-Besuch.

Ich machte dann meine allererste psychosomatische Reha über einen Zeitraum von vier Wochen. Mit Depressionen und ständiger Migräne reiste ich dort an. In der Gruppentherapie waren zu meinem Leidwesen auch Männer anwesend. Da brauchte ich mehr als zwei Wochen, um mich überhaupt etwas zu öffnen. Irgendwann platze der Knoten in meinem Hals, der immer verhinderte, dass ich über mein Trauma sprechen konnte. Das war wortwörtlich der Durchbruch.

Nach der Reha konnte ich meine eigentliche tiefenpsychologische Therapie bei ihr fortsetzen und nun war ich auch in der Lage, Dinge auszusprechen. Meine Worte gingen endlich wieder durch meinen Hals. In dieser Zeit bekam ich noch einen Tinnitus dazu (sie sagte mir, mein Körper will die Wahrheit nicht hören) und dann kam auch noch eine schwere Hauterkrankung dazu (sie sagte mir, die Erlebnisse gehen mir unter die Haut), aber am schlimmsten war dann der Verlust meiner Sehschärfe auf einem Auge. Über Nacht konnte ich auf einem Auge nur noch verschwommen sehen (sie sagte mir, ich will die Erinnerungen nicht noch einmal sehen). Zur Depression war das eine enorme zusätzliche Belastung für mich. Fast anderthalb Jahre wurde ich von einem Arzt zum anderen gejagt, wurde in mehrere Krankenhäuser eingewiesen und war zusätzlich nun auch noch Dauergast bei meinem Augenarzt (▶ Kap. 6.1 Erlebnisse und Wünsche der Betroffenen).

Nach der Therapie ging es mir deutlich besser als vorher. Ich dachte damals, ich hätte die Depression besiegt. Das war aber ein Irrglaube.

Therapeut*innensuche aus meiner Sicht: Diese vielen Anrufe bei Therapeut*innen und die Absagen fühlten sich bettelnd an. Es war für mich nur erniedrigend und machte meine Situation noch schwieriger. Letzte Kraftreserven wurden ausgesaugt – Kraft, die mir für meine Kinder und meinen nächsten Tag fehlte. Ein Gefühl, als wenn man ständig gegen eine Wand laufen würde aber immer weggeschubst wird – es scheint wohl nicht so wichtig und ich fühl mich wieder allein. Ich hätte jemanden gebraucht, der mich in diesem Prozess unterstützt. Es heißt außerdem, man hat eine freie Therapeut*innenwahl, aber nach diesem Martyrium hätte ich niemals gewagt zu sagen, dass ich jemanden anderes möchte. Egal, ob das gepasst hat oder nicht. Eine Auswahl hat man doch nicht wirklich. Ganz im Gegenteil.

Was sich ändern sollte: Aus meiner Sicht wäre eine zentrale Anlaufstelle/Verteilerstelle für die Therapeut*innensuche besser gewesen. Nur einmal irgendwo anrufen, die persönlichen Daten angeben und das Problem schildern. Dann einen Rückruf bekommen mit den Kontaktdaten eines Therapeuten/einer Therapeutin mit einem freien Platz in Aussicht. Oder eine Unterstützung für Betroffene.

Erstkontakt zur Tagesklinik (Teilstationäre Behandlung, acht Wochen)

Nachdem ich schon viele Wochen krankgeschrieben war, überzeugte mich meine Ärztin das ich für ein paar Wochen in die Tagesklinik gehen sollte. Ich war anfangs dagegen, weil ich nicht wusste, ob ich es dort mit fremden Menschen zusammen aushalten würde, ließ mich dann aber schließlich doch darauf ein. Aber schon am ersten Tag hatte ich das bereut. Ich kam in einen großen ungemütlichen Gruppenraum, der voller Menschen war. Eigentlich sollte dort Platz für 20 Leute sein, ich zählte fast immer 30. Es war sehr laut und hektisch dort. Ich setzte mich immer in die hinterste Ecke an die Wand, an einen kleinen Tisch mit sechs Personen. Das war das kleinere Übel für mich. Trotzdem war ich in diesem Raum einer ständigen Reizüberflutung ausgesetzt, die ich kaum ertragen konnte. Deshalb saß ich auch die meiste Zeit in diesen Wochen lieber zurückgezogen auf dem Flur. Das war eigentlich nicht erlaubt und überhaupt nicht gerne gesehen, aber da war ich nicht so überfordert und es war dort wesentlich leiser. Manchmal ergatterte ich mir auch einen Platz im Ruheraum (dort war leider nur für drei Personen Platz).

Jede Minute, die ich in dem sogenannten Gruppenraum verbringen »musste«, war für mich eine Qual voller Anspannung und Angst und obwohl dort so viele Menschen waren, war fast jeder mit sich selbst beschäftigt. Ich langweilte mich dort unendlich. Da ich ein sehr kreativer Mensch bin, freute ich mich auf das kreative Werken, das einmal in der Woche stattfand. Allerdings gab es dort nur für acht Leute Platz. Da es eine »feste Gruppe« war, war es schwierig dort reinzukommen. Nach ein paar Wochen durfte ich dort endlich mitmachen (nur war meine Zeit da schon fast um). Das war wenigstens einmal die Woche etwas, worauf ich mich freuen konnte. Das war auch die einzige Stunde in der Woche, wo ich mit anderen gesprochen habe. Dort war es leise und stressfrei. Das einzig Gute in der ganzen Zeit dort für mich war, dass die Ärztin dort darauf drängte, dass ich eine Verhaltenstherapie machen sollte und mich vor Ort ermutigte, schon aus der Klinik heraus mir einen Platz dafür zu suchen. Also telefonierte ich so viel, bis mir das gelang (▶ Kap. 2.2.1 Sichtweisen der Betroffenen).

Aus meiner Sicht: Das war die stressigste Erfahrung für mich. Ich fühlte mich dort nicht gut aufgehoben oder betreut. Das war eher ein tägliches Absitzen der Zeit mit Überwachung. Eine tägliche Qual für mich. Es war zu wenig Personal für so viele Patient*innen (oder zu viele Patient*innen für das Personal), zu laut, zu wenig Ruhe und zu wenig Freizeitangebote, es war so ungemütlich wie in einer Bahnhofshalle. In meinem Genesungsprozess hat mich dies Zeit eher zurückgeworfen als vorangebracht.

Was sich ändern sollte: Es müsste kleinere Gruppen geben mit viel mehr Angeboten, die jeder nutzen darf. Es müsste einen anderen Personalschlüssel geben. Und warum kann man solche Einrichtung nicht gemütlich einrichten und etwas Farbe an die Wände bringen, damit sich kranke Menschen wenigstens etwas wohlfühlen können? Fragt doch mal die Betroffenen, was ihrer Seele dort guttun würde oder was sie brauchen, damit sie sich wohler fühlen.

Melanie Rogner:

Erfahrungen mit Ärzt*innen

Im Jahr 2000 rutschte ich schleichend in einen ersten psychotischen Schub. Ich war damals 23 Jahre alt und hatte keine Ahnung davon, dass es so etwas überhaupt gab. Ich interessierte mich zwar seit meinem 14. Lebensjahr für psychologische Themen, aber welche Ausmaße eine Psychose haben kann, war mir zu diesem Zeitpunkt nicht bewusst. Schon gar nicht rechnete ich damit, selbst eine schwere psychische Erkrankung zu bekommen.

Ich befand mich in einer schweren Krise. Plötzlich war ich verzweifelt und vertraute mich letztendlich einer Freundin an, die sofort meine Eltern kontaktierte. Diese holten mich aus Kiel ab, wo ich damals mein Jurastudium absolvierte, und nahmen mich mit in meinen Geburtstort.

Dort rief meine Mutter zunächst eine Psychologin an, die ihr erklärte, dass ich akut krank sei und keinen Psychotherapeuten bräuchte, sondern dringend einen psychiatrischen Facharzt, da ich Wahnvorstellungen hatte und Medikamente benötigen würde. Meine Mutter gaukelte mir vor, ich käme zu einer Koryphäe, die mich wieder in Ordnung brächte. Fakt war allerdings, dass meine Eltern starke Angst hatten, dass ich nie wieder aus der Krise fände. Ich befand mich also in dem Wartezimmer der besagten Koryphäe und wusste gar nicht so richtig, warum ich eigentlich dort war. Bei mir meine Mutter.

Die Ärztin rief uns beide zusammen herein und fragte mich allerlei Dinge. Dann schickte sie mich wieder ins Wartezimmer, um mit meiner Mutter allein zu reden und ihr zu erklären, was ich hatte – eine Psychose. So weit so gut. Ich sprach mit der Ärztin auch noch einmal allein, an dieses Gespräch erinnere ich mich aufgrund meines desolaten Zustands nur noch bruchstückhaft. Ich weiß nur noch, dass ich sofort den Eindruck hatte, dass die Psychiaterin sich mit meiner Mutter verschworen hatte. Wie sich nämlich später erst herausstellte, empfand ich meine Mutter nicht als fürsorglich, sondern eher als bedrohlich. Ich fühlte mich zu Hause nicht sicher. Das Thema Sicherheit, stellte sich erst zwanzig Jahre später heraus, ist eines meiner Kernthemen, die ich auf meinem Recovery-Weg bearbeiten musste. Das Verschwörungsgedanke bzgl. meiner Mutter und der Fachärztin, wurde dadurch verstärkt, dass sie mich hinauskomplementierte und ich in diesem Moment wusste, dass sie über mich sprachen. Es konnte nichts Angenehmes oder Wohlwollendes sein, schließlich hatten sie mich weggeschickt. Ich hätte mir gewünscht, dass die Fachärztin das Gespräch mit mir zusammengesucht hätte. Der Misstrauensgedanke begleitete mich in der Folgezeit während der gesamten Behandlung bei dieser Ärztin.

Zu Hause wieder angekommen mit einer Klinikeinweisung im Gepäck, wartete ich also auf einen freien Platz. Ich telefonierte mit der Ärztin in der Klinik, die mich überredete, einen freien Platz anzunehmen, den ich erst nicht haben wollte. Ich war erschöpft, so viel wusste ich. Mehr allerdings nicht. Dass ich in einer Psychiatrie war, stellte ich erst später fest. Das Gespräch mit dem Arzt war zunächst positiv bis er anfing kurz zu lachen. Rückblickend sollte dies wohl wohlwollend gemeint sein, wurde von mir jedoch als demütigendes Auslachen empfunden – Lachen ist ein Trigger von mir, das erfuhr ich aber auch erst im Laufe der folgenden Jahre. Zunächst übermittelte mir meine Mutter, dass die Ärzte sie und meinen Vater beruhigt hätten, dass das nur eine einmalige psychotische Episode gewesen sei. Ich würde mich irgendwann nur noch insofern daran erinnern wie an einen Beinbruch. Wie falsch lag der Arzt doch in diesem Punkt. Zwanzig Jahre später beschäftigt mich das Thema Psychose immer noch. Damals dachte das Klinikteam wohl auch, dass die Psychose durch Drogen ausgelöst worden sei. Ich hatte nie Drogen genommen, ich habe in meinem Leben noch nicht einmal geraucht. Keiner hat mir damals geglaubt, als ich dies versicherte. Meine Erkrankung heute ist vielmehr Ausdruck meiner katastrophalen Lebenserfahrungen als Kind und Jugendliche. Die Krankheit ist immer noch die von vor zwanzig Jahren, aber meine Sichtweise darauf und mein Umgang damit haben sich verändert, sodass ich nun damit leben kann.

Durch verschiedene Einflüsse von außen, habe ich mich nach ca. drei bis vier Wochen aus dieser Klinik entlassen und bin nach Kiel zurück, um mein Studium der Rechtswissenschaften zu Ende zu bringen. Mit Symptomen und voller Ängste sowie einer hohen Dosis eines Psychopharmakons.

In der folgenden Zeit machte ich weitere Erfahrungen mit anderen Ärzt*innen. Meistens waren sie paternalistischer Natur. Diese Erfahrungen reichten von einfachen Kommentaren wie: »Wenn Sie Ihre Tabletten nicht nehmen, dann brauchen Sie nicht wiederzukommen«, bis hin zu angsteinflößendem angebrüllt werden, ob ich nichts verändern wollen würde, worauf ich nur in Tränen ausbrach und mich stark unter Druck gesetzt fühlte. Anschließend nahm mich der Arzt auch noch in den Arm, um mich zu trösten, was mich verstört zurückließ. Ich verließ die Praxis umgehend und kam nie wieder. Meine Ärzt*innen-Odyssee führte mich durch drei verschiedene Bundesländer aufgrund mehrerer Umzüge. Ich hätte mir sehr eine Begegnung auf Augenhöhe gewünscht, was für mich bedeutet, dass die Ärzt*innen mich in die Behandlung mit eingebunden hätten. Dies beinhaltet eine Absprache der Medikation und die Aufklärung darüber, wann ein Bedarf in welcher Höhe notwendig erscheint und wie ich dieses Medikament für mich am besten einsetze. Des Weiteren hätte mir eine Aufklärung über weitere Hilfsangebote und wo ich darüber Informationen finde, sehr geholfen. Es fehlt an einer guten Vernetzung innerhalb des Psychiatrie-Systems. Den Ärzt*innen oder der Klinik kommt hierbei eine Schlüsselrolle zu, sind dies doch die ersten Kontakte innerhalb des Psychiatrie-Systems, mit dem die Betroffenen in Berührung kommen.

Mittlerweile habe ich einen Arzt gefunden, mit dem ich vertrauensvoll alles besprechen kann und der mir auch weitestgehend die Verantwortung für mein Handeln wieder übertragen hat. Ich bezeichne ihn scherzhaft als Sparringspartner – die Gegenseite, mit der ich bestimmte Dinge wie die Medikation aushandeln kann und der mich Handlungen hat ausprobieren lassen und immer noch ausprobieren lässt auf meinem lebenslangen Recovery-Weg. Dieses Ausprobieren in Absprache mit meinem Arzt führte letztendlich zu mehr Verantwortung und Selbstständigkeit für mein eigenes Leben. Den Kampf um mehr Eigenständigkeit, den ich zunächst bei anderen Ärzt*innen führen musste, raubte mir die Kraft, die ich gebraucht hätte, um meinen eigenen Weg auszuprobieren. Mit dem heutigen Arzt war es mir möglich meinen eigenen Weg zu finden, zu gehen und beizubehalten. Ich bin sehr dankbar dafür.

Erfahrungen mit Psychologen

Ungefähr sechs Jahre nach meinem ersten Schub habe ich eine Psychotherapie begonnen bei einem psychologischen Psychotherapeuten. Ein erstes Kennenlerngespräch hatte ich mit dem Psychologen selbst, seine Frau hatte aber das Aufnahmegespräch mit mir gemacht und sie stellte mir allerhand

Fragen aus einem vorgegebenen Fragenkatalog. Diese »Fragestunden« machte drei bis vier Termine von jeweils ca. eineinhalb Stunden aus. Erst als diese Termine vorbei waren, traf ich den Psychologen wieder und wir begannen eine Therapie. War die Psychose ein Meilenstein zum Überdenken meines bisherigen misslungenen Lebens, war diese Therapie der Startschuss zur Bewältigung meiner bisherigen Lebenserfahrungen. Mithilfe dieses Therapeuten gelang es mir, meine Familiengeschichte aufzuarbeiten und nach vorn zu sehen. Ich brach das juristische Referendariat in Schleswig-Holstein ab und begann ein Studium der Sozialwissenschaften in Niedersachsen.

Ich habe diese Therapie und den psychologischen Psychotherapeuten positiv in Erinnerung. Dennoch war mir nicht richtig klar, warum ich all diese Fragen beantworten sollte, und hätte mir ein bisschen mehr Transparenz gewünscht. Rückblickend bin ich aber sehr dankbar für den Mut des Therapeuten, sich meiner anzunehmen und mit mir zu arbeiten. Als Psychoseerfahrene ist es nicht selbstverständlich, überhaupt eine psychologische Psychotherapie zu bekommen. Viele Therapeut*innen haben zu viel Angst, dass ein psychoseerfahrener Mensch während der Therapie und durch die Therapie in eine erneute Krise rutschen könnten. So werden einem als betroffene Person wichtige Erfahrungen zur Bewältigung der Krisen vorenthalten und die Hoffnung auf Besserung genommen. Diese Psychiatrieerfahrung der psychologischen Psychotherapie habe ich in guter Erinnerung behalten, denn ich lernte, dass ich ich selbst sein durfte, auch wenn die Identitätsfindung erst sehr viel später einsetzte. Die Erkenntnis darüber eine eigene Persönlichkeit mit eigenem Denken, Fühlen und Handeln sowie Wünschen, Grenzen und Hoffnungen überhaupt haben zu dürfen, war ein wichtiger Meilenstein in meinem Leben. Nun konnte ich ohne schlechtes Gewissen auf die Suche nach mir selbst gehen.

Viel später sollte ich noch die Bekanntschaft mit einem anderen Psychologen machen, der seinen Schwerpunkt auf psychotherapeutische Tiefenpsychologie hatte und mit mir einer Eye Movement Desensitization and Reprozessing (EMDR)-Therapie durchführte. Die Einzeltherapie nutzte ich, um meine Traumata aufzuarbeiten, was meines Erachtens auch gut gelungen ist über die Jahre. Die therapeutische Beziehung erwies sich auch in krisenhaften Zeiten als tragfähig. Auch hierfür bin ich sehr dankbar, da eine andere Psychotherapeutin mich vorher abgelehnt hatte, als sie hörte, dass ich psychoseerfahren war. Hätte ich nicht diesen Psychologen gefunden, der sich selbst zutraute mit mir die EMDR-Therapie durchzuführen, würde es mir heute bedeutend schlechter gehen. Für meinen persönlichen Recovery-Weg bedeutet diese Therapie ebenfalls ein Meilenstein. Ich konnte an meinem Selbstwertgefühl arbeiten und habe durch eine kombinierte Gruppentherapie an meinem Verhalten unter Menschen arbeiten können sowie ein Gefühl dafür bekommen können, wie ich auf andere wirke. Die Quintessenz, die ich daraus ziehen konnte, lässt sich in einem Satz zusammenfassen, den ich auch gern als Themen-T-Shirt auf unseren Recovery-Schulungen trage für mehr Toleranz gegenüber psychischen Beeinträchtigungen: »It's ok not to be ok.«

Ich habe gelernt meine Eigenarten nicht immer als Makel zu begreifen, sondern konnte auch die positiven Seiten daran zu entdecken. Ich bin halt so wie ich bin. Gleichzeitig lernte ich meine Meinung gegenüber der Gruppe ohne schlechtes Gewissen zu vertreten und die Spannung zwischen der Nähe zur Gruppe und die Distanz durch meine Eigenarten auszuhalten, auch wenn mir dies immer noch schwerfällt. In solchen Situationen muss ich immer noch auf mich Acht geben und Entspannung und einen gewissen Ausgleich in meinem Alltag berücksichtigen sowie einbringen.

Erfahrungen mit Pflegenden

Meine Erfahrungen mit Pflegenden erstrecken sich über das stationäre Setting hin zu ambulanten Angeboten. Da es hierbei im Umgang auf die Kommunikation ankam, möchte ich die Erfahrungen der stationär Pflegenden im Kapitel über Kommunikation schildern.

5.2 Gestaltung erster Begegnungen durch psychiatrisch Pflegende

Ingo Tschinke

Der erste Kontakt ist einer der wichtigsten Begegnungen mit den Betroffenen, sowohl im klinischen als auch im ambulanten Kontext. Der erste Kontakt darf nicht nur formal korrekt ablaufen, sondern sollte dazu dienen, eine Beziehung anzubahnen. Dazu ist es notwendig, die Gefühle der Betroffenen zu erkennen, die in dieser Begegnung vorherrschend sind – wie die Angst, die Scham, die Machtlosigkeit, die sich dann in Hilflosigkeit oder sogar innerem Widerstand äußern kann. Als psychiatrisch Tätiger in einer Institution habe ich immer ein Heimspiel, denn die Betroffenen kommen an den Ort meiner Lebenswelt, meiner Arbeitsstätte, in der ich vielleicht seit Jahren tätig bin und mir die Regeln und Abläufe in meinen Alltag bewusst sind. Betroffenen ist dies fremd und unbekannt, sie wissen noch nicht was geschieht, was von ihnen erwartet wird und wie sie sich verhalten sollen.

Vor einigen Jahren erzählte mir dazu ein Betroffener, wie er mit akuter psychotischer Symptomatik in eine Klinik in Norddeutschland kam. Er schilderte, dass er voll von psychotischen Ängsten war, dass er sich als der »Staatsfeind« Nummer eins empfand und man ihn in der Klinik nun seiner Strafe zuführen werde. Der aufnehmende Arzt vergewisserte sich kurz über die Aufnahmediagnose und wies ihn dann der Station zu, von der er auch schon bald abgeholt wurde, man zeigte ihm sein Zimmer und sein Bett, gab ihm eine Flasche Apfelsaft und ließ ihn allein. Alles formal richtig und jeder übernahm seine Rolle. Doch der Betroffene war allein, keiner hatte ihn nach seinen Ängsten und Befürchtung gefragt. Er traute sich nicht aus dem Zimmer und auch die Türen, die aus dem Zimmer herausführten, waren unüberwindbar. Nun musste er aber zur Toilette, die Blase war voll und was konnte er nur tun? So wurde der Apfelsaft getrunken und er versuchte in die Flasche zu pinkeln. Alles ging daneben und er zog sich aus und wischte den Urin mit seiner Kleidung auf. Das Entsetzen der Pflege über sein Verhalten war groß und man schimpfte ihn aus, weil er plötzlich nackt in seinem Zimmer stand. Seine weitere Beziehung zu den Pflegepersonen war durch dies Ereignis nur noch von Angst und Misstrauen geprägt. Dies ist nur ein kleines Beispiel, wie eine Beziehungsaufnahme misslingen kann, denn alle an der Versorgung sollten sich bemühen ein Vertrauen aufzubauen, dass die Ängste, die Scham und die Machtlosigkeit schnellstmöglich überwunden werden können. Im ambulanten Kontext ist es dagegen ein Heimspiel für die Betroffenen, denn dann sind wir »Gast« in ihrer Lebenswelt und verhalten uns auch dementsprechend. Trotz alledem ist auch diese

Beziehung von starken Emotionen geprägt, denn die Betroffenen lassen jemand Fremden in ihre Wohnung, von dem sie zumeist nicht wissen, was dieser von ihnen will oder wie sie sich verhalten sollen. Dementsprechend sollte man der Vertrauensvorschuss, den die Betroffenen uns gewähren auch wahrnehmen und dankbar thematisieren. Dazu gehört es dann auch, dass es die Aufgabe der Pflegenden ist, dieses Vertrauen auch zu verdienen.

Dazu sollten zu Beginn folgende Faktoren berücksichtigt werden:

- Wie sehen momentan die emotionalen Bedarfe der Person aus, wie sollte darauf eingegangen werden?

Hier ist es wichtig, dass die psychiatrische Pflege ihrer Vorbehaltsaufgabe nachkommt und empathisch erfasst, was Betroffene – insbesondere, wenn diese das erste Mal in die institutionelle Psychiatrie kommen – an emotionalem Zuspruch benötigen. Dazu braucht es die Fähigkeit zur bewussten Wahrnehmung (*Awareness*), kausale Beurteilung der Bedarfe (*Reasoning*), Recovery-orientiertes Wissen (▶ Kap. 10.2) und Kommunikationsfähigkeit (▶ Kap. 6) (Morgan et al. 2016, S. 44). Dadurch kann die subjektive Wahrnehmung der Betroffenen identifiziert werden, um ihre momentanen Behandlungspräferenzen zu ermitteln (Sicherheit versus Angst, Vertrauen versus Scham, Beteiligung versus Machtlosigkeit etc.).

Was für Erwartungen habe ich an die Person und was kann sie von mir erwarten?

Sowohl im stationären als auch im ambulanten Kontext gibt es Regeln nach denen gespielt wird, d. h., es sollte schon frühzeitig darauf hingewiesen werden, welche Regeln es gibt und wie – bezogen auf den individuellen Fall – damit umgegangen wird (gibt es Ausnahmen in der stationären Versorgung aufgrund von psychotischer Wahrnehmung, Ruhe- und Rückzugsbedürfnissen, Ängsten etc.). Im ambulanten Feld muss auf die Kooperationsfähigkeit Bezug genommen werden (wollen die Betroffenen die Versorgung überhaupt?) und wie damit umgegangen wird, wenn die Regeln nicht eingehalten werden (Betroffene öffnen die Tür nicht, haben den Termin vergessen etc.), was aus ökonomischem Druck zum Abbruch der Versorgung führen kann (Fehlbesuche werden nicht bezahlt). Gleichzeitig ist es wichtig mitzuteilen, was Betroffene von der psychiatrischen Pflege erwarten können – z. B., dass die Pflege regelmäßig auf die Betroffenen zugeht und erkundigt, was sie an Unterstützung benötigen, und was fehlt (nicht umgekehrt: »Kommen sie, wenn sie etwas wollen.« – denn die meisten Betroffenen kommen nicht). Im Weiteren sollte ich ihnen die Recovery-orientierte Grundhaltung mitgeteilt werden, d. h., dass die psychiatrische Pflege dem Menschen vertrauensvoll, ernstnehmend und respektvoll entgegentreten möchte, dass ihre Werte, Bedürfnisse und Bedarfe eine wichtige Rolle in der Behandlung spielen, dass wir ihre Handlungen nicht bewerten und beurteilen möchten etc. Dazu sollte ihnen auch mitgeteilt werden, welche Möglichkeiten sie haben, es mitzuteilen, wenn dies nicht realisiert wird (Beschwerdemanagement und Bewertung der Versorgung).

Was sollte die Person über meinen/ unseren Arbeitsstil wissen?

Die Betroffenen sollten schon früh darüber aufgeklärt werden, was sie im Sinne einer Recovery-orientierten Praxis (ROP) von der Institution und den Bezugstherapeut*innen und Pflegenden erwarten kann (▶ Kap. 2.4.2 Persönliches Recovery). Dabei sollte auch zur Sprache kommen, dass die Aspekte der Hoffnung und Sinnhaftigkeit für eine ROP maßgeblich sind und wir ihnen Hoffnung vermitteln und über Sinnhaftigkeit sprechen möchten, gerade wenn die Betroffenen mit einem ausgeprägten Gefühl von Hoffnungs- und Sinnlosigkeit in die Klinik oder die ambulante Versorgung kommen. Dabei kann auch erwähnt werden, dass die Resilienz-Förderung (Unterstützung der Stehaufmännchen-Qualitäten) eine wichtige Rolle spielt, sodass die Versorgung für sie auch eine Nachhaltigkeit für die Zeit nach der Versorgung beinhaltet.

Was sollte ich über Umgangsweisen mit Problemlagen wissen?

Sollten sich Betroffene mit Problemen konfrontiert sehen, dann ist es für psychiatrisch Pflegende wichtig, wie Betroffene auf Basis ihrer persönlichen Erfahrung damit umgehen. Reagieren sie mit Angst und Rückzug oder mit Ärger und Aggression. Wo sind sie empfindlich und wie können wir gemeinsam diese »Tretminen« umgehen, um Konflikte oder Eskalationen zu vermeiden. Wie können die Betroffenen auch Probleme benennen und auf diese hinweisen und wie wird es ihnen niederschwellig ermöglicht dies auch zu tun?

Wo sind Grenzen?

Wir sollten unsere ethisch-moralischen Grenzen aufzeigen, die wir nicht überschreiten möchten. Diese sollten nach dem »Vier-Werte-Prinzip« folgendes beinhalten (Beauchamp & Childress 2019, S. 13):

- Autonomie: Menschen sind in der Lage eigene Entscheidungen zu treffen und sie sollten bezogen auf ihre Ziele und Handlungen ihre Entscheidungen treffen können und dabei unterstützt und gefördert werden, auch wenn ihre Entscheidungen mit den Empfehlungen der Behandler nicht übereinstimmen. Menschen müssen nicht in Watte gepackt werden, um sie vor ihren eigenen Entscheidungen zu schützen und es sollte ihnen nicht untersagt werden, Risiken einzugehen. Gleichzeitig sollte man sie nicht vor die Wand fahren lassen, sondern die Position eines kritisch-reflektierenden Freundes einnehmen. Es sollten enge ethische Grenzen zur Bestimmung von Entscheidungsunfähigkeit herrschen (Beauchamp & Childress 2019, S 99 ff.).
- Wohlwollen: Die psychiatrische Pflege sollte alles unternehmen, um Betroffene wohlwollend bei Allem zu unterstützen, wo sie unsere Hilfe benötigen. Dabei geht es insbesondere darum, den Menschen zu helfen ihre Bürgerrechte wahrzunehmen und diese zu verteidigen (Recovery ist ein Bürgerrechtsmodell). Paternalismus wird zumeist mit einem wohlwollenden Gedanken verbunden, denn dabei geht es darum im »besten Sinne« der Betroffenen zu entscheiden (was damit konträr zu dem Wert der Autonomie steht), was allerdings vermieden werden sollte (Beauchamp & Childress 2019, S. 217 ff).
- Schadensfreiheit: Hier geht es darum Menschen von Schaden zu schützen, was auch das höchste Prinzip der Medizin ist. Dies kann in der Psychiatrie auch zu ethischen Diskussionen führen, ob eine Medikation (durch Gewichtszunahme, Gefahr von Diabetes Typ II, Emotionsabschirmung etc.) immer sinnvoll ist (Weinmann 2019). Es sollte immer die persönliche Lebensqualität im Vordergrund stehen und wenn diese durch psychiatrische Behandlung oder Dienste eingeschränkt und belastet wird, sollte dies vermieden werden (Beauchamp & Childress 2019, S. 155).
- Gerechtigkeit: Menschen sollten einen gerechten Zugang zu Versorgung haben, unabhängig von ihrer Sexualität, Herkunft, Geschlechtsidentität und kultureller Zugehörigkeit. Dies ist ein Grund-

prinzip der Sozialgesetzgebung in Deutschland. Es sollte auch genauso gültig sein, für Menschen mit psychischen Erkrankungen, auch wenn sie obdachlos sind, einer bestimmten Betroffenengruppe angehören (»schwierige Patienten«), aufgrund einer psychischen Erkrankung straffällig geworden sind (Forensische Behandlung) etc. (Beauchamp & Childress 2019, S. 267).

Wie soll mit Vertraulichkeit umgegangen werden?

Gemäß der Datenschutz-Verordnung muss auch mit Vertraulichkeit umgegangen werden und auch dies muss mit den Betroffenen besprochen werden, denn nur wenn die Behandelnden in der Psychiatrie das ausdrückliche schriftliche Einverständnis haben, darf mit Außenstehenden gesprochen werden. Dabei kann für die Betroffenen eine Vorausverfügung sehr sinnvoll sein, in der sie mitteilen mit wem gesprochen werden darf und wem nicht (Gieselmann & Vollmann 2017; Perkins & Rinaldi 2007c).

> Wir machen wir uns gegenseitig berechenbar über das, was wir vereinbaren.

Es sollten schon frühzeitig Vereinbarungen getroffen werden, die Betroffene erkennen lassen, worin die Behandlung und die Zusammenarbeit bestehen. Diese Vereinbarung sollte einen dynamischen Charakter haben und situationsangemessen immer wieder angepasst werden können. In dieser dynamischen Vereinbarung sollten kurzfristige Ziele und Absprachen niedergeschrieben werden (Grey et al. 2014a, S. 8).

In der Erstbegegnung sollte auch die Wahrnehmung der Werte und Behandlungspräferenzen eine wichtige Rolle spielen (▶ Kap. 4 Ethik und Werteorientierung in einer Recovery-orientierten Praxis). Die ermittelten Werte sollten mit dem evidenzbasierten Wissen, welches die weitere Handlung bestimmt, abgeglichen werden, sodass die Bedarfe und Bedürfnisse nicht zugunsten einer evidenzbasierten Medizin und Pflege unter die Räder kommen. Auch sollte, bezogen auf die Werte und Behandlungspräferenzen, der Blick darauf gerichtet werden, was präventiv getan werden muss, um Konfliktsituationen entgegenzuwirken (im Sinne des Brandschutzes versus der Feuerbekämpfung bei der Feuerwehr). Im Weiteren sollte die Orientierung auf eine hoch-technisierte Medizin und Pflege in eine Relation zu einer Werte-orientierten Behandlung durchgeführt werden – denn je weiter die Technisierung und Digitalisierung voranschreitet, desto mehr ist es von Wichtigkeit darüber eine ethische Diskussion zu führen, wie die persönlichen Werte und Präferenzen der Betroffenen berücksichtigt werden müssen (Morgan et al. 2016, S. 56).

5.3 Zusammenfassung und Umsetzung von ersten Begegnungen

Die erste Begegnung ist immer wieder ein Augenblick der Wahrheit, der uns zeigt, ob wir miteinander in Beziehung treten können oder auch nicht. Psychiatrisch Tätige sollten sich dazu bewusst machen, wie sie gesehen werden wollen und ob sie dies kongruent für sich umsetzen können, denn der erste Eindruck ist meisten prägend für die weitere

Zusammenarbeit. Dies gilt insbesondere, wenn wir versuchen wollen, eine Beziehung auf Augenhöhe zu gestalten, in der mit den Betroffenen konstruktiv zusammengearbeitet werden soll. Deswegen sollte man sich über Machtgefälle und Asymmetrien in der Beziehung Gedanken machen und wie man diese gering halten kann, denn vorhanden sind sie auf jeden Fall.

6 Kommunikation

Ingo Tschinke

Kommunikation ist das wichtigste Arbeitsmittel, welches psychiatrisch Tätigen zur Verfügung steht. Dabei sollte die Kommunikation kongruent verbal und nonverbal übereinstimmen. Um diese Kongruenz in der Kommunikation zu erreichen, sollten sich psychiatrische Pflegepersonen ihrer Grundhaltung und den damit in Verbindung stehenden eigenen Werten bewusst sein (Woodbridge und Fulford 2004). Aus der Klarheit einer Recovery-orientierten Grundhaltung und den persönlichen Werten kann eine Kommunikation mit den Betroffenen gut gelingen (▶ Kap. 2.4.2). Dazu ist eine ständige Reflexion der Pflegepraxis notwendig, um zu hinterfragen, wie in bestimmten Situationen Kommunikation funktioniert hat oder warum sie in anderen oder ähnlichen Situationen nicht gelungen ist (Johns 2017, S. 35 ff).

Kommunikation sollte sinn- und zielführend eingesetzt werden, um schnell zu erfassen, um was es bei dem Gegenüber gerade geht und wie damit umgegangen werden sollte. Menschen kommunizieren zumeist aus ihrer subjektiven Wahrnehmung und ihrer emotionalen Befindlichkeit heraus. Sie haben ihre eigenen Wahrheiten in ihrer subjektiven Wahrnehmung und es ist durch das aktive Zuhören, Empathie und ein reflektives Hinterfragen möglich, diese subjektiven Wahrheiten und Wahrnehmung herauszuarbeiten, um sie für das Verstehen zu objektivieren (Rogers und Rosenberg 2016, S. 75; Dörner 2003, S. 58). In dem man aktiv zuhört, bei Missverständnissen nachfragt und nicht wertet oder interpretiert, sondern das mitteilt, was gerade im gemeinsamen Erleben subjektiv passiert und dies gemeinsam reflektiert, kann eine beidseitige Kommunikation stattfinden. So können Zusammenhänge im Sinne eines ganzheitlichen Verstehens erkannt werden. Durch diese Form der empathischen Kommunikation wird den Betroffenen gezeigt, dass ein aufrichtiges Interesse an ihren subjektiven Wahrnehmung besteht und so kann bei den Betroffenen das Gefühl entstehen, dass diese ernstgenommen und auch respektiert werden. Dadurch ist es möglich kommunikativ ein gemeinsames Verständnis darüber zu bekommen, was in der jeweiligen Situation gerade passiert.

6.1 Erlebnisse und Wünsche der Betroffenen

Madeline Albers, Anja Neumann, Melanie Rogner

Madeline Albers:

»Man kann nicht kommunizieren«, ist ein berühmtes Zitat und eines der fünf Axiome von Paul Watzlawick, welches darauf anspielt, dass Kommunikation das wichtigste Bindeglied zwischen Menschen ist (Watzlawick 2016). Wir senden zu jeder Zeit Botschaften an unsere Umgebung – ob verbal oder nonverbal. Man unterscheidet zwischen symmetrischer und komplementärer Kommunikation: Symmetrische Kommunikation bedeutet, dass sie auf Augenhöhe stattfindet. Diese ist damit ein wichtiger Teil der Recovery-Orientierung. Komplementäre Kommunikation hingegen sagt aus, dass ein Machtgefälle zwischen den Kommunikationspartnern existiert.

Während meiner Krisenzeit hat ein Prozess stattgefunden, welcher mich lehrte, wie bedeutsam Kommunikation für meinen Genesungsweg war. Lange Zeit wurde ich überrollt von der übermächtigen Welle des Schweigens, verbalen Austausch sah ich als zusätzliche Qual. Als es mir besonders schlecht ging, verbrachte ich Tage und Nächte still unter meiner Bettdecke in der Hoffnung, mich vor der realen Welt verstecken zu können. Freund*innen und Familie machten sich Sorgen und fragten mich, warum es mir so schlecht ging – ich reagierte mit Achselzucken und weinte weiter. Ich war nicht nur vulnerabel, sondern auch besonders sensibel gegenüber Außenreizen. Ein Wort zu viel oder ein schiefer Blick konnten dazu führen, dass ich in Tränen ausbrach. Fremde Stimmungen und Schwingungen hatten großen Einfluss auf meine eigene Gefühlswelt und mir fiel es schwer, mich von äußeren Einflüssen abzugrenzen. Diese Hochsensibilität hat mich sehr belastet und erschwerte mir die eigene verbale und nonverbale Kommunikation. Ich fühlte mich unter Menschen zwar nicht immer unwohl, aber nie sicher: Eine Reaktion, ein Streit, ein Blick, Stille – es gab so viele Minenfelder, die sich innerhalb kürzester Zeit auf meine seelische Befindlichkeit auswirken konnten. Diese Angst vor der Unkontrollierbarkeit fremder Stimmungen und Reaktionen sorgte auch für Vermeidung, mit der ich mich vor Außenreizen schützen wollte. In der Tagesklinik beispielsweise sollte ich mithilfe eines Gefühlstagebuchs dokumentieren, in welchen Situationen sich meine Stimmung verändert. Doch mir war damals schon bewusst, dass dies keine Bewältigungsstrategie war, die zu mir passte. Anstatt diese Gedanken zu kommunizieren, habe ich die Aufgabe halbherzig erledigt und den Austausch vermieden. Aus Angst, in einen Konflikt zu geraten, Unmut zu erzeugen oder in Erklärungsnot zu kommen. Die Chance, die sich hinter Kommunikation verbirgt, war für mich eine zarte Blume, die erst langsam wachsen und gedeihen musste. Meine Bedürfnisse und Wünsche waren die Leidtragenden einer Vorsicht, die ich in der Kommunikation walten ließ.

Das hat sich auf vielen Ebenen ausgewirkt: In der Zusammenarbeit mit Pflegekräften der psychiatrischen häuslichen Krankenpflege oder in Klinken, mit meinen Ärzt*innen oder im Kontakt mit Angehörigen und Freund*innen. Diese Erfahrungen haben mir jedoch – insbesondere im Rahmen der psychiatrischen Versorgung – aufgezeigt, dass der Einsatz von gezielter Kommunikation ein Machtpotential hat, welches sowohl positiven als auch negativen Einfluss auf die Zusammenarbeit mit Betroffenen haben kann. Gerade im Hinblick auf ein komplementäres Ärzt*innen/Pflegekraft-Patient*innen-Verhältnis kann sich Kommunikation förderlich und hinderlich auf die Beziehung auswirken. Meine damalige Psychotherapeutin hatte durchaus auch eine dominante Seite, die sie zeigte, wenn es aus ihrer Sicht für meine Entwicklung notwendig war. Für mich wurde sie in diesem Moment zur Autoritätsperson, doch rückblickend half mir das, aus meinem Schneckenhaus auszubrechen. Aufgrund dessen, dass die Kommunikation über Jahre hinweg auf Augenhöhe stattfand und sich der Wechsel in einen hierarchisch geprägten Umgang selten und nur in besonderen Augenblicken zeigte, empfinde ich unsere Zusammenarbeit heute als durchweg hilfreich und förderlich für meinen Genesungsprozess.

Ich möchte mir in der Arbeit als Genesungsbegleiterin jedoch immer in Erinnerung rufen, dass die Betroffenen womöglich viel mehr als die bloße Information aufnehmen, die ich versenden möchte. Ebenso, wie ich als ehemalige Klinik-Patientin den schroffen Ton einer Pflegekraft oder das genervte Wort eines Arztes sowohl mir als auch den Mitpatient*innen gegenüber wahrgenommen habe. Gerne möchte ich ein Beispiel geben, wie sehr mich nur zwei Worte, die mir gegenüber geäußert wurden, jahrelang beschäftigten:

Im Rahmen der Pflegegrad-Beantragung kam es zu einem Begutachtungstermin mit dem medizinischen Dienst. Ich bat Ingo Tschinke, mich zu unterstützen, da ich große Angst vor diesem Tag hatte. Die Gutachterin kam zu mir nach Hause und richtete sich zunächst nach ihrem Fragenkatalog. Wir erzählten ihr in einem langen Gespräch alle Aspekte meiner seelischen und auch physischen Belastungen und Einschränkungen. Nachdem sie alle für sie wichtigen Informationen bekommen hatte, wechselte sie von der freundlichen, aktiven Zuhörerin zur Autoritätsperson, die uns mit klaren, harschen Worten erklärte, welche Gründe gegen den Pflegegrad 2 sprachen. Als ich, völlig eingeschüchtert und kleinlaut, sagte, dass ich mir Hilfe eines externen Vereins geholt hatte, welcher tagtäglich professionelle Einschätzungen über die Einordnung von Pflegegraden trifft und in meinem Fall zum Ergebnis des Pflegegrads 2 gekommen war, schüttelte sie mit hochgezogenen Augenbrauen den Kopf und erwiderte: »Schön blöd!« Sie begründete dies damit, dass nur jene Anlaufstellen zuverlässige Einschätzungen treffen, die an die Krankenkasse angegliedert sind. Ich war nach ihrer Aussage so aufgelöst, dass ich mich kaum noch verbal äußern konnte. Kurz darauf beendeten wir den Termin und ich war froh, nicht allein in der Situation gewesen zu sein.

Lange Zeit noch überlegten wir tatsächlich, ob ich Beschwerde gegen die Gutachterin einlegen sollte. Abgesehen davon, dass sie mit ihrer Aussage falsch lag, nutzte sie gezielt ihre Kommunikationsfähigkeit, um mich einzuschüchtern und meine Unsicherheit für ihre Argumentation auszunutzen. Der Ausruf »Schön blöd« war sicherlich keine absichtliche Beleidigung – und doch kann man sich vorstellen, was solche Worte mit Menschen machen können, die eh bereits ein geringes Selbstwertgefühl besitzen und die Entscheidungen, die sie treffen, von Grund auf anzweifeln. Diese Erfahrung liegt nun Jahre zurück und doch ist sie präsenter Teil meiner Erinnerung.

Innerhalb der letzten Jahre habe ich die zarte Blume stetig gegossen, sodass Kommunikation zum großen Teil ihren Schrecken verloren hat und zu einer Chance geworden ist. Ich bin mir im Klaren darüber, dass ich noch immer sehr sensibel auf Außenreize reagiere, doch inzwischen ist diese Tatsache nicht mehr nur bloße Belastung, sondern auch eine Fähigkeit. Denn diese Sensibilität verleiht mir eine schnelle Auffassungsgabe und ermöglicht mir einen verständnisvollen Umgang mit unterschiedlichsten Situationen sowie eine hohe empathische Kompetenz. Kommunikation halte ich sowohl im privaten als auch im beruflichen Umfeld als den Schlüssel zu sämtlichen Türen, die man mit ihm öffnen oder schließen kann. Manchmal fragte ich mich in der Vergangenheit, ob einigen Menschen überhaupt bewusst war, wie viel Einfluss die jeweilige Art der Kommunikation auf den Empfänger ausüben kann. Und manchmal frage ich mich noch heute, ob mir selbst überhaupt immer bewusst ist, welches Ausmaß meine verbale und nonverbale Kommunikation auf meine Mitmenschen hat. Wichtig ist in diesem Sinne die reflektierte Auseinandersetzung und das stetige Bewusstsein darüber, welch Kompetenz die symmetrische Kommunikation in einer gleichwertigen Beziehung darstellen kann und welch (negatives) Potential die komplementäre Kommunikation besitzt, machtvoll und einflussreich auf den Kommunikationspartner einzuwirken.

Aus Betroffenen-Sicht wünsche ich mir in der Zusammenarbeit, dass mir meine Begleitung aktiv zuhört und viele Fragen stellt, welche mir dabei helfen, zu kommunizieren und meine Erfahrungen zu schildern. Egal, wie unsicher und schüchtern ich in der Vergangenheit auch war: Letztlich versteckten sich hinter der Fassade immerzu Gedanken, Ansichten und Bedürfnisse. Denn nur, weil ich Dinge nicht aussprechen konnte, hieß das nicht, dass sie in meinem Kopf nicht existierten. Von psychiatrischen Pflegekräften wünsche ich mir das Interesse, meine Lebenswelt zu ergründen, die Geduld, mir zuzuhören und die Akzeptanz, mich als ganzheitlichen und gleichwertigen Menschen mit all meinen Gefühlen, Erlebnissen und Wünschen anzunehmen.

Anja Neumann:

Der Termin beim Gutachter für den Antrag auf EU-Rente

Ich stellte mithilfe der letzten pHKP und danach mit dem Verhaltenstherapeuten sowie dem Sozialverband einen Antrag auf eine teilweise Erwerbsunfähigkeitsrente. Dieser Antrag wurde zuerst abgelehnt. Weil ich Einspruch mit dem Sozialverband einlegte, wurde ich zu einem mir unbekannten Arzt zu einem Gutachten geschickt. Was ich dort erlebte, wünsche ich wirklich niemandem. Als ich Wartezimmer saß, stürzte ein Mann in die Praxis und laut schrie er den Arzt in einer fremden Sprache an und zu meinem Entsetzen schrie der Arzt auch noch zurück. Ab da hatte ich Angst vor ihm. Dieser Arzt, der Gutachter, hat mich sehr herablassend behandelt. Er hat mir ein paar lapidare Fragen gestellt, meine Antworten aber nie zu Ende angehört. Er hat mich ständig unterbrochen mit der nächsten Frage und hat mir immer wieder Vorwürfe gemacht.

Er hat sich keine Zeit genommen für dieses Gutachten, anstatt der angesetzten zwei Stunden, hat es nur 20 Minuten gedauert. Er kannte keine Einzelheiten aus meinen medizinischen Unterlagen. Nicht einmal die Wichtigsten davon, sowie den letzten Arztbrief und ein aktuelles Schreiben meines Therapeuten. Er hatte diese gar nicht erst aufgemacht. Ich bin dort am Boden zerstört und heulend wieder raus gegangen. Mein Gefühl sollte mich nicht täuschen. Sein sogenanntes »Gutachten« war voller Falschaussagen von seiner Seite. Die wichtigen Dinge wurden in seinem Gutachten nicht mal erwähnt. Er war für die Ablehnung der Rente. Sein Gutachten las sich wie ein Betrug von mir. Dieser Termin hatte mich wieder aus der Bahn geworfen in die nächste Depression. Dieses Gutachten hatte alles erschüttert – über diesen falschen und fehlenden Inhalt. Meine Ärztin, mein Therapeut, der Pflegedienst und der Sozialverband rieten mir Widerspruch gegen das »Gutachten« einzulegen und sogar, wenn nötig, eine Klage einzureichen. Das tat ich dann auch. Ich legte Widerspruch ein. Wieder haben meine Ärztin, mein Therapeut und der Pflegedienst einige Schreiben diesbezüglich dazu aufgesetzt, um mich zu unterstützen. Das führte dann dazu das aus meinem Antrag auf die »teilweise« Erwerbsunfähigkeitsrente nun sogar eine »volle« Erwerbsunfähigkeitsrente bewilligt wurde. Aber eine sehr große Angst in mir ist geblieben, denn was wird sein, wenn ich jemals wieder zu einem Gutachter muss? Mein Vertrauen darin hat er zerstört. Das Vertrauen in das System wurde durch ihn stark beschädigt.

Aus meiner Sicht: Dieser Termin war ein Desaster. Ein Arzt, der mich nicht kannte und mich nie vorher gesehen hatte, stellte mir weder die richtigen Fragen noch hat er zugehört, was ich zu sagen hatte. Er zeigte wenig bis kein Interesse an mir oder den medizinischen Unterlagen und deren Fakten. Er hat Dinge über mich geschrieben, die gar nicht zu meinen Unterlagen passten. Und das Gravierendste aus meinen Unterlagen wurde nicht einmal erwähnt.

Was sich ändern sollte: Die bestehende Gutachterpraxis in Deutschland, denn so werden Fachärzt*innen bzw. Gutachter*innen gezwungen, die Betroffenen dermaßen zu provozieren, um herauszubekommen, ob ihr seelisches Leiden echt ist. Gleichzeitig wird den behandelnden Fachärzt*innen unterstellt, dass sie zugunsten »ihrer« Patient*innen entscheiden und ihnen jegliche Neutralität in der Versorgung entgleitet.

Ein wichtiger Termin im Krankenhaus

Durch einen extremen Verlust meiner Sehschärfe (auf nur noch 10 Prozent) der ganz plötzlich über Nacht kam, konnte ich auf einem Auge nur noch ganz verschwommen sehen. Ich konnte kein Auto fahren, kein Fernsehen schauen, kein Buch lesen und nur noch eingeschränkt auf meiner Arbeitsstelle tätig sein. Nachdem ich anderthalb Jahre von einem Arzt zum anderen gejagt und in mehrere Krankenhäuser eingewiesen wurde, konnte mir keiner sagen, was ich hatte und ob das wieder weggehen würde. Und das alles mitten in einer Depression. Nach diesem Ärztemarathon und einem Tag in einer Medizinischen Hochschule mit stundenlangen Untersuchungen seiner Kolleg*innen, überbrachte mir dann schließlich der Chefarzt der Medizinischen Hochschule persönlich seine Diagnose: »Das ist wohl alles psychosomatisch«, sagte er mir kurz, knapp und emotionslos. Dann ging er aus dem Raum. Das war wie ein Schlag ins Gesicht. An diesem Punkt wurde ich völlig verzweifelt zurückgelassen. Dabei hatte ich noch viele Fragen offen. Bekam aber nicht mal die Chance eine einzige zu stellen. Ich war unglaublich wütend darüber, dachte der Arzt glaubt mir nicht und hält mich für eine Schwindlerin. Ich konnte mir beim besten Willen nicht vorstellen, dass er mit seiner Diagnose: »Das ist alles psychosomatisch«, Recht behalten sollte.

Mir fehlten zu viele Informationen, um das greifen zu können. Er hat mir alle Hoffnung genommen, zu erfahren, was das war. Er hat mir die Hoffnung genommen, dass das wieder weggeht. Er hat meine Verzweiflung einfach ignoriert.

Was sich ändern sollte: Etwas Empathie vom Arzt hätte mir sicher gutgetan. So ein Gespräch braucht auch etwas Zeit, um überhaupt verstehen zu können, was da passiert ist und wie es nun weitergehen soll. Ärzt*innen sollten offene Fragen beantworten, auch wenn ihre Zeit kostbar ist. Das sind die Menschen, die zu ihnen kommen auch. Aber auf keinen Fall sollten sie ihre Patient*innen so verzweifelt zurücklassen.

Melanie Rogner:

Zum Thema Kommunikation möchte ich insbesondere den pflegerischen Bereich animieren, über Folgendes nachzudenken: Ich durchlebe als Betroffener beispielsweise eine Identitätskrise, weil sich Teile meines Lebens als nicht passend erwiesen haben und ich nun infolgedessen mein aktuelles Leben komplett infrage stelle. Meine Arbeit erwiese sich als nicht geeignet für meine Persönlichkeit, meine Rolle als liebender, fürsorglicher Sohn einer krebskranken Mutter, die im Sterben läge, bräche aus meinem Leben weg, andere Rollen im Leben wären im Zuge der Rolle als pflegender Sohn in den nebulösen Hintergrund getreten, der Zugriff auf diesen nebulösen Hintergrund bliebe mir emotional verwehrt, da ich allein nicht im Stande wäre, die Perspektive dahingehend zu wechseln; alte pathologische Beziehungsmuster zögen sich durch mein Leben, ich wäre aufopferungsvoll, verlöre mich aber selbst aus dem Blick, alles schiene mir infolgedessen sinnlos,

Tab. 6.1: Darstellung der Kommunikationsebenen nach Schulz von Thun (vgl. Schädle-Deininger & Wegmüller 2017, S. 156)

Kommunikationsebenen	Sender	Empfänger
Sachebene	»Ich grübele.«	»Ich grübele.«
Selbstoffenbarungsebene	»Ich fühle mich verloren und weiß nicht wohin mit mir.«	»Ich komme aus den Gedankenkreisen nicht allein heraus.«
Beziehungsebene	»Ich weiß, dass ich mich an sie wenden kann, wenn es kritisch wird.«	»Ich weiß, dass ich mich an Sie wenden kann, wenn es kritisch wird.«
Appellebene	»Unterstützen Sie mich, mich selbst zu finden!«	»Helfen Sie mir, die Gedankenkreise zu durchbrechen.«

Grübeleien über Beziehungen, das Leben an sich und meine Persönlichkeit mutierten zu Gedankenkreisen, die wie eine wilde Achterbahnfahrt durch Leib und Seele rasten und nur der Suizid würde als Ausweg gesehen werde, weil die Achterbahn bei der Raserei keinen Blick nach links oder rechts zuließe. Der Betroffene unternimmt einen Versuch, Kontakt zur Pflege auf einer Station in einem psychiatrischen Krankenhaus aufzunehmen, erzählt von seinen Gedankenkreisen. Die Pflege meint es gut, greift zur Skill-Kiste und nimmt einen Igelball heraus, den sie dem Betroffenen in die Hand drückt, damit er sich mit Außenreizen von den schlechten Gedanken ablenken könne, dazu soll er noch einen Tee zur Beruhigung trinken.

Was denken Sie beim Lesen dieses Beispiels? Richtig. Gegen Identitätskrisen hilft kein Igelball! Und Abwarten und Teetrinken schon gar nicht! Was ist in diesem Beispiel passiert? Der Betroffene weiß nicht wohin mit sich als Persönlichkeit, weder weiß er, wer er ist, noch wo sein Platz im Leben sein könnte. Die folgende Tabelle stellt dar, was nach Schulz von Thun und dem Vier-Ohren-Modell beim Sender (Betroffener) und Empfänger (die Pflege) eigentlich geschehen ist (▶ Tab. 6.1)

Hierbei wird klar, dass insbesondere auf der Selbstoffenbarungsebene und der Appellebene die Botschaft nicht wie vom Betroffenen gesendet auch bei der Pflege als Empfänger angekommen ist. Als Betroffene wünsche ich mir deshalb in der Kommunikation deutlicheres Aktives Zuhören, aber auch ein Nachfragen, ob ich als Pflegende*r dies richtig verstanden habe. Werden Maßnahmen ergriffen, möchte ich anschließend in den Dialog treten, ob diese Maßnahmen zu meinem derzeitigen Problem passend waren. Aus meiner eigenen Erfahrung als Betroffene im Psychiatrie-System und als Genesungsbegleiterin weiß ich, dass oft davon ausgegangen wird, die Betroffenen würden die ergriffenen Maßnahmen nicht richtig anwenden. Keiner kommt auf die Idee, dass die Maßnahmen vielleicht nicht zu den Betroffenen passen und/oder nicht zu ihrem Problem oder in der Umbruchsituation nicht hilfreich sind. Aktives Zuhören ist hierbei der Schlüssel. Ich würde mir als Betroffene wünschen, dass einfach mehr und intensiver nachgefragt wird. *Was ist los? Wie fühlen sie sich?* Nicht *Wie geht es ihnen?* Bei »Wie geht es ihnen« kann ich nur mit gut oder schlecht antworten. Ein tieferes Gespräch wird damit fast unmöglich. Warum glauben sie, ist das so? Ich selbst ahnte gar nicht, welch intensive Gespräche zustande kommen können mit solch einfachen Fragen. In dem Beispiel oben könnte das wie folgt aussehen:

Der Betroffene kommt zur Pflege und klagt über Gedankenkreisen. Die Pflege könnte nun fragen, um was die Gedanken kreisen, um herauszufinden, ob es sich beispielsweise um eine traumatische Erinnerung handelt, die noch unbearbeitet ist oder um Gedanken, um die eigene Existenz und Identität. Das kann einen wesentlichen Unterschied bedeuten. Bei der Bewältigung von traumatischen Gedanken können intensive Ablenkung und/oder Sport zunächst Mittel sein, um nicht weiter in die Erinnerung zu gehen, bis eine Traumatherapie in absehbarer Zeit begonnen wird. Bei der Identitätskrise helfen diese Ansätze nicht, auch nicht kurzfristig. Die eigene Identität ist abhängig von eigenen Werten und Sinn im Leben. Nach welchen Werten handle ich, was bestimmt meinen Charakter? Wie nutze ich diese Werte? Finde ich ein Mittelmaß an Bewertung? Beispielsweise kann Hilfsbereitschaft auch schnell ausgenutzt werden, wodurch ein ursprünglich guter Wert in die negative Bewertung kippen kann.

Sinn ist ebenso gewichtig. Welchen Sinn hat meine Existenz auf dieser Welt? Welchen Sinn kann ich meinem Leben geben? Welcher Sinn und welche Bedeutung haben aber auch seelische Krisen zu genau diesem Zeitpunkt? Seelische Krisen tauchen nicht aus heiterem Himmel auf. Aus eigener Erfahrung kann ich sagen, dass diese genau dann auftreten, wenn es wichtig ist Entscheidungen zu treffen und Dinge, die im Leben in Schieflage geraten sind, wieder gerade zu rücken. Das bedeutet ein beginnender Arbeitsprozess – an sich selbst und seinem Leben. Welche Dinge kann ich beeinflussen? Welche Gegebenheiten muss ich einfach radikal akzeptieren? Das alles sind im Grunde Fragen, mit denen sich die Pflege mit dem Betroffenen auseinandersetzen müsste, sofern er eine Identitätskrise aufweist. Nur das Stichwort »Gedankenkreise« im Munde des Betroffenen führt nicht automatisch zur Lösung, indem man eine Skill-Kiste aus der Nische holt und einen Igelball als passendes Instrument für den Betroffenen auswählt. Wenn überhaupt, müsste der Betroffene sich selbst einen Gegenstand auswählen dürfen. Des Weiteren würde ich mir öfter eine Evaluation der getroffenen Maßnahmen wünschen, um gemeinsam mit dem Betroffenen die Lösung des Problems zu erarbeiten. Es geht eben auch in der Kommunikation nur MIT dem Betroffenen und nicht FÜR den Betroffenen.

Ein anderes Thema im Rahmen der Kommunikation ist der oft fehlende Respekt. Ich selbst war in einer psychotischen Phase in einem Krankenhaus auf einer offenen Station mit Mitte 20. Ich ging zum Schwesternzimmer, den genauen Grund dafür habe ich mittlerweile vergessen. Aber ich erinnere mich noch genau, dass ich nach Hilfe fragen wollte und die zuständige Schwester mich mit den Worten begrüßte: »Na, was willst DU?« Diese Ansprache irritierte mich. Zum einen duzte sie mich unverhohlen, zum anderen schwang im Unterton mit, dass sie mich sowieso nicht ernst nahm. Ich drehte mich weg und unterdrückte mein Anliegen.

Vielen Pflegenden ist nicht bewusst, dass wir in einer seelischen Krise nicht stumpf durch die Welt laufen, sondern dass unser Nervensystem sehr offen ist für Außenreize. Das beinhaltet aber auch, dass wir Unterschwelliges in der Kommunikation wahrnehmen, und zwar deutlich. Eine respektlose Haltung der Pflege gegenüber den Betroffenen wird in oben beschriebenen Situationen ebenso deutlich wahrgenommen wie eine Haltung, die die Betroffenen nicht als ganzheitlichen Menschen begreift, sondern als auf Krankheit reduzierte Psychotiker, Depressiver, Zwängler, Angstgestörter etc. Wir fühlen uns dann genau so – nicht ernst genommen. Und unsere Wahrnehmung täuscht uns dahingehend dann nicht. Sie ist ebenso real wie die mangelhafte Kommunikationsfähigkeit mancher Pflegenden. Wir begehren selten auf. Und wenn wir es tun, dann wird schnell zu Zwangsmaßnahmen gegriffen. Meistens ist es allerdings so, dass wir als Betroffene uns zurückziehen und aus mangelndem Selbstwertgefühl noch tiefer in dasselbige rutschen.

Eine Abwärtsspirale ist unter solchen Bedingungen kaum aufzuhalten. Ich wünsche mir deshalb als Betroffene mit über zwanzig Jahren Psychiatrieerfahrung eine offene Haltung, eine respektvolle Grundhaltung sowie eine offene und anständige Kommunikation auf Augenhöhe, d. h. eine Kommunikation, in der ich als ganzheitlicher Mensch wahrgenommen und nicht auf meine Erkrankung reduziert werde. Dass ich MIT der Pflege meine Ressourcen erforschen darf, Dinge probieren darf, mir die Verantwortung für mein Handeln auch nicht abgenommen wird und bitte Entscheidungen NICHT FÜR mich getroffen werden, sondern immer nur MIT mir.

Das fordert jeden in der Kommunikation, die Pflegenden sowie die Betroffenen! Aber die bisherigen Resultate von Recovery-Erfahrenen sprechen für sich. Gebt uns auch in der Kommunikation die Verantwortung zurück! Lasst uns Entscheidungen treffen – supported decision making!

> Wir sind Menschen mit einzigartigen Ressourcen, keine ausschließlich Kranken!

6.2 Gestaltung von Kommunikation durch psychiatrisch Pflegende

Ingo Tschinke

Die kongruente Kommunikation ist die Grundlage für die Zusammenarbeit von psychiatrisch Pflegenden und Betroffenen. Dabei sollten sich Pflegende stets davon überzeugen, dass ihre verbale und nonverbale Kommunikation in sich stimmig ist, denn Betroffene sind in der Kommunikation sehr aufmerksam und merken es schnell, wenn man Interesse bekundet, dieses aber nicht zeigt. Aus diesem Grunde sollten sich psychiatrisch Pflegende ihrer inneren Haltung und ihrer Werte, die sie diese Tätigkeit ausüben lassen, bewusst sein. Dazu bedarf es einer regelmäßigen Reflexion darüber, was die pflegerische Tätigkeit für Pflegende ausmacht und ob sie dieses auch tatsächlich leben und in dieser Form kommunizieren. Insbesondere, wenn Kommunikation dysfunktional verläuft, sollte man sich als psychiatrische Pflegeperson reflektiv hinterfragen, warum die Kommunikation in der Situation nicht so funktioniert hat, wie dies von der Pflegeperson angenommen wurde.

In dem Modell der strukturierten Selbst-Reflexion für Pflegende werden dazu folgende Schritte empfohlen (Johns 2017, S. 37):

Mache dir Situationen bewusst, in den Kommunikation gelungen ist (oder gerade nicht).

1. Beschreibe schriftlich deine Erfahrung, die du in der Situation gemacht hast.
2. Was war in der Situation so besonders, dass man sie beachten sollte?
3. Warum habe ich in der Situation so kommuniziert, wie ich kommuniziert habe?
4. War meine Kommunikation für mich und mein Gegenüber effektiv in Bezug auf Klarheit und Eindeutigkeit?

5. Welche Faktoren haben meine Kommunikation durch innere oder äußere Bedingungen beeinflusst?
6. Sollte eine ähnliche Situation wieder vorkommen, was wären meine Optionen, um meine Kommunikation zu verbessern?
7. Sollte ich anderes reagieren und kommunizieren, was könnten potenzielle Konsequenzen daraus sein?
8. Wie kann ich meine inneren oder die äußeren Faktoren ändern, dass ich meine Kommunikation und Reaktion verbessern kann?
9. Welche ersten Erkenntnisse kann ich aus dieser Reflexion gewinnen?
10. Wie können vorhandene theoretische Ideen meine ersten Erkenntnisse vertiefen?
11. Wie kann ich meine Erkenntnisse mit Genesungsbegleiter*innen (Peers) und Pflegeexpert*innen reflektieren, um meine Kommunikation zu verbessern?
12. Wie fühle ich mich, nachdem ich mich reflektiv mit der Kommunikation in der Situation auseinandergesetzt habe?

Wichtig für eine gelingende Kommunikation ist ein aufrichtiges Interesse gegenüber dem fremden und andersartigen Menschen. Dazu sollte man sich frei machen von irgendwelchen Interpretationen und Werten aufgrund von Diagnosen oder ersten Eindrücken. Dabei kann auch eine gewisse Demut hilfreich sein, d.h., dass man sich bewusst macht, dass sich die Menschen vertrauensvoll im klinischen oder ambulanten Kontext an die professionell Tätigen wenden und damit in einen Vertrauensvorschuss gegenüber den Pflegefachpersonen gehen. Diesem Vertrauensvorschuss sollten wir gerecht werden, indem Pflegende versuchen sollten, das Vertrauen der Person zu gewinnen – auch das kann man kommunizieren, um das Interesse und die Zugewandtheit deutlich zu machen. Ohne Wertung und Interpretation aufgrund von Beobachtung oder oberflächlicher Wahrnehmung ist wichtig, auf die Menschen zuzugehen und die Kommunikation zu eröffnen, d.h. die Aussagen, dass wenn die Menschen etwas wollen oder benötigen, dann sind sie in der Bringschuld, macht die Kommunikation eher schwierig bzw. unmöglich, denn die meisten Menschen mit psychischen Erkrankungen können dies gerade nicht. Psychiatrische Pflegefachpersonen sollten aktiv die Kommunikation mit den Betroffenen aufnehmen und diese z.B. in einem verpflichtenden Bezugspflegesystem aufrechterhalten. Das aktive Zuhören ist dabei von besonderer Wichtigkeit und dies auch transparent zu zeigen. Dies bedeutet z.B. gemeinsam mit dem Menschen die Dokumentation zu führen und zu kommunizieren, was über den Menschen aufgeschrieben wird (Stanhope et al. 2013). Dies kann die vertrauensvolle Zusammenarbeit und Kommunikation deutlich verstärken. Dies kann insbesondere unterstützt werden, wenn man Betroffenen dafür eine ernsthafte Anerkennung gibt, wenn sie bestimmte Aufgaben bewältigt haben, die ihnen aufgrund ihrer psychischen Belastungen zurzeit schwerfallen. Durch diese kommunizierte Anerkennung fühlen sich Betroffene positiv wahrgenommen und können selbst reflektiv feststellen, dass sie etwas erreicht und geschafft haben, was aus ihrer Position heraus nicht so einfach ist. Dabei sollten sie sich nicht mit anderen vergleichen, denen das deutlich leichter fällt als ihnen selbst.

Um den Menschen ganzheitlich zu verstehen, können ausführliche Fragestellungen und Recovery-orientierte Assessments sehr hilfreich sein (Grey et al. 2014a). Dabei sollte es das primäre Ziel sein, die bestehenden Stärken, Ressourcen und Resilienzen herauszuarbeiten, um diese für Zielbestimmungen zu nutzen, auch wenn diese für die meisten Betroffenen verschüttet, nicht erkennbar und ihnen zur Krankheitsbewältigung nicht nutzbar erscheinen können.

6.3 Gestaltung von Kommunikation durch Fachärzt*innen und Psychotherapeut*innen

Uwe Gonther

Wie lässt sich Recovery konkret in der Klinik umsetzen?

Recovery-Orientierung ist erst mal die Grundhaltung – berufsgruppenübergreifend – und man muss sich darüber verständigen, dass man diese sinnvoll findet. Es gibt dazu auch schöne Literatur von einigen sehr kompetenten Autor*innen wie zum Beispiel Michaela Amering, was man tatsächlich – und auch angereichert durch die Perspektive von Betroffenen – auf so einem Recovery Weg machen kann (Amering & Schmolke 2012). Ich denke, konkret kann man sich von den traditionellen Visiten und auch Oberarzt-Visiten zu Behandlungskonferenzen hin entwickeln, wo sich im »Reflecting Team«, im Sinne eines offenen Dialogs an Stelle von direktiven Visiten, mit den Patient*innen auseinandergesetzt wird (z. B. Putman & Martindale 2022). Das ist etwas, was man auch nur sukzessiv umsetzen kann, weil da merkt man erst mal – wenn man das in Kliniken versucht – wie alles auf diese Oberärzt*innen- und Chefärzt*innen-Visiten fokussiert ist und sich darum herum gruppiert – mit solcher Art von Behandlungskonferenzen kann man ganz konkret diese ja fast schon militärisch-hierarchische Struktur in einem psychiatrischen Krankenhaus oft zivilisieren.

Dadurch lassen sich die Präferenzen der Betroffenen deutlich mehr einarbeiten in die Behandlung. Es braucht jemanden, der protokolliert und eine Person, die sich die Zeit nimmt. Man muss die Einbeziehung von Netzwerk-Partner*innen wirklich realisieren. Das ist ganz schön viel Arbeit, aber es lohnt sich. Die Betroffenen bemerken einen Zugewinn an Kompetenz und an Beteiligung und das hätte ich vorher – also bevor ich das selbst gelernt habe – nicht für möglich gehalten. Ich hatte immer gedacht, dass auch traditionelle Oberärzt*innen-Visiten so gestaltet werden können, dass die Betroffenen da ganz viel Raum bekommen und sich individuell wahrgenommen fühlen. Aber der Zugewinn an Freiheit selbst für Schwerkranke ist enorm, wenn wir das aus der klassischen »Frage-Antwort-Situation« weiterentwickeln in einen offenen Dialog und mit Spielregeln, an die sich alle Beteiligten, auch die in hierarchisch übergeordneten Positionen, halten müssen. Man könnte sich jetzt vorstellen, das ist nur etwas für Akademiker*innen in der Patient*innen-Rolle, aber das stimmt nicht. Es lässt sich mit einigem Aufwand – und auch am Anfang haben wir als Profis da viel lernen müssen – mit allen psychiatrischen Patient*innen machen. Mit Menschen mit Persönlichkeitsstörungen, Depressionen, Posttraumatischen Belastungsstörungen, auch mit Psychosen. Nach meiner Erfahrung geht das mit all diesen Betroffenen. Das ist eine konkrete Veränderung der institutionellen Situation. Die Beteiligten müssen sich ihren Rollen verpflichtet fühlen, sie müssen pünktlich da sein usw., sonst kann man das gar nicht realisieren. Das passiert nicht mal eben so nebenbei. Die Betroffenen haben wir dazu befragt, wie es ihnen damit geht und sie waren alle damit zufrieden. Es gibt auch Menschen, die sind von dieser größeren Bedeutung auf einmal im ersten Moment überfordert. Die finden das trotzdem eine gute Erfahrung, dass sie das einbringen konnten. Aber wahrscheinlich ist auch das kein Allheilmittel, nur es war ja die Frage, wie lässt sich so was konkret umsetzen? Also, dass das nicht nur irgendwie ein frommer Wunsch ist, sondern dass es eine praktische Veränderung unserer tradierten Settings gibt.

Ich denke, es ist ein gutes Ziel, dass Menschen sich wieder entscheidungsfähig fühlen und das kommunizieren können. Es ist jeden Tag wieder mühselige Arbeit, es auch fortzuführen und weiter zu verbessern. Wir haben in Deutschland eine ziemlich zergliederte Angebotsvielfalt in manche Regionen, aber wir haben tatsächlich jetzt auch im niedersächsischen Umland eine relative Unterversorgung. In der Stadt Bremen haben wir zum Beispiel die Situation, dass ganz viele Angebote nebeneinander existieren und es zu wenig Koordination gibt.

Die Rolle der Hausärzt*innen ist besonders wichtig. Es passiert in letzter Zeit viel in dieser Netzwerkarbeit. Für viele Betroffene ist nicht leicht durchschaubar, was es alles an Hilfsangeboten gibt und wie die dann miteinander zusammenhängen. Manche wollen sich gar nicht vernetzen, aber das sind die Wenigsten. Die meisten wären froh, wenn es da eine Abstimmung geben würde. Da müssen wir als Hilfesystem irgendwie hinkommen. Wenn wir dann noch auf die Suchthilfe zu sprechen kommen, dann wird es richtig vielschichtig. Aber ja, das ist ein sehr kompliziertes Mosaik, wo wir niemals alle Beteiligten an einen Tisch bekommen. Der Open Dialog als Netzwerkarbeit, ist in den meisten anderen Ländern überschaubarer, weil es dort staatliche Gesundheitssysteme gibt und da scheint es auch besser zu funktionieren. Aber eigentlich gibt es keinen echten Grund, warum das nicht auch bei einer Träger-Vielfalt möglich wäre, und da kommen wir wieder zum Qualitätsmanagement und zu Qualitätskriterien. Das könnten sowohl die Planungs-Behörden als auch die Kostenträger eines schönen Tages von uns verlangen, dass wir in der Richtung mehr tun: Kooperation.

6.4 Zusammenfassung und Gestaltung von Kommunikation in der psychiatrischen Versorgung

Die gelingende Kommunikation in der Psychiatrie ist das wichtigste Hilfsmittel, welches sich psychiatrisch Tätige bedienen können. Daher sollte die Kommunikation offen sowie klar und eindeutig genutzt werden.

7 Biografie-Arbeit – Verstehen im Kontext

Ingo Tschinke

Für eine Recovery-orientierte Praxis ist es notwendig, Betroffene im Kontext ihre Lebenswelt und insbesondere aufgrund ihrer persönlichen Geschichte zu verstehen. Eine alleinige Erfassung der Defizite und Symptome greift an dieser Stelle deutlich zu kurz. Aus dem gemeinsamen ganzheitlichen Verstehen können die elementaren Aspekte einer Recovery-orientierten Begleitung herausgearbeitet werden. Dabei handelt es sich um die Werte und Einstellung des Menschen, die Dispositionen und mangelnden Resilienzen, die eine Erkrankungsentwicklung deutlich machen können, sowie vorhandene Stärken und Ressourcen. Die Werte und Einstellungen sollten Grundlage der Begleitung und Behandlung sein, um die Behandlungspräferenzen der Menschen herauszuarbeiten und danach die Versorgung auszurichten. Eine werteorientierte Ausrichtung des gemeinsamen und abgestimmten Behandlungsplans macht es möglich, die Ziele deutlich zu formulieren und dadurch auch eine Sinnhaftigkeit und Nachhaltigkeit zu erwirken.

7.1 Erlebnisse und Wünsche der Betroffenen

Madeline Albers, Anja Neumann, Melanie Rogner

Madeline Albers:

Ich habe, kurz nachdem ich meinen ersten Tagesklinik-Aufenthalt hinter mich brachte, eine tiefenpsychologisch-fundierte Therapie gemacht. Das bedeutet, dass ich zusammen mit meiner Psychotherapeutin meine Vergangenheit aufgearbeitet und einen Bezug zur Gegenwart hergestellt habe. Das Eintauchen in meine Lebensgeschichte war schmerzhaft, da ich mit Gefühlen konfrontiert wurde, die ich zuvor in den Hintergrund gedrängt hatte, um sie nicht deutlich spüren zu müssen. Doch besonders belastend war zu Beginn der Biografie-Arbeit, dass ich sowohl vergangene Gefühle als auch die Verknüpfung zur Gegenwart nicht gänzlich durchschauen konnte. Aus dieser Unsicherheit resultierten viele Fragen, die ich mir stellte und mit denen ich mich auseinandersetzen musste:

Warum bin ich so sensibel? Warum haben vermeintliche Kleinigkeiten die Macht, mich aus der Bahn zu werfen? Wieso fühle ich mich wertlos? Warum bin ich häufig traurig? Was sorgte dafür, dass ich schon als Schulkind vulnerabel war und ständig weinte? Welche Gefühle stehen in welcher Situation tatsächlich im Vordergrund? Woher kommen diese übergroßen Verlustängste, die mich tagtäglich begleiten? Wovor habe ich Angst? Warum fühle ich mich so hoffnungslos?

Das sind nur einige Beispiele eines riesigen Potpourris an Fragen, auf die ich keine Antwort hatte. Das Eintauchen in meine Lebensgeschichte und das begleitete Reflektieren half mir, mich im Kontext meiner Vergangenheit zu verstehen und die Ursprünge von Gefühlen, Gedankengängen und (Nicht-)Handlungen zu ergründen. Dies ebnete den Weg zu einem verständnisvollen Umgang mit meiner Situation im Hier und Jetzt. Zudem hatte das Gefühl von Verständnis großen Einfluss auf mein inneres Wohlbefinden, denn ich machte mir bis dahin Vorwürfe, mein Studium nicht meistern zu können und die Tage überwiegend im Bett zu verbringen. Vor der Therapie war ich davon überzeugt, alles würde sich schon bald von allein zum Positiven wenden – und als sich nichts veränderte, wurde ich frustrierter und wütender auf mich und mein vermeintliches Versagen. Eine Veränderung brachte erst die aktive Auseinandersetzung mit meiner Vergangenheit und meiner Gegenwart.

Die Biografie gibt mögliche Anhaltspunkte für Verhaltensweisen, Symptome, Gedankengänge und aufkommende Gefühle von Betroffenen. Auch glaube ich, dass das Verstehen der eigenen Geschichte und das Herstellen von Verbindungen und Plausibilität zur gegenwärtigen Identität durchaus eine neue Lebensperspektive bilden und dadurch auch Sinn-schaffend sein kann. Ich empfand es als wahrliche Erleichterung, Gedanken, Gefühle und Verhaltensweisen nachzuvollziehen und z. B. sagen zu können: »Kein Wunder, dass ich in solch einer Situation sensibel reagiere.« Dieses Verständnis hat zudem meine Akzeptanz hinsichtlich des Status Quo gefördert und somit auch meine Handlungsfähigkeit gestärkt, indem mein Blick seither zukunftsorientierter ausgerichtet war. Ein Gefühl von Selbstwirksamkeit erfuhr ich, indem ich gelernt habe, manche Zusammenhänge auch ohne therapeutische Hilfe erkennen und reflektieren zu können und den Mut aufzubringen, mich schmerzhaften Gefühlen zu stellen, um sie einzuordnen und zu verstehen. Ich bin der festen Überzeugung, dass mir das Reflektieren, Verstehen und Aufarbeiten meiner Geschichte eine lebensverändernde Perspektive gegeben und meine Persönlichkeit gestärkt hat – und ich bin ebenso überzeugt davon, dass dies für viele Betroffene eine bedeutsame Möglichkeit zur Veränderung ist.

Die Biografie-Arbeit mit Betroffenen ist jedoch ebenso wichtig für begleitende Fachkräfte des psychiatrischen Versorgungssystems. Um Betroffene von psychischen Erkrankungen bestmöglich unterstützen zu können, hilft das gemeinsame Eintauchen in die Lebensgeschichte, um Zusammenhänge zu aktuellen Gefühlen und Gedanken zu entdecken. Das Kennenlernen der individuellen Lebenswelten und der persönlichen Geschichten ist wertvoll für die Umsetzung einer personenzentrierten Zusammenarbeit, die sich an den Bedürfnissen, Werten und Ressourcen der Betroffenen orientiert. Doch ich glaube auch, dass sich hier eine versteckte Gefahr verbirgt, die einem vor jedem Kontakt mit Betroffenen erneut bewusst sein sollte: Der Vergleich. Wenn ich zukünftig als Genesungsbegleiterin tätig bin, dann werde ich mit vielen verschiedenen Biografien konfrontiert sein. Ich werde unterschiedliche Menschen mit unterschiedlichen Gefühlen, Gedanken und Erlebnissen kennenlernen. Hierbei möchte ich mir immer wieder erneut in Erinnerung rufen, dass Leidensdruck individuell und nicht vergleichbar ist. Es ist möglich, dass sich einige Lebensläufe ähneln, doch dass die Betroffenen ganz verschieden mit der Verarbeitung ihrer Erlebnisse und mit ihren Gefühlen umgehen. Genau so kann es sein, dass jemand, der keine schweren Traumata erlebt hat, eine größere emotionale Belastung spürt als jemand, der unter den Nachwirkungen eines einschneidenden Erlebnisses der Vergangenheit leidet. Die Biografie hilft uns, den Menschen ganzheitlich und im Kontext seiner Geschichte zu verstehen, doch sie trägt keine Beweislast für den individuellen Leidensdruck der Betroffenen. Die Erfahrungen und Folgewirkungen definieren nicht die Schwere der Depression oder das Niveau der Angst. Auch wenn Toleranz und vorurteilsfreies Denken zu den eigenen Persönlichkeitseigenschaften gehört, kann es herausfordernd sein, in jeder beruflichen und auch privaten Situation wirklich wertfrei zu bleiben. Insbesondere dann, wenn man viele verschiedene Lebensgeschichten mit ganz unterschiedlichen Auswirkungen der Symptomatik erlebt. Vergleiche und daraus resultierende Vorurteile passieren oftmals, ohne dass wir ihr Zustandekommen rechtzeitig bemerken. Umso wichtiger ist es, aufmerksam zu sein und sowohl Gedanken als auch Handlungsimpulse stetig zu reflektieren.

Ich habe aus Betroffenen-Sicht die Erfahrung gemacht, dass das gemeinsame Reflektieren meiner Lebensgeschichte meine innere Haltung und meinen Blick auf mich selbst grundlegend verändert hat. Zwar war die Biografie-Arbeit sehr emotional und beinhaltete auch einige Rückschritte meiner Gefühls- und Gedankenwelt – und doch ebnete sie mir letztlich einen Weg in Richtung Veränderung.

Anja Neumann:

Wenn man an einer oder an mehreren seelischen Krankheiten leidet, ist es oft schwer zu verstehen, warum das so ist und woher das überhaupt kommt. In meinem Kopf waren die Erinnerungen alle kreuz und quer durcheinander verstreut. Ein einziges Chaos. Es gab kein Anfang und kein Ende, aber eben auch keine Mitte. Es war wie in einem großen Korb voller Wollknäule die alle durcheinander geraten waren. Als ich damals mit der tiefenpsychologischen Therapie (▶ Kap. 5.1 Erlebnisse und Wünsche der Betroffenen) begann, fing ich an zu erkennen, dass der Ursprung der Erkrankung aus meiner Kindheit kam. Wir zerlegten also mein Kopfchaos in Einzelteile. Aber erst Jahre später waren eine Reha und die darauffolgende Verhaltenstherapie (▶ Kap. 2.2.1 Sichtweisen der Betroffenen) ausschlaggebend dafür, um überhaupt erkennen zu können, dass mein Kindheitstrauma mit den Depressionen und der Angst- und Panikstörung zusammenhängt. Selbst die körperlichen Erkrankungen hatten wiederum etwas mit meinem seelischen Befinden zu tun. Alles hing miteinander zusammen. Ich habe in dieser Zeit mit viel professioneller Hilfe die »Zeitachse meines Lebens« sortiert und in eine Reihenfolge gebracht. Das war sehr schmerzlich und ging mit vielen Tränen und hefigen Gefühlen einher. Plötzliche Erinnerungen tauchten auf. Doch das Erinnern und Zuordnen von den Ereignissen von damals zu meinem Verhalten von heute war nötig, damit ich verstehen konnte, dass ich nicht Schuld bin an meinen Erkrankungen. Das war sehr wichtig für mich, denn nur so konnte ich aufhören, mir selbst die Schuld zu geben und die Verantwortung aus meinen Händen gleiten zu lassen. Denn ich war nicht verantwortlich für das Erlebte in meiner Kindheit. Ich bin nicht schuld an meinen Depressionen und bin auch nicht schuld an meinen Angst- oder Panikattacken. Es ist ein langer und schwerer Weg gewesen, um meine eigene Geschichte zu verstehen, zu verarbeiten und akzeptieren zu können. Ich bin sehr dankbar für jede Unterstützung und Hilfe, die ich erfahren durfte auf meinem Weg bis heute. Und erst nach diesem sortieren und verstehen ist es mir nun überhaupt erst möglich wieder mit etwas Hoffnung in die Zukunft zu blicken, auch wenn mich meine Angststörung, die Panikattacken und die PTBS noch weiter begleiten werden.

Melanie Rogner:

Biografie-Arbeit ist für mich der Schlüssel zur Genesung. Denn nur über das Verstehen meiner eigenen Lebensgeschichte, kann ich meiner seelischen Krise einen Sinn verleihen. Zur Bewältigung ist die Sinngebung unerlässlich. Als Psychoseerfahrene ist Wahn für mich nicht einfach eine Neurotransmitterstörung oder wilder Unsinn, den mein Gehirn einfach nur so beiläufig produziert, weil Psychose eben Verrücktsein bedeutet. Ich habe im Laufe meines bisherigen Recovery-Weges gelernt, dass Wahn immer etwas mit der eigenen Lebensgeschichte zu tun hat und meine eigene Theorie dazu entwickelt. Ein Schuldwahn basiert z. B. auf echten Schuldgefühlen, die sich die Betroffenen selbst machen oder aber auch von anderen verursacht werden. Oft resultieren diese starken Gefühle aus der Kindheit, weil ich als Kind die Schuld nicht einzuordnen vermag und diese sich dann verselbständigt. Der Wahn ist sozusagen stilisierte Wirklichkeit.

Psychose ist für mich ein Bewältigungsmechanismus, eine adäquate und gesunde Reaktion auf pathologische Umstände wie krankhafte Beziehungsmuster oder belastende traumatische Erfahrungen insbesondere als Kind. Die eigene Lebensgeschichte aufzuschlüsseln kann zu mehr Verständnis für den Wahn führen. Ich verstehe mich dann selbst und die Systematik hinter dem Wahn besser – denn eine Systematik ist durchaus vorhanden, auch wenn der Mensch dahinter völlig wirr wirkt. Um diese Systematik zu verstehen, brauche ich demnach die Lebensgeschichte der Betroffenen. Nur weil die Betroffenen von traumatischen Situationen nicht erzählen können, heißt das nicht, dass diese nicht stattgefunden haben. Es könnte z. B. auch eine posttraumatische Amnesie vorliegen, weil der oder die Betroffene als Kind mit der großen seelischen Belastung allein geblieben ist und keine Unterstützung erfahren konnte durch andere Menschen, die ihm oder ihr zur Seite standen. In diesem Fall ist Psychose ein Ausweg. Die seelische Belastung bricht sich Bahn, weil kein anderes Ventil vorhanden ist, z. B. darüber reden zu dürfen. Reden über die eigenen Erfahrungen erklärt die individuelle Psychose sehr gut. Sagt ein Betroffener beispielsweise, dass ihm die »Familie etwas Böses will«, heißt das nicht zwangsläufig, dass er paranoid ist. In solchen Momenten lohnt es sich genauer hinzusehen. Wie funktioniert die Familie des Betroffenen überhaupt? Wie verläuft die Kommunikation? Was veranlasst den Betroffenen, so über seine scheinbar liebende und fürsorgliche Familie zu sprechen? Was läuft im Hintergrund der Familiensystematik ab? Was ist dem Betroffenen passiert, dass es ihn scheinbar zu der Annahme veranlasst, dass eine Bedrohung vorläge? Liegt ein Trauma vor, an das sich der Betroffene vielleicht nicht mehr erinnert, weil eine Amnesie vorliegt? Wie hat das äußere Umfeld darauf reagiert? Hat der Betroffene Unterstützung erfahren dürfen oder war er als Kind oder junger Erwachsener damit allein? Wenn er sich nicht mehr erinnern kann, an welche Abschnitte seines Lebens kann er sich nicht mehr erinnern? Meistens haben die Erinnerungslücken etwas mit dem zeitlichen Vorkommnis des Traumas zu tun.

Ich brauche als Betroffene meine eigene Lebensgeschichte als Instrument, um zu Verstehen und meiner Erkrankung einen Sinn zu verleihen. Seelische Krisen wollen uns etwas mitteilen, dass wir unser eigenes Leben, das in Schieflage geraten ist, wieder in Ordnung bringen sollen, um glücklich zu werden. Seelische Erkrankung trägt immer eine Botschaft mit sich. Um diese Botschaft zu verstehen, brauche ich meine eigene Lebensgeschichte im Kontext. Diese beinhaltet die Antworten auf meine seelische Krise. Als ich meine Lebensgeschichte im Kontext zu meiner Psychose gesetzt habe, wurde mir die Funktionsweise meiner Erkrankung bewusst. Mit dem Bewusstsein konnte ich üben, mit der Symptomatik umzugehen. Wann traten meine Stimmen auf? Warum ist Lachen von Gruppen ein Trigger von mir? Warum denke ich dann, dass die lachende Gruppe über mich lacht? Woher kommt mein Schuldwahn? Ich musste erst einmal verstehen, wann die Symptomatik auftrat. Dann konnte ich diese in Beziehung zu meiner Lebensgeschichte setzen und sogenannte Skills entwickeln, um einen Umgang damit zu finden und auch eine Distanz zu meinen Stimmen zu bekommen. Die Auseinandersetzung mit meiner eigenen Biografie, das in Beziehung setzen zur seelischen Krise und die daraus resultierenden möglichen Maßnahmen für mich, halfen mir gerade die Stimmen so weit einzudämmen, dass sie von einem ununterbrochenen Vorkommen zu einem ausschließlichen Stresssymptom geworden sind, d. h., sie treten nur noch auf, wenn ich erheblich in menschlichen Beziehungen unter Stress stehe – wie Konflikte mit Kollegen oder in der eigenen Familie. Aber auch dann fällt es mir leichter, Distanz herzustellen in dem Bewusstsein, dass dies alles mit meiner Biografie zu tun hat. Verständnis für die eigene Biografie macht die seelische Erkrankung händelbar.

Umso mehr wünsche ich mir, dass uns Psychoseerfahrenen mehr Kompetenz für eine Psychotherapie zugetraut wird und der eigenen Lebensgeschichte mehr Bedeutung zukommt. Oft ist es noch so, dass Therapeut*innen sich eine Therapie mit einem Menschen mit Psychose nicht zutrauen, weil sie Angst vor einem Ausbruch derselbigen haben. Damit werden uns wichtige Instrumente zur Bewältigung der Krise verwehrt. Ich wünsche mir mehr Zutrauen in die Bewältigung der Krise jedes einzelnen Betroffenen. Gebt uns nicht auf! Wir sind in der Lage, die eigene Erkrankung zu händeln, wenn wir die Möglichkeit dazu bekommen. Traut uns zu, die eigene Biografie zu verarbeiten, bevor wir chronisch psychotisch werden. Biografie-Arbeit ist ein Ausweg aus der Isolation und der Exklusivitätserfahrung der Psychose, und ein Mittel für mehr Verständnis im Kontext von Krankheitserfahrung und eigener Biografie. Deshalb wünsche ich mir mehr Beachtung der eigenen Biografie von Betroffenen und professionell Tätigen sowie mehr Mut aller Beteiligten diese zu bearbeiten.

7.2 Erforschung der Biografie im psychiatrisch pflegerischen Kontext

Ingo Tschinke

In vielen Modellen zur Recovery-Förderung, wie z. B. dem Gezeiten-Modell (Barker et al. 2020) und dem REACH-Modell (Tschinke 2021; Grey et al. 2014a), wird dem Verstehen des Menschen in seinem ganzheitlichen Lebenskontext und der Erkundung seiner Lebensgeschichte und damit in Zusammenhang stehenden Werten eine wichtige Rolle beigemessen. Psychische Erkrankung entsteht aus Sicht der Entwicklungspsychologie meist aus dem Lebenskontext des Menschen, dessen Dispositionen und mangelnden Resilienzen. Daher ist es für eine Recovery-orientierte Versorgung in der psychiatrischen Pflege unerlässlich, diese lebensgeschichtlichen und kontextbezogenen Faktoren zur Herausarbeitung von Stärken und Ressourcen zu nutzen. Durch dieses Erkunden des individuellen Menschen mit der persönlichen Lebensgeschichte wird die Person in ihrer Einzigartigkeit wahrnehmbar und verschwindet nicht hinter der Diagnose, die nichts anderes ist als eine momentane Zustandsbeschreibung (Slade 2009). Der Mensch wird durch dieses Verstehen seiner Lebensgeschichte und des -kontextes nachvollziehbar in seinem Denken und Handeln. In dem sich Psychiatrische durch das Erkunden des Fremden und des Andersartigen auf Betroffene einlassen, kann es gelingen, dass das Individuum in dieser Auseinandersetzung das eigene Selbst erkennen kann und dadurch realisiert, warum der psychische Unruhezustand aufgetaucht ist, und die Störung verursacht (Lévinas 2012, S. 209 ff).

Wir alle haben Werte, Einstellungen und Erfahrungen, die Einfluss darauf haben, wer wir sind. Als Individuum verstanden zu werden, ist ein wichtiger Beitrag zum Recovery. Es ist wichtig, Vermutungen über die Identität eines Individuums zu vermeiden, insbesondere dann, wenn es einer spezifischen ethnischen oder religiösen Gruppe angehört oder sich innerhalb des LGBTQIA*-Spektrums einordnet. In Bezug auf die Behandlung, sollten die erkannten Werte und Einstellungen diskutiert, wahrgenommen und genutzt werden, damit diese zum persönlichen Recovery beitragen. Im Prozess des Kennenlernens einer Person kann das Gespräch auch sensible Themen berühren, wie erlebte Stigmatisierung, Diskriminierung, Rassismus und vorhergehende Erfahrung mit psychiatrischer Versorgung. Der Prozess benötigt Zeit und viele Gespräche, um Vertrauen aufzubauen, damit eine Diskussion über diese Themen auch stattfinden kann.

Was umfasst das Werteverständnis? Die Gespräche darüber umfassen:

- Das Lernen über die individuelle Lebensgeschichte – wo kommen die Betroffenen her, wie sind sie aufgewachsen und welche Einflüsse haben sie geformt?
- Das Lernen über die reiche Identität – unter Berücksichtigung von Herkunft, Ethnie, Kultur, Geschlecht, Spiritualität, sexueller Orientierung etc.
- Die Unterstützung der Entwicklung die eigene Geschichte zu erzählen – was ist ihre Geschichte, was hat sie in dieses jetzige Leben geführt?
- Das Verstehen der Werte – was ist für die Person wichtig?
- Behandlungspräferenzen – welche Art der Hilfe benötigen die Betroffenen durch die psychiatrische Versorgung und anderen Stellen?

Die Allgemeinen Prinzipien für jedes Gespräch umfassen:

- Die Verwendung von Coaching-Fähigkeiten, für die Unterstützung der Entwicklung des gemeinsamen Lernens in der Interaktion zwischen den psychiatrisch Tätigen und den Betroffenen – d. h., dass Betroffene durch die Interventionen etwas über die Krankheitsbewältigung lernen und die psychiatrisch Tätigen aus der persönlichen Erfahrung der Betroffenen.
- Einschätzung der Prioritäten – es ist nicht davon auszugehen, dass irgendein Aspekt der Person besonders wichtig oder gar nicht wichtig ist, weswegen alle Aspekte beleuchtet werden sollten.
- Achten von Grenzen – es ist möglich, dass die Person nicht alles über sich preisgeben möchte.
- Offenheit im Gespräch – das Individuum sollte die Chance haben, über alles Bereiche zu sprechen, auch wenn sie sensible Themen berühren.

Individuen (sowohl die Nutzer der Versorgung als auch die psychiatrisch Tätigen) haben einen unterschiedlichen Zugang dazu, was sie hilfreich finden, um einen Zugang zu ihrer eigenen Lebensgeschichte offenzulegen. Es werden nun die drei Wege beschrieben, wie man sich dem nähern kann: durch *Gespräche*, *Narrative* und einen *visuellen Zugang*. Es kann sowohl eine Kombination dieser drei Zugänge genutzt werden als auch der Zugang, der für die Person individuell am besten geeignet ist. Welcher Weg auch immer gewählt wird, die Betroffenen sollten immer wissen, warum bestimmte Fragen gestellt werden oder dieses Gespräch gerade geführt wird. Ebenso ist es wichtig, die Betroffenen zu ermuntern, über das zu sprechen, was sie wissen wollen und was sie schätzen, anstatt sich offenbaren zu müssen.

1. Gesprächszugang

Die Menschen, die offen mit den psychiatrisch Tätigen kommunizieren können, mögen diesen Zugang bevorzugen. Ein hilfreicher Zugang mag in respektvoller Neugier bestehen: »Ich möchte mit Ihnen auf die Art zusammenarbeiten, die für Sie und ihre Wertvorstellungen passend ist. Deswegen bin ich daran interessiert, darüber etwas zu lernen, was Sie mit mir teilen möchten.«

2. Narrativer Zugang

Der zweite Weg, um die Wertvorstellungen der zu unterstützenden Person zu erfassen ist der Vorschlag, dass die Person ihre Geschichte aufschreibt und sie mit den psychiatrisch Tätigen teilt. Da das Narrativ gänzlich außerhalb des Kontaktes entsteht, ist es wichtig zu klären, dass nicht alle Bereiche des Narrativ besprochen werden müssen. Betroffene können bestimmte Anteile des Narrativ für sich allein schreiben, oder dieses mit Freund*innen und der Familie teilen.

Eine Möglichkeit, mit dem Narrativ zu beginnen, besteht darin, der Person eine leere Kopie eines Assessments (z. B. des Gezeitenmodells) als eine Vorlage auszuhändigen. Alternativ können folgende vorgeschlagenen Fragen und Themen hilfreich sein:

- Dein Leben bis heute, inklusive besonderen positiven und negative Lebensereignissen
- Was ist wichtig für dich? Welche Dinge in deinem Leben sind dir wichtig?
- Wie würdest du dich selbst gegenüber einer anderen Person beschreiben? Z.B. dein Hintergrund, deine Wertvorstellungen, deine Ansichten und deine Erfahrungen.
- Wie viel Erfahrung hast du in deinem Leben mit der Psychiatrie gemacht?
- Was macht dein Leben sinnvoll?
- Was hat dir bisher geholfen oder würde dir helfen auf deiner Recovery-Reise?
- Welche Dinge hatten einen negativen Effekt auf dein Wohlergehen oder deine Recovery- Reise?
- Wie würdest du deine Erfahrungen mit psychiatrischer Behandlung beschreiben und was hast du aus diesen Erfahrungen gelernt?
- Ich kenne Menschen, die mich respektieren, wenn ich…

3. Visueller Zugang

Die dritte Möglichkeit, die Werte des Betroffenen zu verstehen, besteht darin, Lebenskarten zu entwerfen. Dies basiert auf dem Mindmapping und kann dabei hilfreich sein, um die Werte und Behandlungspräferenzen der Betroffenen herauszuarbeiten. Dies kann in einer gemeinsamen Zusammenarbeit mit dem Individuum stattfinden und es können dabei alle möglichen Medien hinzugezogen werden, wie Fotografien, Bilder und Textausschnitte. Es kann also in vielen Formen stattfinden, einige sind im Folgenden genannt.

Dies können allgemeine Lebenslandkarten, Beziehung-, Hintergrund-, Wer bin ich?-, Präferenzen-, Entscheidungs- oder Respekt-Landkarten sein. Einige oder sogar alle diese Landkarten lassen sich in einer Karte zusammenfassen, es kann aber auch ein bestimmtes Areal oder eine Karte nach der anderen von Interesse sein.

- *Beziehungslandkarte*
    Die Beziehungslandkarte kann in verschiedene Sektionen aufgeteilt werden, wie die Familie, Freund*innen, Gesellschaft und die Beziehung in der psychiatrischen Versorgung. Es können Fotos, Bilder oder Worte eingezeichnet werden,

die eine Nähe oder Wichtigkeit dazu haben.
- *Hintergrundlandkarte*
Diese Landkarte ist fokussiert auf das bisherige Leben der Person. Manche Leute finden es sinnvoll, dabei einer chronologischen Reihenfolge von Geburt bis in die Jetztzeit zu folgen und dabei Ereignisse und Erfahrungen hervorzuheben, die für sie signifikant sind. Diese Chronologie mag positive Erfahrungen und Erreichtes umfassen, aber auch Zeiten des Traumas, Verlust oder Trauer.
- *Wer bin ich?-Landkarte*
Diese Landkarte mag dazu genutzt werden, um mehr über die Bereiche herauszubekommen, die die Identität der Person abbilden, was wichtig für sie und ihre Behandlung ist. Dazu können auch Sektionen eingebracht werden, die die Betroffenen einfügen möchten, wie die Ethnie, Geschlecht, Kultur, Spiritualität etc., wie auch andere Bereiche, die von Wichtigkeit sind.
- *Präferenzen Landkarte*
Diese Landkarte beschreibt die persönlichen Vorlieben, Interessen und Gaben der Person. Diese Landkarte kann mit den anderen in Verbindung stehen, insbesondere mit der Hintergrund- und Wer bin ich?-Landkarte. Betroffene sollte hier das darlegen, was sie mögen und was sie nicht leiden können. Obgleich dies in Beziehung steht zu der psychiatrischen Versorgung, mögen sich auch hier Abneigungen zeigen.
- *Entscheidungslandkarte*
Eine Möglichkeit dieser Wunschlandkarte besteht darin, die Landkarte in zwei Bereiche aufzuteilen, wobei eine Hälfte die Entscheidungen repräsentiert, die die Betroffenen in ihrem Leben getroffen haben und die andere Hälfte, die Entscheidungen, die andere Menschen getroffen haben. Diese Landkarte kann dazu genutzt werden, um aufzuzeigen, in welchen Lebensbereichen und -abschnitten die Betroffenen die Kontrolle über ihr Leben hatten und wo die Barrieren liegen, diese Kontrolle zu übernehmen oder zurückzubekommen.
- *Respektlandkarte*
Eine ausschlaggebende Beobachtung für diese Landkarte ist: »Ich fühle mich respektiert, wenn…«. Es mag dadurch herausgearbeitet werden, wann die Person sich besonders respektiert, oder respektlos behandelt vorgekommen ist und aufgezeigt werden, was die Person respektiert und an anderen und sich selbst schätzt. Einige Menschen mögen dabei auch Barrieren des Respekts auf ihrer Karte sehen.

7.3 Zusammenfassung

Es ist wichtig, sich für die Biografie und die Erkundung des Kontextes, in der Menschen existieren Zeit zu nehmen, um ein gemeinsames Verständnis darüber zu bekommen, was dem Menschen wichtig ist und was nicht. Nur daraus lassen sich die Werte des Menschen herausarbeiten und in den Planungs- und Zielfestlegungsprozess integrieren. Der Mensch und seine Vorstellungen können nur in seiner momentanen Existenzwelt verstanden werden und diese steht in dem Kontext dessen, was der Mensch aus seiner Geschichte (Narrativ) mitbringt. Mit dem Menschen darüber zu sprechen, dass sein Narrativ wichtig und wertzuschätzen ist, kann es ihm ermöglichen zu erkennen, dass seine eigene Geschichte auch etwas ist, was für andere ein Verstehen möglich macht und dass durch dieses Verstehen wieder eigene Erkenntnisse gewonnen werden können. Wichtig ist es auch, dass man diese Narrative sich entwickeln lässt und sie nicht in vorgefertigte und technisierte Instrumente presst, die eventuell nicht die wichtigen Aspekte der betroffenen Person abbilden (Morgan et al. 2016, S. 89). Dies lässt sich auch unterscheiden, wenn man einer Person einen vorgefertigten technischen Fragebogen (quantitativ) vorlegt oder man sie offen interviewt mit einem relativen offenen Leitfaden (qualitativ) – mit dem Fragebogen kann ich eine Hypothese bestätigen, z. B., die Person ist gemäß dem Instrument depressiv, und mit dem Narrativ des Interviews gewinne ich eine Erkenntnis über diese Person und seine Sichtweisen. Letzteres ist das, was man erzielen möchte – eine Erkenntnis, um die Person in seiner Individualität zu verstehen bzw. das eigene Verstehen durch das Interview und die Fragen anzuregen.

8 Betroffene werden als Expert*innen ihrer Erkrankung gesehen

Ingo Tschinke

Ein wichtiger Anteil des Recovery besteht darin, dass Betroffene sich mit ihrer Erkrankung am besten auskennen, auch wenn Ihnen momentan Bewältigungsstrategien, das Selbstmanagement und die Nutzung ihrer Stärken und Ressourcen noch nicht bewusst sind. Nähert man sich über die Biografie-Arbeit und das Verstehen über den lebensweltlichen Kontext dem Individuum an (▶ Kap. 7), können das Expert*innenwissen und die bisherigen Überlebens- und Bewältigungsstrategien der Betroffenen auch wahrgenommen werden. Auch wenn Menschen mit bestimmten Diagnosen Ähnlichkeiten in ihrem Verhalten und Denken haben, so sollte man diese Menschen nicht darüber identifizieren und ihr Verhalten und ihre Präsentation nach außen dementsprechend werten oder interpretieren, denn dies führt häufig zu Fehlinterpretationen und Missverständnissen in der Kommunikation.

Zu einer personenzentrierten Behandlung, die die Expertise der Menschen berücksichtigt gehören folgende Faktoren (Loughhead et al. 2023):

- Wahrnehmung der Geschichte der Betroffenen und ihrem Lebenskontext
- Wertschätzung der persönlichen Erfahrung des Menschen und dessen Lebenserfahrung im Umgang mit der Erkrankung
- Nutzung einer unterstützenden und/oder gemeinsamen Entscheidungsfindung für die Behandlung/Begleitung
- Wertschätzung der Identität, Kultur, Wünsche, Hoffnungen und Stärken der Betroffenen
- Gemeinsame Bearbeitung der Problemlagen der Betroffenen unter Berücksichtigung ihrer Lebenswelt und deren sozialen Bedürfnislagen
- Eine Behandlung die sich flexibel und angemessen an den Bedürfnissen und Behandlungspräferenzen der Betroffenen anpasst
- Ein Behandlungsteam, dass in der Lage ist, die Situation aus der Nutzerperspektive zu betrachten und nicht aus der eigenen
- Unterstützer in sinnvoller Weise miteinbeziehen
- Eine Behandlung die auf Respekt, Vertrauen und Empathie zwischen den Betroffenen, den Unterstützern und psychiatrisch Tätigen beruht
- Eine Behandlung, die nicht bevormundet, sich paternalistisch verhält und Druck ausübend ist

8.1 Erlebnisse und Wünsche der Betroffenen

Madeline Albers, Anja Neumann, Melanie Rogner

Madeline Albers:

Für Krisen- und Psychiatrie-Erfahrene gibt es die EX-IN-Weiterbildung. EX-IN steht für *experienced involvement* und bedeutet die Einbeziehung von Erfahrenen. Der Gedanke dahinter ist, dass Menschen, die seelische Krisen oder Aufenthalte in psychiatrischen Einrichtungen erlebt haben, sogenannte Expert*innen aus Erfahrung sind. Die EX-IN-Qualifizierung beinhaltet demnach das Konzept, dieses Wissen um Bewältigungsstrategien für die Krisenerfahrenen nutzbar zu machen. Dem liegt die Überzeugung zu Grunde, dass jeder Mensch das Potential zur Genesung in sich trägt.

Ich lasse mich zur Genesungsbegleiterin qualifizieren, weil ich mich nach langer Zeit mit dem Gedanken angefreundet habe, mich als Expertin aus Erfahrung zu sehen. Ich habe Krisen erlebt, die mich geprägt haben und denen ich mit Akzeptanz und Aktivität begegnen musste, um einen Umgang mit meinen Belastungen zu finden. Diese Erfahrungen sind für meine Mitmenschen nur dann nachvollziehbar, wenn ich mich dazu entscheide, sie transparent zu machen und über sie zu sprechen.

Wenn wir uns das typische Beinbruch-Beispiel anschauen: Ein Mediziner kann anhand eines Röntgenbilds beurteilen, welche Behandlung von Nöten ist. Psychische Erkrankungen haben im Sinne der Sichtbarkeit für Außenstehende ein Alleinstellungsmerkmal, denn niemand kann die Gefühle und Gedanken eines anderen Menschen sehen und sicher einschätzen. Das Fachpersonal kann sich nur auf die Schilderungen verlassen, die die Betroffenen mit ihnen teilen. Das Problematische daran ist, dass dies den Raum für Stigmatisierungen öffnet – denn es liegt in der Natur des Menschen, sich zu vergleichen und zu urteilen. Bei einem Röntgenbild haben Urteile aufgrund der Transparenz nur wenig Spielraum, bei psychischen Erkrankungen und den individuellen Ausprägungen hingegen lassen sich keine gesicherten Vergleiche ziehen oder allgemeingültigen Aussagen treffen. Es ist demnach sehr einleuchtend, dass Betroffene von seelischen Belastungen in ihrem Leben immer mal wieder mit Stigmatisierungen konfrontiert werden und viele davon berichten, dass sie sich nicht verstanden fühlen. Für mich ist dies ein starkes Argument dafür, dass die Einbeziehung von Expert*innen aus Erfahrung bei der Zusammenarbeit mit Betroffenen so bedeutsam ist, da sie eine erlebte Perspektive ins psychiatrische Versorgungssystem integrieren.

Neben der Herausforderung, keine vorurteilsbehafteten Schlüsse aus Vergleichen zu ziehen, sieht sich das Psychiatrie-System zudem mit der Tatsache konfrontiert, dass psychische Erkrankungen immer auch geknüpft sind an die Persönlichkeit eines Menschen. Es ist nicht möglich, einen allgemeingültigen Behandlungsweg zu entwerfen, der auf alle Betroffenen mit der gleichen Erfolgsaussicht anwendbar ist, weil die Persönlichkeiten einzigartig und unterschiedlich sind. Die Individualität, die sich daraus ergibt, verhindert eine Universallösung. Ich habe jedoch schon häufig beobachtet, dass genau auf diese universelle Art und Weise mit vielen Betroffenen umgegangen wird: Die Persönlichkeit, die untrennbar mit der Erkrankung verknüpft ist, wird bei der Behandlung oftmals gänzlich ausgeklammert. Anstatt dessen werden Betroffene in ein teilweise unflexibles Fürsorgesystem gepresst, welches nicht auf ihre Bedürfnisse und Ressourcen ausgelegt ist, sondern einer generellen Idee unterliegt. Einige Ärzt*innen und

Pflegekräfte leben bereits einen modernen Perspektivwechsel, indem sie personenzentriert mit den Betroffenen kommunizieren, sie miteinbeziehen, ihre Wünsche und Bedürfnisse erfragen und berücksichtigen, ihnen Verantwortung übertragen, ihre Ressourcen anschauen und ihre Fähigkeiten stärken. Dies klingt nach Aufwand und Mehrarbeit, bedeutet aber das Gegenteil: Wenn gesamtgesellschaftlich einheitlich agiert wird, dann wird sich die Arbeit mit den Betroffenen langfristig erleichtern. Davon bin ich überzeugt.

Ich bin Expertin meiner eigenen Erkrankung, weil nur ich erlebe, was in mir vorgeht. Weil ich meine individuell gelebte Erfahrung reflektiert und dadurch viel über mich und meine seelischen Belastungen gelernt habe. Ich habe Hoffnung und einen Sinn in meinem Leben gefunden – diese Gefühle und positiven Gedanken hätte ich vor wenigen Jahren nicht für möglich gehalten. Inzwischen ist mir sehr bewusst, wie ich diese Veränderung der inneren Haltung erreichen und wie ich hoffnungsvolle Gedanken wieder zulassen konnte. Dieses Bewusstsein über den eigenen Genesungsweg ist Voraussetzung dafür, meine lebendige Erfahrung in der Zusammenarbeit mit Betroffenen wertvoll einfließen zu lassen. Dadurch, dass psychische Erkrankungen so sehr geprägt sind von Individualität, ist es umso wichtiger für Betroffene, nicht nur eine Unterstützung von Menschen zu erhalten, die mit der Theorie vertraut sind, sondern auch Begleitung zu haben von anderen Betroffenen, die einen Umgang mit ihren seelischen Belastungen gefunden haben. Expert*innen aus Erfahrung haben die Möglichkeit, ihren Recovery-Weg transparent zu machen und damit anderen Betroffenen Hoffnung zu geben und Perspektiven aufzuzeigen, ohne sie dabei zu bevormunden oder sie in ihren Handlungsoptionen zu limitieren. Wenn ich mich an meine Krisenzeit zurückerinnere, dann bin ich mir sicher, dass mir eine zusätzliche Unterstützung von Erfahrungsexpert*innen die Zuversicht gegeben hätte, dass auch ich einen Weg aus der Krise und einen Umgang mit meinen Gefühlen erreichen kann. Ich hoffe und setze mich dafür ein, dass das Weitergeben von Erfahrungswissen in Zukunft vielen Betroffenen Hoffnung geben kann und dass Genesungsbegleiter*innen ihren festen Platz in einem veränderten Psychiatrie-System finden.

Anja Neumann:

Zu diesem Thema war ich mir erst gar nicht sicher, ob ich mich als eine Expertin meiner Krankheit sehen und sogar so nennen darf. Das klang für mich selbst erst einmal sehr überheblich und arrogant (und das ist das letzte, was ich sein möchte oder bin). Ein Experte oder eine Expertin ist eine Person, die über überdurchschnittlich umfangreiches Wissen auf einem Fachgebiet oder mehreren bestimmten Sacherschließungen oder über spezielle Fähigkeiten verfügt, und Menschen, die mit einer psychiatrischen Krise konfrontiert waren, diese durchlebt und bewältigt haben, verfügen über dieses spezifisches Expertenwissen (Utschakowski et al 2016). Nun ja, da habe ich erst lange drüber nachdenken müssen, um für mich festzustellen, dass ich am Anfang noch Laie auf dem Gebiet meiner Erkrankungen war. Aber nach über 15 Jahren mit vielen verschiedensten Erfahrungen mit Ärzt*innen, Medikamenten, Therapeut*innen, Rehazentren, Tagesklinik, Pflegediensten, pHKP, Krankenkassen und Managementgesellschaften konnte ich mir (gezwungenermaßen) schon ein sehr umfangreiches Wissen aneignen. Ich musste viel Zeit darin investieren zu lernen, die verschiedenen Erkrankungen von mir zu verstehen, zu unterscheiden und damit auch umgehen zu können. Also glaube ich doch von mir behaupten zu dürfen, ein umfangreiches theoretisches und besonders praktisches Wissen in den Bereichen Depression, generalisierte Angststörung und Panikstörung vorweisen zu können. Womit ich aber auf keinen Fall die »Spezialist*innen« auf diesem Gebiet infrage stellen möchte. Doch durch das Selbsterlebte besitze ich allerdings besondere Fähigkeiten, die jemand, der noch nie diese Ausprägungen dieser Krankheiten am eigenen Leib gespürt hat, einfach nicht haben kann.

Expert*innen werden auch mal um Rat gefragt und das ist mir tatsächlich erst neulich in einer Zahnarztpraxis passiert. Dort wissen sie um meine Angststörung und sind bemüht, es mir etwas leichter zu machen. Als ich das letzte Mal dort durch die Tür kam, war es allerdings superhektisch, das hatte ich dort vorher noch nie erlebt. Schon am Empfang war bedingt durch einen Computerausfall, viel Stress, der sich sofort auf mich übertragen hatte. Dann sollte ich auch noch unbedingt im Wartezimmer warten. Was aber schon recht voll war und das alles mit der FFP2-Maske im Gesicht – da war sie wieder meine Angst vor einer Panikattacke. Ich spürte, wie sie langsam in mir hochkroch und ich nur noch schwer atmen konnte unter der Maske. Die Angestellten liefen sehr hektisch hin und her und redeten durcheinander. Im Wartezimmer telefonierten zwei wartende Patienten laut. Das war zu viel für mich. Ich wollte gerade rausgehen, da wurde ich aufgerufen. Im Behandlungszimmer brauchte ich einige Zeit, um mich wieder zu beruhigen. Daraufhin wurde ich gebeten zu erzählen, was der Auslöser für meine Angst war. Als ich mein Erlebnis und die Gefühle, die sie auslösten, schilderte achtete ich darauf keinen Vorwurf, sondern eine reine Information weiterzugeben. Sie hörte mir aufmerksam zu und sagte dann: »Ich glaube, wir sind alle auch ein bisschen betriebsblind von Zeit zu Zeit, egal wie sehr wir uns bemühen, das nicht sein zu wollen. Ihre Erzählung würde ich gerne mit in die nächste Teambesprechung nehmen und dort weitergeben, wenn es ihnen recht ist.« Und ehrlich – das war mir sogar sehr recht. Mir wurde in dem Moment bewusst, dass ich als Expertin meiner Erkrankung gesehen und anerkannt wurde. Und dass sich niemand dort auch nur ansatzweise vorstellen konnte, was dieser Stress, diese Hektik und diese Geräuschkulisse bei Angstpatient*innen auslösen kann. Woher auch? Ich selbst kann ja auch etwas über einen Herzinfarkt lesen und kann es trotzdem nicht vorstellen wie es sich anfühlen muss oder mich da emotional hineinversetzten. Wenn mir aber jemand der schon mal einen Herzinfarkt hatte, erzählt wie es sich anfühlt, bin ich da emotional viel näher dran. Es wird dadurch persönlicher.

Ich würde mir für die Zukunft wünschen das sich Arztpraxen, Krankenhäuser, Kliniken oder auch Altenheime etc. sich auch diesem Thema mit ihrem Team widmen würden. Oder holt euch besser noch einen Experten oder eine Expertin auf diesem Gebiet (nämlich einen Menschen mit einer Angsterkrankung) als Gastredner*in in die Dienstbesprechung dazu. Traut euch ruhig, eure Patient*innen darauf anzusprechen. Es geht dann nicht darum herauszufinden, ob und was falsch läuft, nein, es geht darum, die Sicht auf die Situation zu verändern. Ich bin überzeugt davon, dass alle davon profitieren könnten, gerade die kleinen Praxen, die keine EX-IN Mitarbeiter*innen haben. Ich habe das meiner Praxis angeboten – falls da irgendwann Interesse besteht, bin ich für sie da.

Ein anderes Beispiel hätte ich da noch, was psychiatrischen Pflegedienste betrifft:
Ein wichtiges Thema für mich war und ist immer noch die »Werbung« auf den Autos der Mitarbeiter*innen, die zu den Patient*innen nach Hause kommen. Bei meinem ersten Besuch einer pHKP, als ein Auto direkt vor meiner Tür parkte, mit großer auffälliger Schrift »Psychiatrischer Pflegedienst« – was für ein Schock! Das war wie an den Pranger gestellt zu werden. Ich habe mich so sehr dafür geschämt. Ja wir sind psychisch krank (was für ein schlimmer Ausdruck), aber nicht jeder will unbedingt, dass alle Nachbarn darüber Bescheid wissen. Nun war

es zu spät. Regelmäßig einmal in der Woche stand dieses besagte Auto in meiner Straße. Ab da hatte ich immer das Gefühl, dass Nachbarn mich mitleidig anschauten oder ganz die Gespräche mit mir vermieden. Ich war froh als ich umgezogen bin, in eine andere Stadt, hier wusste niemand etwas von meiner Geschichte. Hier war ich nur ich. Als dann aber Corona ausbrach, der Lockdown kam und man nur noch mit Maske raus durfte, brach meine PTBS erneut aus. Mir ging es plötzlich sehr, sehr schlecht. Wieder brauchte ich Hilfe vom psychiatrischen Pflegedienst. Schon am Telefon war meine erste panische Frage, ob wieder auf dem Auto Werbung des Pflegedienstes drauf ist. Dann hätte ich das nicht noch mal in Anspruch genommen. Ob ich die Zeit allein geschafft hätte, wage ich mal zu bezweifeln. Zu groß war die Angst davor, als die, die nicht richtig tickt, abgestempelt zu werden und mich wieder in der Nachbarschaft erklären zu müssen. Ich hatte Glück. Endlich ein Auto ohne Werbung. Nur diese kleine Kleinigkeit hat es mir diesmal möglich gemacht, wieder Hilfe anzunehmen.

Aus meiner Sicht: Offensichtliche Werbung schreckt eher ab Hilfe anzunehmen und leider stigmatisiert das Patient*innen auch heute noch, da durch diese das Umfeld sofort darüber informiert wird, wer einen besucht. Es würde für uns Betroffene hilfreicher sein, diese Werbung in allen möglichen Arztpraxen vorzufinden und dort Flyer zum Mitnehmen zu haben.

Mein Rat als Expertin: Macht die Werbung von den Autos ab! Aus Respekt vor euren Patient*innen. Denn ich glaube nicht, dass Menschen durch Straßen gehen und sagen: »Oh, ein psychiatrischer Pflegedienst, da rufe ich doch gleich mal an!«

Melanie Rogner:

Im Kapitel 6 zum Thema Kommunikation hätte ich mir in dem Igelball-Beispiel sehr gewünscht, dass der Betroffene nicht als Problem gesehen worden wäre, der nur die Skills nicht richtig anwendet. Ich hätte mir gewünscht, dass er stattdessen mit all seinen Ressourcen und Möglichkeiten im Leben als Mensch und Lösung für die eigene Krise betrachtet worden wäre. Denn darum geht es: Das Nutzen der ureigensten Potentiale eines jeden Menschen zur Bewältigung der Krise. Wir Betroffenen müssen uns, unsere sogenannte Symptomatik und Frühwarnsystematik besser kennenlernen, um mit unseren eigenen Ressourcen darauf reagieren zu können – wir werden zu den eigenen Expert*innen unserer Erkrankung. Das beinhaltet auch, dass wir eine eigene Erklärung für das Phänomen seelische Erkrankung bei uns selbst finden.

Ich war lang auf der Suche, warum ich überhaupt Psychose- und Depressionserfahrene geworden bin. Ich konnte auf meiner Erforschungsreise einen tieferen Sinn dahinter entdecken: Wahn war für mich ein Bewältigungsinstrument geworden, Depression ein Zeichen, dass mein Leben in ein Ungleichgewicht gerutscht ist, Stimmen, die ich hörte, wollten mir bestimmte Dinge mitteilen. Nichts geschieht umsonst. Warum kommt die seelische Krise ausgerechnet jetzt zu diesem Zeitpunkt? Wahllos? Ich denke nicht. Um diesen Sinn zu erforschen, müssen wir Betroffene die Möglichkeit bekommen, uns auszuprobieren, um die Expert*innen in eigener Sache zu werden. Ansichten vertreten dürfen, die vielleicht unkonventionell sind, aber hilfreich, um im Leben bestehen zu können und Teil der Gesellschaft zu werden. Irgendwie muss ich Krankheit in den Hintergrund rücken lassen, indem ich Dinge, die mir wichtig sind in den Vordergrund bringe. Aber welche Dinge sind im eigenen Leben von Wichtigkeit? Diese Frage ist nur individuell zu beantworten durch Ausprobieren verschiedenster Situationen, um beispielsweise zu lernen *Nein* zu sagen oder um einfach ein *Hallo* herauszubringen und so Kontakt zu anderen zu suchen und zu finden;

durch das Suchen neuer Aktivitäten wie einen Job oder ein Ehrenamt, ein neues Hobby, eine sinnstiftende Beschäftigung beispielsweise; durch das Ausprobieren neuer Türen, die sich im Leben öffnen – nicht gleich nein zu sagen, weil die Angst vor dem Neuen einen zu lähmen scheint – mutig zu sein, Zuversicht zu erlangen und infolgedessen neue Perspektiven zu erreichen, die wiederum neue Türen im Leben öffnen. Es geht darum, sich selbst besser kennenzulernen oder überhaupt eine Form des Ichs zu finden, die für einen selbst lebens- und liebenswert ist.

Die Erkrankung in die eigene Identität miteinzubetten, in der sie eben nicht mehr den größten Stellenwert ausmacht, sondern all die anderen Dinge, die die Teilhabe an der Gesellschaft ermöglichen. Diese Freiheit brauche ich als Betroffene, meine Symptome selbst deuten zu dürfen, den Sinn dahinter zu erkunden und zu entdecken, um dann Frieden mit ihnen schließen zu können. Die Freiheit, mir selbst eine Persönlichkeit suchen zu dürfen, die es mir erlaubt, sinnvoll in das Leben zu blicken, nicht Stigmatisierung unterworfen zu sein, die mich als krank definiert und mich zwingt, mich selbst zu stigmatisieren und mich somit von der Gesellschaft exkludiert. Ich bin Expertin meiner eigenen Erkrankung geworden, weil es Menschen in meinem Leben gab, die mich all diese Dinge haben ausprobieren lassen und voller Hoffnung auf mich geblickt haben und immer noch blicken; mich teilhaben lassen an ihrem Leben und mich als Mensch sehen mit ureigensten Potentialen.

Warum lässt die Gesellschaft Menschen mit seelischen Erkrankungen im Fürsorgesystem eingebettet mit einer geringfügigen Möglichkeit, Dinge für sich auszuprobieren? Wieso wird davon ausgegangen, dass Psychiatrietätige – egal ob mit oder ohne Eigenerfahrung – immer die Expert*innen darstellen? Expert*innen für was? Wenn ich als Mensch mit einer seelischen Erkrankung Teil der Lösung bin, dann bin ich auch Expertin in eigener Sache. Es geht um mein Leben, in dem ich mehrere Wahlmöglichkeiten haben sollte, die infolgedessen für mich beherrschbar bleiben. Eben weil ich selbst entschieden habe und mir nicht von außen Regeln oder Gegebenheiten gegen meine Erkrankung aufgezwungen wurden. Das deutsche Psychiatrie-System versucht ständig etwas an Symptomen wegzumachen. Es werden mehrere Maßnahmen angesetzt, von Lavendelläppchen bis hin zu sämtlichen vielseitigen Therapieformen. Dabei gerät der Mensch dahinter völlig aus dem Blickfeld und wird nur zu einer Randfigur im eigenen Leben. Der Mensch sollte im Mittelpunkt stehen, mit seinen Symptomen, aber auch mit allen seinen Ressourcen, Stärken, ureigensten Werten, seiner Identität. Mit all seinen Eigenarten, Eigensinn und seiner Originalität. Im Speziellen liegt die Lösung eines jeden Einzelnen. Aufgezwungene Therapien erzeugen bei mir eine innere Abwehrhaltung – wenn ich nicht mitentscheiden darf und mir diese beispielsweise im stationären Aufenthalt einfach übergestülpt werden, dann kann ich auch den Sinn dahinter nicht entdecken. Ich bin in diesem Beispiel so damit beschäftigt, diese Bevormundung abzuwehren, dass ich keine Zeit dafür habe, mich mit mir und meinem Leben auseinanderzusetzen. Zudem wird mir im Zuge dessen das Gefühl vermittelt, ich könne allein keinen Ausweg aus meiner Krise finden, das führt in die Selbstabwertung, Selbststigmatisierung und stürzt mich in Selbstzweifel – in alles demnach, was der Genesung hinderlich ist. Das kann nicht gewollt sein.

Einerseits wird mehr Verantwortungsübernahme gefordert, andererseits wird mit der Fürsorgepflicht entgegen argumentiert. Das schadet der Selbstbefähigung, dazu jedoch mehr im nächsten Kapitel. Nur so viel sei noch gesagt, ich halte die Maßnahmen nicht für überflüssig, sondern sehe sie als Ergänzung zum Recovery-Prozess, sofern ich sie als für mich hilfreich – als Expertin in eigener Sache – erkennen kann und diese zu meiner Persönlichkeit passen.

8.2 Annahme des Expertentums durch psychiatrisch Pflegende

Ingo Tschinke

In Deutschland wurde in den vergangenen Jahren viel über eine personenzentrierte Versorgung diskutiert und dazu die psychiatrische Versorgung durch den Gesetzgeber im SGB V durch Angebote geschaffen wie z. B. die stationsäquivalenten Leistungen, die berufsgruppenübergreifende, koordinierte und strukturierte Versorgung von psychisch erkrankten Versicherten mit komplexem psychiatrischen und psychotherapeutischen Behandlungsbedarf (KSV Psych-RL), Modellvorhaben nach § 64 b SGB V (z. B. das RECOVER-Projekt aus Hamburg Eppendorf), Integrierte Versorgungsverträge gemäß § 140 SGB V, um nur einige zu nennen. Dabei dreht es sich hauptsächlich darum, wie ein erweitertes Angebot innerhalb der bisherigen Versorgung gestaltet werden kann, ohne allerdings zu berücksichtigen, wie die lebendige Erfahrung der Betroffenen in dieser Versorgung mit einbezogen werden sollte. Die Barrieren, die einer Einbeziehung der Betroffenen bei der Umsetzung einer beteiligten und ko-produktiven Patientenorientierung entgegenstehen, bleiben innerhalb dieser »patientenorientierten« Maßnahmen bestehen, denn durch die Veränderung bzw. Verbesserung der Strukturen ändert sich an den durchgeführten Prozessen mit den Betroffenen nur wenig (Loughhead et al. 2023). Die paternalistische Kultur und die Limitierung des biopsychosozialen Modells (Slade 2009, S. 11ff) bleiben bei diesen Veränderungen unverändert vorhanden, wodurch Betroffene in einem »Patienten«-Status verbleiben und noch immer als zu behandelnde Objekte anstatt selbstbefähigter Subjekte handeln können. Dadurch wird auch die Macht der psychiatrisch Tätigen nicht infrage gestellt, es findet keine Behandlung auf Augenhöhe statt und die Asymmetrie in der Beziehung zwischen Betroffenen und professionell Handelnden bleibt bestehen, wodurch ein Empowerment durch die Wertschätzung des Erfahrungswissens nicht stattfinden kann.

Das psychiatrische Versorgungssystem zeigt sich momentan noch sehr unflexibel, was die strukturierte Einbeziehung des Kontextbezuges der Betroffenen und deren Narrative angeht. Die Finanzierung und die Parameter der Versorgung sind noch immer daran gebunden, dass sich Betroffene weiterhin als krank definieren, um einen Leistungsbezug sicherzustellen, was Leistungsprogramme wieder in sich selbst limitiert. Inwieweit komplexe ambulante Behandlungsbedarfe mit der Umsetzung der KSV-Psych-Richtlinien, unter Berücksichtigung der Lebensweltorientierung und Wahrnehmung der Betroffenen-Perspektive, realisiert werden können, bleibt noch abzuwarten. Auf jeden Fall müssen in zukünftigen Leitlinien der Einbezug von Betroffenen noch weitaus mehr berücksichtigt werden und die Umsetzung einer Recovery-orientierten Praxis sollte nicht allein den Genesungsbegleiter*innen in der klinischen Versorgung aufgebürdet werden, wie es in den neuen Psychiatrie und Psychosomatik Personal-Richtlinien Erwähnung findet (PPP-RL § 136a Absatz 2 Satz 1 SGB V), sondern muss durch alle Berufsgruppen realisiert werden. Gemäß dem »Try and Error«-Prinzip sollte es auch durch die Berufsgruppen realisiert werden, dass Menschen Risiken eingehen dürfen, um sich selbst ausprobieren zu können, denn zurzeit liegt der Fokus noch zu sehr auf der Risikovermeidung. Insgesamt ist für einen Einbezug der Betroffenen und einer Umsetzung einer Recovery-orientierten Praxis der Ausbildungsstand der Berufsgruppen noch sehr differenziert zu betrachten, wozu noch eindeutige Ausbildungsinitiativen für eine Recovery-orientierte Praxis (ROP) bezüglich Haltungen, Wissen und Intervention zur Recovery-Förderung benötigt werden. Um diese ROP auch auf der Seite der Unternehmensführung umzusetzen, bedarf es gerade in Deutschland aufgrund der Vielzahl der differenzierten Trägerschaften und Unternehmensstrukturen umfassende Modell einer Ko-produktion im Leadership für psychiatrische Institutionen (Loughhead et al. 2022).

8.3 Zusammenfassung

Eine personenzentrierte bzw. nutzerorientierte Versorgung kann nur gelingen, wenn wir das Expert*innentum der Betroffenen anerkennen und wertschätzen (Loughhead et al. 2023). Dazu muss dieses Expert*innentum von den psychiatrischen Tätigen auch wahrgenommen und als wichtiges Hilfsmittel in der Versorgung auch herangezogen werden. Dadurch, dass Betroffene eine Wertschätzung gegenüber ihren eigenen Erfahrungen erleben, kann es gelingen, dass Menschen diese Erfahrungen auch selbst wertschätzen und eine individuelle aber kollektive Identität bilden können, so wie diese auch in der EX-IN Ausbildung durch das ICH-Wissen (dem eigenen Narrativ) mit der Verbindung zu den anderen Teilnehmern und deren ICH-Wissen, zu einem kollektiven WIR-Wissen (Diversität im Umgang mit psychischer Erkrankung – Gleichheiten und Unterschiede) werden kann. Durch eine systematische Nutzung des Expert*innentums, kann daraus ein emanzipatorischer Prozess gestalten werden, der die Andersartigkeit betont und damit auch Identitätsstiftend ist (Beauvoir 2018).

9 Verantwortungsübernahme im Recovery-Prozess

Ingo Tschinke

Recovery kann nur mit dem Menschen gestaltet werden und nicht für einen Menschen, d. h., man kann bei niemandem das persönliche Recovery forcieren, sondern es muss durch die Betroffenen realisiert und umgesetzt werden. Das kann nur gelingen, wenn Betroffene die Verantwortung für das, was geschieht übernehmen. Dabei geht es darum, dass die Betroffenen erkennen, dass sie für ihr Wohlergehen, ihre Hoffnung und Selbstbefähigung die Verantwortung übernehmen, indem der Fokus nicht auf die Symptome und Defizite ausgerichtet ist, sondern ihre individuellen Stärken und Ressourcen gefördert werden. Durch die Akzeptanz der bestehenden Symptome und Behinderung kann es gelingen, die Erkrankung in einem anderen Kontext zu betrachten – wie z. B. die Erkrankung als Anreiz und Chance zu Veränderung zu betrachten und eine radikale Hoffnung an den Tag zu legen, in dem Gegebenheiten angenommen und neue Perspektiven genutzt werden (Lear und Pier 2020). Die Zufriedenheit und Lebensqualität sollten im Vordergrund stehen, um eine positive Lebensqualität trotz bestehender Symptome zu erreichen – weswegen psychiatrisch Tätige auch nicht versuchen sollten, Betroffene zu reparieren und in risikovermeidende Watte zu packen.

9.1 Erlebnisse und Wünsche der Betroffenen

Madeline Albers, Anja Neumann, Melanie Rogner

Madeline Albers:

Verantwortung war für mich lange Zeit ein gewichtiger, angsteinflößender Begriff. Und auch heute hat sie noch nicht ganz ihren Schrecken verloren, wenn ich daran denke, sie zu übernehmen. Doch ich erkenne inzwischen, dass es wichtig ist, Verantwortung für mich, meine Entscheidungen und meine Lebensausrichtung zu tragen.

Die Kluft zwischen meiner damaligen und heutigen Gedanken- und Gefühlswelt klafft mit jedem Tag etwas weiter auseinander. Das ist gut so, denke ich mir, wenngleich ich meine vergangene Situation gut nachvollziehen kann. Verantwortung zu übernehmen hat mir große Angst bereitet und ich habe mich ihr, ob bewusst oder unbewusst, immer wieder entzogen. Nicht nur, weil es Energie und Kraft gekostet hat, Verantwortung in einer Welt zu übernehmen, in der ich nicht zurechtkam. Vielmehr hatte ich Angst vor negativen Konsequenzen. Denn Verantwortungsübernahme, egal in welchem Zusammenhang, bedeutet auch immer, den Ausgang seiner Entscheidungen auf den eigenen Schultern tragen zu müssen. Selbst der Autor des Geschehens zu sein und die Freiheit des eigenen Handelns zu spüren ist nicht leicht, wenn man im Zuge der seelischen Belastungen immer wieder die Erfahrung gemacht hat, seine Selbstwirksamkeit an die Machtlosigkeit in der akuten Angst- oder Trauersituation zu verlieren. Wenn jemand sich einer Situation hilflos ausgeliefert sieht und das Gefühl hat, überhaupt nichts selbst in der Hand zu haben, dann ist dies ein konträres Geschehen zur Handlungsfreiheit im Rahmen von Verantwortungsübernahme. Somit ist es sehr nachvollziehbar, wenn insbesondere Betroffene von psychischen Erkrankungen Schwierigkeiten damit haben.

Ein erster Schritt in Richtung Eigenverantwortung kann sein, sich Unterstützung zu holen. Die Suche nach Hilfe ist kein Widerspruch zur Übernahme von Verantwortung, im Gegenteil: Es bedeutet, für sich einzustehen und für die eigene Gesundheit aktiv und selbst tätig zu werden. Als ich am Anfang meines Genesungswegs stand, da war mein Alltag, mein ganzes Leben, eher passiv ausgerichtet, weil ich überfordert war von meinen Gefühlen, von meiner Depression und meinen Ängsten. Doch Aktivität, das habe ich in all den Jahren gelernt, ist mitunter das wertvollste Mittel, um der Antriebslosigkeit und der depressiven Stimmung entgegenzuwirken. Als ich mich allein und trotz größter Lethargie dazu entschied, meine psychischen Belastungen meiner Hausärztin zu erzählen, habe ich nach langer Zeit selbst die Verantwortung für meine Situation übernommen und eine Entscheidung getroffen, die eine positive Veränderung herbeigeführt hat. Das war ein großer Kraftaufwand, denn Antriebslosigkeit mit Aktivität zu bekämpfen, scheint eine widersprüchliche Herausforderung. Bei dieser geht es darum, den Sinn in der eigenen Selbstwirksamkeit zu erkennen und folglich aktiv zu werden, obwohl jede Faser des Körpers und des Geistes unter der Bettdecke verschwinden will. In diesen Momenten sind wir gefordert, uns allein an der Zukunft zu orientieren, die uns sagt, dass unsere Aktivität und unser Handeln uns im Nachhinein stärken werden – auch wenn wir das gegenwärtige Gefühl haben, keine Energie mehr aufbringen zu können. Betroffene sollten deshalb dabei unterstützt werden, ihre Selbstwirksamkeit und ihre Handlungsfreiheit in der Übernahme von Verantwortung zu entdecken, um positive Auswirkungen ihres eigenen Handelns zu erfahren.

Das Übernehmen von Verantwortung konfrontierte mich damals zudem mit Schuldgefühlen. Zwar war ich in der Lage, eigene Fehler anzuerkennen, doch ich fühlte mich nicht stark genug, ihre Konsequenzen zu ertragen und dabei festzustellen: »*Wenn ich zuvor anders entschieden hätte, dann hätte ich diesen Zusatz an Leid vermieden.*« Also übernahm ich lieber keine Verantwortung, um nicht Gefahr zu laufen, meine Situation womöglich zu verschlechtern. Doch diese Taktik funktioniert nicht. Wenn ich mich zum bloßen Spielball meiner Umstände mache, dann gebe ich neben meiner Selbstverantwortlichkeit noch vielmehr ab: Meine Autonomie, meine Selbstwirksamkeit, meine Entscheidungsfreiheit, mein Selbstbewusstsein, meine Handlungsmöglichkeiten. Ich werde zum passiven, hilflosen Teil meines Lebens. Das mag vielleicht temporär den geringsten Kraftaufwand bedeuten, doch Veränderungen können wir nur bewirken, wenn wir uns aktiv dafür einsetzen. Und das bedeutet eben auch, Verantwortung für uns, unser Handeln und unsere Entscheidungen zu übernehmen.

Veränderungsprozesse benötigen Zeit und Geduld. Heutzutage fällt es mir, insbesondere in labilen Phasen, noch immer schwer, den Mut aufzubringen, Verantwortung zu übernehmen. Ich weiß die positiven Aspekte von Vulnerabilität inzwischen zu schätzen, doch diese Sensibilität gegenüber Außenreizen raubt mir auch häufig die Fähigkeit, mit belastenden Ereignissen gut umgehen zu können. In solchen Situationen muss ich mich bewusst an meine Erfahrungen erinnern, um Verantwortung nicht von mir zu weisen, ihren Einfluss auf mein seelisches Wohlbefinden zu erkennen und nicht zusätzlich über Gedanken an negative Erlebnisse meiner Lebensgeschichte zu stolpern. Wenn ich ständig meiner Vergangenheit die Schuld für mein Unglücklichsein gebe, dann nehme ich mir Handlungsfreiheit im Hier und Jetzt. Die Auseinandersetzung mit der eigenen Biografie ist zwar ungemein wertvoll, um die Gegenwart zu verstehen, Gefühle und Gedanken nachvollziehen zu können und Verständnis für sich selbst aufzubringen, doch in der Vergangenheit zu verharren oder sich in ihr zu verlaufen – das verhindert auf Dauer die Möglichkeit zur Veränderung.

In der Zusammenarbeit mit Fachkräften aus dem psychiatrischen Versorgungssystem hinsichtlich meiner psychischen Erkrankungen lege ich aus diesen Gründen Wert darauf, dass mir nicht nur die Möglichkeit gegeben wird, Verantwortung zu übernehmen, sondern dass ich darin bestärkt und unterstützt werde. Gleichwohl bedeutet das, Verantwortung an mich zu übertragen – also diese aus der eigenen Hand zu geben. In den letzten Jahren habe ich häufig beobachtet, dass insbesondere medizinische Fachkräfte hadern, den Betroffenen Verantwortung zu übergeben, weil befürchtet wird, ein eigenes Risiko dabei zu tragen. Doch für den Genesungsprozess der Betroffenen ist es wichtig, dass sie selbst über ihr Leben, ihre Handlungsmöglichkeiten und über die Art der Unterstützung entscheiden. Ich verstehe die Bedenken von psychiatrisch Tätigen und kann die Gedanken nachvollziehen, die Zügel zur Sicherheit selbst in der Hand zu behalten. Doch Partizipation beginnt mit der Bereitschaft, Betroffenen zu vertrauen und ihnen zuzugestehen, Expert*innen für ihre seelischen Belastungen zu sein und ihre Geschichte selbst schreiben zu dürfen und zu können. Das erfordert Kommunikation auf Augenhöhe, eine partnerschaftliche Zusammenarbeit und das gemeinsame Entdecken von Möglichkeiten. Und wenn wir davon ausgehen, dass jeder Mensch das Potential zur Genesung in sich trägt – dann bedeutet das auch, dass Betroffene von psychischen Erkrankungen an Entscheidungsprozessen, die ihr eigenes Leben betreffen, beteiligt sein sollten.

Anja Neumann:

Die Verantwortung zu übernehmen für sich und seine Erkrankung beginnt schon damit sich einzugestehen, dass man krank geworden ist. Damals war mir das noch nicht bewusst, aber in dem Moment wo ich aufhörte, dies zu verleugnen mit Sätzen wie: »Ich schaff das schon alleine«, »Ach das hört auch wieder auf«, »Das ist nur eine Phase« übernahm ich schon unbewusst Verantwortung für mich. Nur so konnte ich mir eingestehen, dass ich Hilfe brauchte und diese dann auch zulassen. Eine gute Aufklärung von Seiten meiner Ärztin über meine Möglichkeiten und ihre fachliche Meinung dazu waren richtungsweisend für meinen Genesungsweg. Es war wichtig für mich, gemeinsam mit der Fachärztin zu entscheiden, was dabei hilfreich für mich sein konnte. Sie hat mich nicht genötigt bestimmte Hilfen anzunehmen, wie die Versorgung durch ambulante psychiatrische Pflege (pHKP) oder eine Therapie zu machen, sondern gab mir die nötige Unterstützung selbst zu entscheiden, was ich in Anspruch nehmen möchte. Rückblickend war das immer der Zaubersatz: »Unterstützung ja, aber Entscheidungen selbst treffen«. Es gab und gibt mir noch heute das Gefühl von Selbstbestimmung. Ich habe gemerkt, dass ich nur so vorankomme, sobald Druck oder gar Zwang von anderen Menschen oder von Seiten irgendwelcher Institutionen auf mir lastet, gibt es eher Rückschritte als Fortschritte. Symptome treten dann wieder öfter und stärker auf, was zur nächsten schweren Phase meiner Erkrankung führen kann. Die mühsam erarbeitete Lebensqualität sinkt dann wieder rapide ab, so wie auch das bis dahin erarbeitete Selbstbewusstsein schwindet.

Stellt man sich solch einen Genesungsweg als eine sehr lange Straße vor, die hunderte Kilometer lang ist und diese Strecke auch noch vor einem liegt, die man nur Schritt für Schritt langsam vorankommt, dann kann man sich vorstellen, wie es ist, wenn plötzlich etwas passiert, was einen mal eben um viele Kilometer zurückwirft. Es frustriert und entmutigt. An diesem Punkt auf dem Weg war man schon mal und nun muss wieder neue Kraft aufgewendet werden, um die gleiche Strecke nochmal lang zu laufen. Und dann können zwei Dinge passieren. Erstens, mir sagt jemand Fremdes oder meine innere Stimme, dass ich das nicht kann, ich das nie schaffen werde, dass es zu schwer für mich ist, dass sich das nicht lohnt, weil es ja jederzeit wieder passieren kann, mich das Schwächen wird und ich dort ganz allein auf mich gestellt bin. Oder zweitens, mir sagt jemand von außen oder meine innere Stimme, dass ich das kann, dass es zwar mühsam ist, aber ich es schaffen werde, dass sich das für mich lohnt, um weiter voranzukommen, mich das stärken wird und ich Unterstützung habe. Um eine positive Lebensqualität trotz bestehender Symptome erreichen zu können, war (und ist es auch immer noch) für mich wichtig, immer und immer wieder die Sätze aus Punkt zwei zu hören. Das bringt mich dazu, dann auch selbst daran zu glauben und ermöglicht mir dann erst, Entscheidungen zu treffen (wie z. B. die Scheidung, den Rentenantrag, meinen Umzug, eine neue Beziehung oder ein Buch mitzuschreiben) und dann auch die Verantwortung dafür zu übernehmen.

Als Herr Tschinke mir irgendwann vorgeschlagen hat, an diesem Buch mitzuschreiben, zweifelte ich noch sehr an mir – dass ich überhaupt etwas auf das Papier bekommen würde bei meiner geringen Konzentration und dem kurzweiligen Durchhaltevermögen. Was hatte ich auch schon zu erzählen? Wen würde das überhaupt interessieren? Und wieso traute er mir das eigentlich zu? Diese Wertschätzung meiner Person, meiner Geschichte und meiner Erfahrungen mit meinen Depressionen, meinen Ängsten, und der PTBS, machten mir Mut, es wenigstens mal zu versuchen. Diese Entscheidung brachte mich dann wieder weiter voran auf meinem Weg. Mir wurde so erst bewusst, dass ich wirklich viel zu erzählen habe. Ich habe durch das Schreiben gelernt, in welchen Phasen meiner Erkrankung etwas funktioniert und wann es überhaupt nicht funktioniert. Mitten in diesem Prozess überfiel mich leider ein großer und schlimmer Rückfall in die PTBS. Auslöser war der Kriegsbeginn in der Ukraine. Ich war über sechs Wochen in meiner Angst gefangen und fast tägliche Schübe von Todesangst überkamen mich. Ich war nicht mehr in der Lage, wie ein normaler Mensch durch den Tag zu kommen. Ich konnte nicht mehr schlafen, nicht mehr essen, nicht mehr klar denken, nicht schreiben, nicht mehr rausgehen und auch nicht mehr Auto fahren oder zum Arzt kommen, nicht mal telefonieren konnte ich, nichts ging mehr.

Herr Tschinke hat dann in meinem Beisein mit meiner zuständigen Ärztin telefoniert und mit ihr abgesprochen, wie sie mir schnell und trotz der akuten Situation selbstbestimmt helfen können. Sie hätten mich auch einfach in eine Klinik einweisen können und wären das Problem losgewesen, doch sie glaubten an mich. So bekam ich dann schon am nächsten Tag mit der Post ein Rezept über das Medikament Lorazepam, gegen meine Ängste. Das half mir diesen Teufelskreis zu durchbrechen. Ich war mir der großen Verantwortung im Umgang mit diesem Medikament bewusst. Es war ein gutes Gefühl, was die Beiden mir vermittelt haben, nämlich das Vertrauen in mich zu haben, selbständig und verantwortungsvoll damit umgehen zu können. Dieses Erlebnis hat mich etwas stärker werden lassen. Das ich es geschafft habe nach diesen schlimmen Wochen doch wieder weiterzuschreiben, erfüllt mich mit einer tiefen Zufriedenheit und ist auch ein Zeichen, dass ich wieder ein

Stück weiter gekommen bin auf meinem Weg. Diese Unterstützung, diese Hilfe zur Selbsthilfe, dieses Vertrauen, das ich so erleben durfte, wünsche ich vielen anderen in ähnlichen Situationen auch. Ich bin mir sicher, dass eine Einweisung in eine Klinik meinen ganzen Weg zunichte gemacht hätte und auch das Vertrauen in mich selbst und zu Ärzt*innen zerstört hätte.

Melanie Rogner:

Mit der Verantwortung ist das so eine Sache. Einerseits gibt sie einem viel Freiheit, Dinge für sich zu entscheiden und die Konsequenzen im Guten wie im Schlechten zu tragen sowie die Geschichte des eigenen Lebens zu schreiben, andererseits kann sie auch Angst machen sowie zu Überforderung führen und einen in die Verzweiflung treiben. Wie mit allen Dingen spielt hier das Maß der Verantwortung in der jeweiligen Situation eine große Rolle. Entscheidungen für sich selbst treffen zu dürfen, auch wenn ich seelisch erkrankt bin, birgt Chancen sowie Risiken. Aus professioneller Sicht wird hierbei immer wieder von der Abwägung der Eigenverantwortung und Fürsorgepflicht gesprochen. »Die Fürsorgepflicht bezeichnet die ärztliche Sorge um das Wohlergehen seines Patienten. Rechtlich verankert ist sie im Berufsrecht, in der Bundesärzteordnung (BÄO) und in der (Muster-)Berufsordnung (MBO) für Ärzt*innen, die als oberstes Gebot ärztlichen Handelns die Erhaltung und Wiederherstellung der Gesundheit des Patienten bestimmen (§ 1 Abs.1 BÄO und § 1 Abs. 2 MBO). Hier steht man vor der Frage, bis wohin die fürsorgliche Entscheidung noch die Fähigkeit des Patienten zur Selbstbestimmung beachtet und ab wann sie die Grenze zur Bevormundung überschreitet. Setzt sich die Fürsorge zu Lasten der Selbstbestimmung durch, kann man von Paternalismus sprechen. Paternalistische Eingriffe greifen in die Freiheit eines anderen zugunsten seines Wohls, aber gegen seinen aktuellen Willen ein. Der paternalistische Eingriff soll die Betroffenen in der Regel vor Selbstgefährdungen und Selbstverletzungen oder vor einverständlichen Fremdverletzungen durch andere schützen. »Paternalistische Handlungen sind nicht per se unzulässig« (Magnus 2012). Aber gerade in der Psychiatrie habe ich als Betroffene immer wieder das Gefühl, mir würde aufgrund meiner Psychose- und Depressionserfahrung nur wenig zugetraut und mehr übergestülpt. Nach der Annahme: die Person ist seelisch gescheitert, sonst wäre sie nicht in dieser prekären Situation gelandet, also zeigen wir ihr jetzt, was zu tun ist unter größtmöglicher Schonung, damit diese Person nicht wieder scheitert.

Diese gefühlte Annahme beinhaltet für mich als Betroffene vier Aspekte:

1. Eine paternalistische Haltung ohne Berücksichtigung der eigenen Stärken, Ressourcen und Möglichkeiten des Betroffenen.
2. Ein Mangel an Zutrauen in die Person des Betroffenen, dass diese die Lösung nicht das Problem darstellt.
3. Eine größtmögliche Fürsorgepflicht, die die Angst vor dem Scheitern bei Psychiatrietätigen und Betroffenen gleichermaßen aufweist.
4. Die erlernte Hilfslosigkeit.

Mein Wunsch ist deshalb mehr Zutrauen in die individuellen Fähigkeiten der einzelnen Betroffenen und dass sie diese lösungsorientiert für sich und ihre Genesung nutzen können. Dass ihnen die Freiheit gegeben wird, soweit wie es irgend möglich geht, selbst zu entscheiden über die Geschicke ihres Lebens. Dass Psychiatrietätige den Betroffenen mehr Verantwortung für ihr eigenes Leben zurückgeben. Das beinhaltet auch, dass ich Dinge ausprobieren darf, auch auf die Gefahr hin zu scheitern. Denn auch aus dem Nichtgelingen, lerne ich, was zu mir an Tätigkeiten passt, was ich beibehalten oder verändern möchte und auch kann. Ich lerne mich infolgedessen selbst besser kennen, kann versuchen, meine eigenen Werte zu leben und in Zukunft mit mir ins Reine zu kommen, meine Persönlichkeit stärken und so sicherer in meinem Dasein werden. Natürlich macht die Eigenverantwortung im Zuge dessen Angst. Ich habe mich in der seelischen Krise zunächst selbst verloren und soll jetzt eigenverantwortlich entscheiden, was mir guttut? Das geht nur durch das Ausprobieren von Dingen und Tätigkeiten, aber auch das Leben von eigenen Werten, die meine Persönlichkeit und Identität bestimmen. Dazu muss man mich aber auch lassen und mir Hoffnung und Zuversicht geben, damit ich das Selbstvertrauen in kleinen Schritten gewinne, die ersten kleinen Schritte zur Eigenverantwortung zu gehen. Begegne ich den Betroffenen mit übertriebener Fürsorgepflicht und nicht mit einer gemeinsamen Sorge um die Person, wodurch die Eigenverantwortung zurück übertragen wird, können diese auch selten den Mut für sich gewinnen, eigene kleine Schritte in die eigene Richtung zu gehen. Ganz im Gegenteil führt dies eher in die erlernte Hilflosigkeit.

Als Betroffene fühlte sich die übertriebene Fürsorge für mich immer irgendwie falsch an. Anstatt mit mir zu reden und herauszufinden, was ich eigentlich für eine Persönlichkeit habe, wurde ich gerade in der allgemeinen Psychiatrie immer zu irgendetwas »genötigt«. Dabei wurde auch nicht gefragt, ob mir Ergotherapie bei dem Verlust meines Lebenssinns hilft oder was ich mir vom eigenen Leben verspreche, welche Wünsche ich habe und was ich noch einmal ausprobieren möchte. Ich galt halt einfach als krank mit dadurch eingeschränkten Möglichkeiten. Die Fürsorgepflicht in der Psychiatrie löst bei mir immer noch eine Abwehrreaktion aus. Ich bin dann so sehr mit den Regeln dort und den aufgezwungenen Maßnahmen beschäftigt, dass ich keine Zeit mehr dafür finde, mich mit meiner wahrhaftigen Identität auseinanderzusetzen sowie das für mich passende Leben zu finden, in dem ich meine ureigensten Potentiale sinnvoll nutzen und leben kann. Ich soll mich mal wieder anpassen, an allgemeingültige Genesungsregeln, die aber nicht von mir gemacht sind, sondern von Menschen, die in ihrer inneren Haltung auch körperlich ausstrahlen, dass sie mir das eigenverantwortliche Handeln nicht zutrauen.

Verantwortung zu übernehmen, heißt auch eine Wahlmöglichkeit zu haben und scheitern zu dürfen. Verantwortung zu übernehmen, heißt auch für die Psychiatrietätigen Verantwortung abzugeben und dadurch letztendlich entlastet zu werden. Wenn ich es genau nehme, beinhaltet das Thema eine Win-Win-Situation. Ich lerne als Betroffene meine Wahlmöglichkeit durch Ausprobieren so positiv zu nutzen und Psychiatrietätige können entlastet diesen Weg unterstützen und begleiten, indem sie Impulse zum Nachdenken geben, aber den Weg dafür nicht vordefinieren müssen. Eine wiederbelebte Verantwortungsübertragung auf die Betroffenen ist demnach für beide Seiten sinnvoll und zweckmäßig.

9.2 Verantwortung im Recovery für die psychiatrische Pflege

Ingo Tschinke

Das Menschen grundsätzlich die Verantwortung für sich selbst haben und man dies auch nicht Menschen mit psychischen Erkrankungen absprechen darf, sollte als anthropologisch verstanden werden, d. h., wie die Aussage aus dem Grundgesetz, dass die Würde des Menschen unantastbar ist. Vielen Leser*innen werden verschiedene Betroffene einfallen, bei denen es aufgrund von Wahnstörungen, manischen Ausprägungen, Intelligenzminderung usw. schwierig ist, diesen Menschen vollumfänglich und ständig die Verantwortung für ihr Leben zuzusprechen, denn es wird individuell Situationen geben, wo die Verantwortungsübernahme schwierig ist. Diese schwierigen Entscheidungen sollten unter ethischen Bedingungen diskutiert werden und man sollte sich bei Verantwortung und Entscheidungsfähigkeit folgende Fragen stellen (Bogg 2010, S. 77):

- Sind Betroffene in der Lage, die zu treffende Entscheidung zu verstehen?
- Sind Betroffene in der Lage, die Konsequenz ihrer Entscheidung zu verstehen?
- Sind Betroffene in der Lage, sich die richtigen Informationen einzuholen, um die notwendige Entscheidung treffen zu können?
- Sind Betroffene in der Lage, ihre Entscheidungen zu diskutieren?

Es geht in erster Linie darum, Betroffene nicht zu bevormunden oder dass Behandelnde nicht paternalistisch für Betroffene Entscheidung treffen, die sie durchaus allein treffen können, weil sie grundsätzlich in der Lage sind, die oben genannten Faktoren zu erfüllen. Im Sinne des Recovery-Prozesses geht es in der Verantwortungsübernahme darum, dass Menschen die eigene Handlungsfähigkeit für sich erkennen und sich dieser Verantwortung zur eigenen Aktivität und Handlungen stellen. In den psychiatrischen Behandlungsprozessen machen viele Betroffene zu Beginn ihrer Versorgung das eigene Vorankommen oder die Besserung des eigenen Befindens von der »richtigen« Therapie oder dem funktionierenden Medikament abhängig, das dann alles besser macht. Dabei sind sie zumeist nicht in der Lage die Double-Bind Botschaft des medizinischen Erklärungsmodells für sich aufzulösen, die besagt, dass man keine Verantwortung für das Auftauchen der Erkrankung hat, weil es sich um einen gestörten Neurotransmitter-Haushalt im Kopf handelt, aber ich gleichzeitig die Verantwortung habe, dass es durch mein Verhalten und meine psychosoziale Aktivität wieder besser wird (Slade 2009, S. 24). Um dies aufzulösen, ist es von Wichtigkeit, dass die Verhaltensweisen (destruktives Denken und Verhalten, Selbstschädigung etc.) nicht als ein problematisches Verhalten angesehen wird, welches dringlich eine Veränderung durch klinische Behandlung benötigt, was Betroffene auch annehmen sollten. In der einer Recovery-orientierten Behandlung wird dieser innere Widerstand zur Veränderung als nachvollziehbar und verstehbar betrachtet. Die Lösung liegt in der Verantwortungsübernahme für den Menschen selbst, d. h., der Mensch sollte für sich erkennen können, warum es sinnvoll für ihn sein könnte, dieses destruktive Denken und Verhalten abzustellen. Die Herausforderung besteht in der Zusammenarbeit mit den Betroffenen, dass diese es auf ihrem Recovery-Weg als zielführend ansehen könnten, dieses Denken und Verhalten abzustellen. Dies kann man z. B. in der dialektisch-behavioralen Therapie erkennen, die den Menschen grundsätzlich als Lösung für sich selbst betrachtet und sein selbstdestruktives Verhalten als differenzierte Variante sieht, mit sich selbst und der Beziehung zu anderen umzugehen. Trotz des destruktiven Verhaltens wird dem Menschen Wertschätzung entgegengebracht und nach sinnvollen Möglichkeiten gesucht mit sich und der Beziehung zu anderen verantwortungsvoll zu verfahren.

Durch die Erkenntnis für Betroffene, dass sie die Lösung sind in ihrer werteorientierten Sichtweise auf sich selbst, können sie auch die Verantwortung für sich und ihr Wohlergehen besser übernehmen. Diese Erkenntnis führt zu der Transformation, dass Menschen ihren eigenen persönlichen Recovery-Weg erkennen und diesen für sich beschreiten können.

9.3 Zusammenfassung

Die Verantwortungsübernahme ist ein wichtiger Anteil des Recovery-Prozesses und erst wenn Menschen erkennen, dass sie für sich allein und individuell diesen Prozess identifizieren und festlegen können, dann werden sie für sich handlungsfähig und können in sich selbst die Lösungen erkennen, die ihnen nachhaltig eine Verbesserung der Lebensqualität ermöglicht.

10 Förderung des Recovery-Prozesses

Ingo Tschinke

Im Rahmen des REFOCUS Forschungsprogramm der University of Nottingham und des Kings College aus London haben Mike Slade und seine Kollegen versucht herauszufinden, was das persönliche Recovery am besten fördern kann (Slade et al. 2017). Dabei kristallisierten sich fünf Faktoren heraus, die sich aus dem Akronym CHIME (Connectness, Hope, Identity, Meaning, Empowerment) ergeben (Fortune et al. 2016). Dahinter verbergen sich die Begrifflichkeiten der *Vernetzung/Verbundenheit*, d. h., dass Menschen ein hilfreiches Netzwerk von sozialen Kontakten benötigen, aber auch darüber gesprochen wird, mit welchen Dingen, Tieren, Entitäten, Vereinen und Institutionen sich der Mensch verbunden fühlt.

Im Weiteren die *Hoffnung* bzw. das Gefühl, dass man das Leben im Griff hat. Der Aufbau von Hoffnung ist eine der wichtigsten Faktoren, denn wenn einem alles hoffnungslos erscheint, dann ist auch jegliche Handlung, vom Aufstehen, sich um sich und andere kümmern etc. einfach egal, weil hoffnungslos. Hoffnung ist das Erste, worüber wir mit den Menschen sprechen müssen, denn wenn ein Mensch zu uns kommt oder uns in seine Häuslichkeit lässt, dann ist da noch ein Funken Hoffnung da, dass sich etwas ändert. Diesen Funken müssen wir aufgreifen und durch unsere Hoffnung ergänzen, denn wir brauchen für unsere Arbeit ganz viel Hoffnung im Gepäck – nämlich die Hoffnung, dass das persönliche Recovery für jeden Menschen funktioniert. Die Hoffnung kann auch darin bestehen, die Perspektive zu wechseln und die Erkrankung als Chance zur Veränderung zu sehen oder als Ressource, um diese zu nutzen, um anderen Menschen beizustehen als Genesungsbegleiter*in.

Dazu ist die Auseinandersetzung mit meiner *Identität* wichtig, denn die traumatische Erfahrung von schwerer psychischer Erkrankung kann meine bisherige Identität zerstören, infrage stellen oder revolutionieren. Beim Recovery geht es darum, dass man individuell neue Rollen und neue Perspektiven für sich erkennen kann und sich von Mustern, Funktionen und Ideen verabschiedet, was man sein sollte, aber nicht ist und nicht sein kann. Dazu kann es hilfreich sein, dass ich mich systemisch mit mir und meiner Umwelt beschäftige, um mich mit meiner Identität auseinanderzusetzen. Für die psychiatrische Pflege sei dabei auf das Modell des systemischen Gleichgewichts von Marie-Luise Friedemann verwiesen, die die Rolle für die Person selbst in der Interaktion mit seiner Umwelt als auch das Familiensystem, in der eine Person lebt, beleuchtet, um daraus Schlüsse für Veränderungen zu ziehen (Friedemann & Köhlen 2018).

Die *Sinngebung* ist der nächste wichtig Faktor zu Entwicklung des persönlichen Recovery, denn nur etwas, was man als sinnvoll erachtet, strebt man auch an und setzt sich damit auseinander. »Wer ein Warum zum Leben hat, kann auch jedes Wie ertragen«, so zitierte Viktor Frankl einst Friedrich Nitzsche, um als Arzt und Begründer der Logotherapie (Logos = Sinn), darauf aufmerksam zu machen, dass die Sinngebung einer der wichtigsten Faktoren des Lebenszwecks ist (Frankl 2007, 2018). Die Sinnsuche ist ein wichtiges Faktum, um sich mit der eigenen Erkrankung – gerade bei Psychosen – auseinanderzusetzen, was die Erkrankung für die Betroffenen in der Sinngebung bedeutet (Bock et al. 2014). Für die Nachhaltigkeit der Versorgung ist die Auseinandersetzung mit dem Sinn geradezu elementar, denn auch im Alltag übernehmen Menschen in erster Linie weiterführende Aktivitäten, die ihnen sinnvoll erscheinen und nicht das, was andere – insbesondere Behandler und Pflegende – für sie als sinnvoll erachten (Damsgaard & Angel 2021).

Das *Empowerment* bzw. die Selbstbefähigung und das Selbstmanagement umfasst die Fähigkeit, eigene Stärken und Ressourcen zu nutzen, um in der eigenen Lebenswelt mit meiner Erkrankung besser umgehen zu können und eine eigene Bestimmung von Normalität und Kontrolle über das eigene Leben umzusetzen (Knuf 2020). Gerade diese Faktoren der Normalität und Kontrolle über das eigene Leben spielen eine wichtige Rolle für das persönliche Recovery, wobei dies ohne eine vorherige Auseinandersetzung mit Hoffnung, Identitätsfindung und Sinngebung meist zu kurz greift. Damit das persönliche Empowerment funktionieren kann, sollte man sich gemeinsam mit den Betroffenen über die Faktoren austauschen, wie dies auch schon in der Salutogenese erwähnt wird (Antonowsky & Franke 1997). Ohne Sinngebung und das Verstehen, kann Handlung und Aktivität zu viel an Stress verursachen, sodass es nicht gelingt, in Aktion zu kommen (Langeland et al. 2006; Lorenz & Petzold 2016).

Im Weiteren sind auch weitere Faktoren im Lebenskontext der Menschen von Wichtigkeit, die nicht unberücksichtigt bleiben sollten. Darauf machen auch deutsche Leitlinien aufmerksam, dass eine mangelnde Berücksichtigung der oben genannten Faktoren das persönliche Empowerment erheblich beeinträchtigen kann (DGPPN 2019, S. 50). Stuart et al erweiterte das CHIME Modell demensprechend um weitere Faktoren, die nicht aus den Augen verloren werden sollten (Stuart et al. 2017):

- Schwierigkeiten: z. B. innere Ambivalenzen und Widersprüche (Verlassen des Wohlfühlbereiches, eine Opferhaltung etc.), Entmachtung durch das Psychiatrie-System (Machtlosigkeit, Absprechen der eigenen Autonomie und Selbstverantwortung etc.), finanzielle Aspekte (Abhängigkeiten vom Sozialsystem, Armut, mangelnder Spielraum in sozialen Aktivitäten, Wohnraum etc.), Verlust und negative Veränderungen (Einsamkeit, Isolation, Trennungen, gesellschaftliche Aufgaben, Beruf, Bildung etc.), Hindernisse (mangelnde Akzeptanz von psychischen Erkrankungen im Berufsleben, Beteiligung an sozialen Aktivitäten, Ausgrenzung, Selbst- und Fremdstigmatisierung) komorbider Substanzmissbrauch etc.
- Therapeutische Erfahrungen: z. B. Nutzen aus therapeutischen Zuwendungen (stationäre und ambulante Hospitalisierung, Negierung von Selbstverantwortung, um Hilfen nicht zu verlieren etc.), Nebenwirkungen psychopharmakologischer Behandlungen (mangelnder Emotionszugang, Sedierungseffekte, mangelnder Antrieb, Gewichtszunahme etc.)
- Akzeptanz und achtsames Bewusstsein: z. B. Akzeptanz dessen, was jetzt ist (Verabschiedung und Loslassen von der Vergangenheit, Zukunft darf durch Vergangenheit nicht beeinflusst werden, radikale Akzeptanz etc.), Erdung im Hier und Jetzt, Radikale Hoffnung (Lear und Pier 2020)
- Rückkehr und Wunsch nach Normalität: Kontrolle über das eigene Leben, Normalität erreichen (Klevan et al. 2021)

Die von Stuart et al herausgearbeiteten Punkte machen die individuelle aber auch die gesellschaftliche Dimension deutlich, die das persönliche Recovery beeinflussen.

10.1 Erlebnisse und Wünsche der Betroffenen

Madeline Albers, Anja Neumann, Melanie Rogner

Madeline Albers:

Hoffnung – immer, wenn ich mir über sie Gedanken mache, dann kommen Erinnerungen hoch, die mich schaudern lassen. In meiner schlimmsten Krisenzeit ließ das Gefühl der Hoffnungslosigkeit die Welt für mich grau und trist erscheinen. Ich hatte nicht nur Angst davor, dass sich meine Situation nicht verbessern würde, ich glaubte auch nicht daran. Seit meiner frühen Jugend kämpfte ich mit negativen Gedanken, belastenden Gefühlen und einer mir unklaren Identität. Während ich viele Jahre versuchte, meine Traurigkeit zu verdrängen, verlor ich dadurch mehr und mehr den Glauben an eine positive Veränderung. Als ich mich endlich für professionelle Unterstützung entschied, musste ich erst wieder lernen, mich dem Gefühl von Hoffnung anzunähern, welches mir inzwischen fremd war und welches ich mir auch verboten hatte. Denn in der Vergangenheit lehrte mich Hoffnung in erster Linie, vorsichtig zu sein. Ich hatte, so war zumindest meine Auffassung, wenig positive Erfahrungen mit Hoffnung, weil sie sich in vielen kleinen Situationen dann doch zerschlug. Somit traute ich mich kaum mehr, positiv in die Zukunft zu schauen, aus großer Angst vor Enttäuschung. Was mir nicht bewusst war: Hoffnung hat immer auch etwas mit einem selbst zu tun. Nur ich kann meine Situation, meine Perspektive und meine Möglichkeiten verändern und beeinflussen. Damals dachte ich, Hoffnung wäre ein Zufallsprodukt, auf das ich warten müsste. Ich wartete auf Veränderung, anstatt sie herbeizuführen und vertraute auf die Zeit, nicht auf mich.

Dies sind durchaus keine verständnislosen Worte. Ich verstehe, warum Menschen ihre Hoffnung verlieren, und ich verstehe, warum ich sie verloren hatte. Jahre der Hoffnungslosigkeit zu überwinden und einen positiven Blick in die Zukunft zu richten, kann insbesondere für Betroffene von psychischen Erkrankungen eine Lebensaufgabe sein. Viele Menschen sind oftmals tief gefangen in einer Teufelsspirale aus Hoffnungs- und Sinnlosigkeit, welche ein Erkennen der eigenen Handlungsmöglichkeiten beinahe unmöglich macht. Solch belastende Situationen erfordern Geduld und Verständnis von allen Seiten, von Unterstützer*innen und Begleiter*innen, von Verwandten, Freund*innen und Fachpersonal. Ich erinnere mich noch gut an eine Aussage einer Pflegekraft über mich: »Sie kommt langsam endlich in die Puschen!« Was sie damit meinte, war, dass ich aus meiner Passivität ausbrach und selbst Dinge veränderte und in die Hand nahm. Das zeigt zum einen den guten Ansatz, mir verständlich zu machen, dass es ohne meine Mithilfe und meine Aktivität keine Veränderung geben wird. Zum anderen aber auch, dass die Zusammenarbeit durchaus ein Geduldsspiel sein kann, welches Frustration und Enttäuschung sowohl beim Fachpersonal als auch bei den Betroffenen selbst bedeuten kann.

Mein Perspektivwechsel hat Jahre gedauert. In Hinblick auf das CHIME-Konzept finde ich mich in vielen Aspekten wieder, an denen ich in der Zeit gereift bin. Seit meinem Aufenthalt in der Tagesklinik hat sich beispielsweise mein soziales Umfeld verändert. Ich habe mir ein Netzwerk aufgebaut, welches mich in jeder Hinsicht bestärkt, und ich fühle mich sozial sehr eingebunden. Auch konnte ich, insbesondere während der Zusammenarbeit mit meiner damaligen Therapeutin und dann auch gemeinsam mit Ingo Tschinke, mir über meine Identität bewusstwerden und eine positivere Verbindung zu mir selbst aufbauen. Im Zuge dessen habe ich gelernt, eigens auferlegte Stigmatisierungen (wie z. B. Antriebslosigkeit mit Faulheit gleichzusetzen) zunächst zu überführen, zu verstehen und dann zu überwinden. Lange Zeit habe ich mich selbst verurteilt, weil ich die kleinsten Dinge nicht schaffte, und fand nicht mehr als herablassende Worte. Heute verstehe ich, dass ich sehr darunter gelitten habe, in meiner Antriebslosigkeit zu verharren. Dieses Verhalten war nicht Teil meiner Persönlichkeit, sondern Folge meiner seelischen Erschütterung.

In der Auseinandersetzung mit der Qualifizierung zur Genesungsbegleiterin erkannte ich zudem die Bedeutung, meinen Erfahrungsschatz wertzuschätzen sowie meine Erlebnisse der vergangenen Jahre als Chance zu sehen, nicht als Hindernis. Die Sichtweise, durch die seelischen Belastungen nicht nur eingeschränkt zu sein, sondern ihnen auch einen positiven Sinn verleihen zu können, hat mein Selbstwertgefühl verändert und gestärkt. Es macht einen großen Unterschied für das eigene Selbstbild, nur auf seine Diagnosen zu schauen und trübe Aussichten vor Augen zu haben – oder die Erfahrungen, die man gemacht hat, sinnvoll einsetzen zu können. Dieser Perspektivwechsel hat meine Handlungsmöglichkeiten erweitert und meine innere Haltung maßgeblich beeinflusst.

Während meines Recovery-Prozesses wurde ich dabei gefördert, meine Stärken zu erkennen und ein höheres Maß an Autonomie und Selbstbestimmung zu erlangen. Mit Unterstützung konnte ich mich auf meine Fähigkeiten fokussieren und den Blick von meinen Einschränkungen und Hindernissen abwenden. Doch zu begreifen, dass nur ich die Verantwortung für mein Leben trage, dass ich Protagonistin und Autorin meines Buches bin, fiel mir schwer. Nicht, weil ich die Bedeutung von Verantwortungsübernahme nicht verstanden habe, sondern weil ich Angst vor ihr hatte. Lange Zeit fühlte ich mich nicht dazu in der Lage, die Last der Selbstverantwortlichkeit zu tragen. Das war die Phase meines Lebens, in der ich mich der Passivität hingegeben und auf die Veränderung gewartet habe. Verantwortung zu übernehmen, bedeutet jedoch, aktiv mitzugestalten, Perspektiven zu beeinflussen, Möglichkeiten wahrzunehmen, Entscheidungen zu treffen (und mit den Konsequenzen zu leben) und auch an das eigene Potential zur Veränderung zu glauben.

Inzwischen habe ich hin und wieder noch immer Angst, meine Handlungs- und Entscheidungsfreiheit wahrzunehmen. Das zeigt, dass der persönliche Recovery-Prozess nicht linear verläuft, er beinhaltet sowohl Rückschläge als auch Erfolge. Mir ist bewusst, dass mich Verantwortungsübernahme grundsätzlich stärkt – doch ich akzeptiere auch die Momente, in denen ich Unterstützung benötige, meine Selbstbefähigung aufrechtzuerhalten. Während meiner Weiterbildung zur Genesungsbegleiterin gab es eine Zeit, in der ich mehrere schlechte Nachrichten nacheinander bekam: Ein Trauerfall, eine berufliche Perspektive, die sich zerschlug, und die Erkrankung eines Familienmitglieds. Ich habe Verständnis dafür, dass ich diesen Situationen nicht mit geballter Resilienz und Hoffnung begegnete, sondern dass ich mich mit einer Krise konfrontiert sah, die mir Kraft und Energie geraubt hat. Manchmal bedeuten Rückschritte eben auch, den Fokus auf die Stärken und Fähigkeiten kurz zu verlieren und negativen Gedankenkreisen Einlass zu geben. Doch mein Recovery-Prozess hat mir dazu verholfen, mich meinen seelischen Belastungen nicht mehr hilflos ausgeliefert zu fühlen. Ich habe mir ein Netzwerk aufgebaut, auf welches ich zugreife, wenn ich mir selbst nicht mehr helfen kann. Welches mit mir gemeinsam meine Handlungsmöglichkeiten erforscht und mich dabei unterstützt, Krisen zu überwinden. Die Akzeptanz und das Verständnis für Rückschritte habe ich auf meinem Genesungsweg und in meinen Gedanken fest verankert, was mir einen Umgang mit Widrigkeiten maßgeblich erleichtert.

Hoffnung – auch sie gehört zum CHIME. Ich muss zugeben, dass allein das Wort noch immer Unbehagen in mir auslöst. Aufgrund meiner belastenden und prägenden Erfahrung mit Hoffnungslosigkeit bemerke ich eine gewisse Skepsis gegenüber einer positiven Zukunftsperspektive, welche ich bisher nicht loslassen konnte. Ich möchte zu jeder Zeit Hoffnung haben, jedoch erinnere ich mich noch zu oft an das Gefühl, das aufkommt, wenn sie sich zerschlägt. Doch eine zuversichtliche innere Ausrichtung und eine positive Erwartungshaltung entfalten erst die eigene Handlungsfähigkeit und sind somit wichtige Entwicklungsschritte auf dem individuellen Recovery-Prozess, die sich langsam stärken und festigen dürfen. Somit ist das Vermitteln von Hoffnung und Sinn ganz grundsätzlich, davon bin ich überzeugt, eine bedeutsame Aufgabe in der Zusammenarbeit mit Betroffenen von psychischen Erkrankungen. Sie sind Grundbausteine eines Lebensgerüsts, welches nur stabil steht, weil das sicherste Material immer das eigene ist.

Anja Neumann:

»Hoffnung« ein Wort mit nur acht Buchstaben. Es klingt geradezu klein und leicht. Doch die Hoffnung ist so vieles mehr und so wichtig für Menschen mit einer seelischen Erkrankung. Für mich war sie in meinen Phasen der Depressionen für lange Zeit einfach weg. Sie ist mir abhandengekommen. Ich wusste nicht, ob sie je wieder kommt.

Es war sehr mühsam, sie wieder zu erlangen und dann war sie noch so zerbrechlich, denn in jeder weiteren depressiven Phase schwindet sie wieder langsam dahin. In der Verhaltenstherapie habe ich gemerkt, wie existenziell wichtig sie für mich ist. Leider gelang es mir damals nicht, die Hoffnung hochzuhalten. Immer wieder verlor ich sie durch mehrere Schicksalsschläge. Erst mit der regelmäßigen Unterstützung von Herrn Tschinke und viel gemeinsamer Arbeit ist es mir heute möglich, auch bei größeren Rückschlägen oder Vorfällen zu wissen, was da mit mir passiert und warum das so ist.

Das ist enorm wichtig, um zu verstehen, warum zum Beispiel die PTBS mich in die Situation bringt, mich ohnmächtig zu fühlen und warum ich dann die Kontrolle über meine Angst verliere. Zurzeit brauch ich noch etwas Hilfe, um in für mich extremen Situationen (z. B. der Kriegsbeginn in Europa oder Mäuse in meinem Auto) die Hoffnung nicht aus den Augen zu verlieren. Ich besuchte einige Zeit eine Selbsthilfegruppe für Angstpatient*innen und dort erlebte ich, wie weit ich schon für mich gekommen bin. Das heißt nicht, dass ich es geschafft habe, aber es heißt: ich befinde mich auf dem richtigen Weg! In Zeiten der Hoffnungslosigkeit, fühlte ich mich immer wertlos und unwichtig. Was noch verstärkt wurde nach der für mich verstörenden Begutachtung für die Rente (▶ Kap. 6.1 Erlebnisse und Wünsche der Betroffenen). Nach diesem Termin fühlte ich mich zusätzlich noch minderwertig. Das hat sehr, sehr lange angehalten. Meine Unterstützer*innen auf meinem Recovery-Weg haben mir aber stets das Gefühl gegeben, dass ich auch mit den seelischen Erkrankungen ein wichtiger und wertvoller Mensch bin und nicht nur eine Patientin. Und Jahre später fang ich an, das auch endlich zu glauben.

Melanie Rogner:

Für mich spielt im persönlichen Recovery-Prozess und in der Förderung dieses Prozesses das CHIME-Modell eine große Rolle. Hierbei geht es um das Vernetzt-Sein, um Hoffnung, um Identität, um Sinngebung und um Selbstbefähigung im Umgang mit der eigenen seelischen Erkrankung. Jeder Mensch braucht andere Menschen in seinem Leben, die auch Unterstützung in Krisenzeiten bieten, aber auch die guten Zeiten im Alltag begleiten. Einfach, weil Menschen nun einmal soziale Wesen sind und allein weniger gut zurechtkommen. Wir brauchen einander in gesunden gemeinsamen Beziehungen. Soziale Beziehungen waren bei mir bis vor ein paar Jahren immer schwierig. Ich bin zunächst immer in der von mir genannten »Schildkrötenhaltung« (Schultern hoch und Kopf einziehen) herumgelaufen, wenn ich anderen Menschen begegnete. Ich hatte Angst vor sozialen Kontakten, weil ich mir diesbezüglich meiner Inkompetenz sehr bewusst war. Ich wusste nie, wie oder worüber ich mit anderen reden sollte. Smalltalk war für mich ein spezielles Fachgebiet, das ich nicht beherrschte. Nonverbale und verbale Kommunikation hatten sich in den Rückzugsmodus eingependelt und ich nahm automatisch in der Begegnung mit anderen eine Abwehrhaltung ein. Dann kam der Moment, indem ich arbeiten wollte nach der Stabilisierung eines psychotischen Schubs. Für mich fast ein unerreichbares Ziel, da ich doch bislang an den allgemeingültigen Kommunikationsformen gescheitert war und man sich irgendwie immer in einem Team integrieren musste, wollte man denn einer sinnvollen Tätigkeit nachgehen. Ich musste demnach an meiner verbalen und nonverbalen Kommunikation arbeiten und besuchte ein soziales Kompetenztraining.

Dies wiederum führte mich in der praktischen Anwendung in die Elternsprecherrolle des Kindergartens meines Sohnes. Hierbei konnte ich mich weiter ausprobieren und stellte fest, dass ich in der Lage war, Konflikte anzusprechen, ruhig zu diskutieren und meinen Standpunkt klarzumachen, ihn durchzusetzen oder Kompromisse zu finden. Das war nicht nur identitätsstiftend, das gab mir Hoffnung, vielleicht doch irgendwann einer bezahlten Tätigkeit nachgehen zu können – das Schwierigste an der ganzen Geschichte war immer noch, den Menschen direkt in die Augen zu schauen. Also musste ich mich weiter ausprobieren und rutschte an einem Elternabend unerwartet in den ersten Vorsitz des Fördervereins desselbigen Kindergartens, weil dieser sonst hätte aufgelöst werden müssen. Welch Glück das für mich war, stellte sich erst danach heraus. Ich konnte mich hierbei wieder ausprobieren und üben, selbstwirksam zu sein, indem ich die Interaktion mit anderen Dingen anstieß und umsetzte. Eine völlig neue Erfahrung für mich! Ich war nicht hilflos. Ich war nicht den Umständen ausgeliefert. Ich konnte die Umstände, so wie sie waren beeinflussen. Plötzlich machte diese Tätigkeit nicht nur für den Kindergarten Sinn.

Für mich war dieses Ehrenamt ein großer Akt der Selbstbefähigung, der Selbstwirksamkeit und ein großer Teil meiner neuen Identitätsbildung, da ich auch Fähigkeiten und Eigenschaften in dieser Tätigkeit an mir feststellte, die mir bis zu diesem Zeitpunkt unbekannt geblieben waren, auch und gerade in Interaktion mit anderen Menschen. Ich fasste noch mehr Hoffnung, dass ich zu mehr im Stande sein könnte, nämlich einer geregelten, bezahlten Tätigkeit nachzugehen – irgendwann. Dieser Beginn führte mich letztendlich dorthin, wo ich heute stehen darf: Ich darf Recovery-Schulungen geben und meine Erfahrungen aus dem Psychiatrie-System teilen und diesem somit einem tieferen Sinn zuführen, ich darf Bücher darüberschreiben und mittlerweile – nach jahrelanger Überlegung, ob ich das überhaupt kann – als Genesungsbegleiterin tätig sein. Diese Begebenheiten stärken mich wiederum in meiner Identität. Diese Begebenheiten machen einen tieferen Sinn in meinem Leben. Dies gibt wiederum mehr Hoffnung, dass ich die Einbettung der Erkrankung in meinem Leben beibehalten kann. All das klärte mein eigenes Selbst. Ich habe festgestellt, dass mir Familie sehr wichtig ist, dass mir respektvolle Umgangsformen wichtig sind, Selbstfürsorge, zuhören, Akzeptanz, Hoffnung, Mut für Neues, Eigenverantwortung und Verlässlichkeit und all die anderen Werte, die ich nun in meinem Leben leben darf, ohne dafür als »zu weich« verurteilt zu werden. Ich durfte feststellen, dass diese Eigenschaften neben vielen anderen Dingen an mir sogar geschätzt werden und dass all die nervigen und negativen Dinge an mir auch akzeptiert werden können, von mir und von anderen.

Ich konnte meine Identität finden, indem ich mit meinen ureigensten Potentialen Sinn in mein Leben bringen konnte. Dabei begleitete mich Hoffnung, die ganze Zeit über. Ich war nicht immer diejenige, die diese hochhalten konnte – oft stand ich kurz vor der Selbstaufgabe – doch ich hatte immer jemanden im Leben, der die Hoffnung für mich auch in den schwierigsten Zeiten getragen hat, mein Mann insbesondere, wofür ich ihm sehr dankbar bin. Mit dem Kennenlernen meiner Werte und Fähigkeiten, fasste ich den Mut, mich immer weiter vorzuwagen und Neues auszuprobieren, nicht nur in neuen Tätigkeiten, sondern auch in der Veränderung meines eigenen Verhaltens. Ich lernte durch kontrolliertes Ausprobieren und in Begleitung eines offenen Psychiaters, meine Erkrankung zu händeln, mit meinen Fähigkeiten, mit dem neuerworbenen Selbstvertrauen. Ich praktizierte plötzlich die Selbstbefähigung, von der immer alle sprachen. Empowerment war kein Fremdwort mehr für mich; etwas, was mir jahrelang Rätsel aufgegeben hatte, klärte sich plötzlich in der Ausübung meines eigenen Lebens. Noch mehr Mut und Hoffnung kamen hinzu. Mittlerweile ist es so, dass mit Klärung meiner Identität, dem Sinn in meinem Leben, der Selbstbefähigung und in der Interaktion mit anderen Menschen, die Erkrankung auf einen Nebenschauplatz meines Lebens verwiesen wurde. Sie ist immer noch da, sie beschert mir auch immer noch schlechte Tage, aber diese sind seltener geworden und wenn sie auftreten, weiß ich, was zu tun ist, damit sie wieder verschwinden. Im Vordergrund stehen für mich nun meine selbstgesuchte Familie, mein Freundeskreis und meine Tätigkeiten im Umgang mit seelischer Erkrankung im Psychiatrie-System.

Deshalb ist es so wichtig, diese Punkte des CHIME-Konzepts für den eigenen Recovery-Weg zu fördern. Meine Wünsche an das Psychiatrie-System wären demnach eine Recovery-orientierte Praxis nach dem CHIME-Modell, in der mehr auf die Fähigkeiten und Ressourcen der Einzelnen geschaut wird, auf Selbstbefähigung, indem Hoffnung vermittelt wird, indem man offen ist für neue Ansätze und offen für den einzelnen Menschen und dessen Selbstwirksamkeit.

10.2 Förderung des Recovery-Prozesses durch psychiatrische Pflege

Ingo Tschinke

Zur Förderung des persönlichen Recovery-Prozesses bei den Betroffenen ist es unerlässlich, das psychiatrische Pflegepersonen über ein umfangreiches Wissen verfügen, wie Recovery funktioniert. Auf dieses Wissen möchten wir im Folgenden eingehen:

Es ist wichtig zu wissen, dass es bestimmte Faktoren (Vernetzung, Hoffnung, Identitätsfindung, Sinnhaftigkeit und Empowerment) gibt, die das persönliche Recovery fördern. Dabei sollte der persönliche Recovery-Prozess ganzheitlich zu verstanden werden, z. B., dass er nicht linear ist, sondern auch Rückschläge mit sich bringen kann, wie auch Erfolge. Psychiatrisch Tätige sollten in der Lage sein, aus der persönlichen Erfahrung und Lebensgeschichte des Menschen herauszuarbeiten, was für sie die persönliche Genesung und das Wohlergehen bedeuten, um Faktoren zu identifizieren, die den persönlichen Recovery-Prozess fördern oder behindern (▶ Kap. 7 Biografie-Arbeit). Im Weiteren sollten sie ein Verständnis gegenüber der Selbstverantwortung von Betroffenen haben und dass sie Eigner ihres eigenen Recovery-Prozesses sind und man ihnen nicht implizieren darf, was für sie wichtig sein sollte. Dabei kommt der Hoffnung eine zentrale Rolle für das persönliche Recovery zu, d. h., es gilt in erster Linie Maßnahmen durchzuführen, die die individuelle Hoffnung des Menschen erhöht. Es ist von Wichtigkeit, die ganz individuelle und einzigartige Recovery Reise des Menschen zu identifizieren, wobei es egal ist, ob der Mensch dies als Recovery bezeichnet oder nicht. Dazu sollten psychiatrisch Tätige über Planungsinstrumente und wichtige Werkzeuge verfügen, um die persönlichen Resilienzen und Recovery zu fördern. Man sollte über Methoden der gesellschaftlichen Einbeziehung verfügen und sich darüber im Klaren sein, das es einen Unterschied zwischen einer scheinbaren Einbeziehung (Feigenblatt-Phänomen) und einer sinnvollen Einbeziehung gibt. Psychiatrisch Pflegende sollten um die Patientenrechte der Betroffenen wissen und die von diesen benannten Personen und relevanten Beschützer*innen in Bezug auf alle Aspekte von Zwangsmaßnahmen und -behandlung. Sie sollten über umfangreiches Wissen verfügen, wie Selbstfürsorge aussieht und wie diese unterstützt werden kann, z. B. durch das persönliche Budget oder Pflegegelder des SGV XI. Dazu kann es generell sinnvoll sein, Genesungsbegleitung in die unterstützende Arbeit mit ihren Rollen, Fähigkeiten und Beiträge einzubeziehen.

Im Weiteren sollten psychiatrisch Pflegende sich damit auseinandersetzen, inwieweit Stigmatisierung, Diskriminierung und soziale Exklusion einen negativen Einfluss auf das persönliche Recovery haben. Dazu sollte sie wissen, welche Anti-Diskriminierungsgesetze und Patientenrechte es gibt und wie Betroffene diese für sich persönlich nutzen können, um gegen Diskriminierung vorzugehen und ihre Bürgerrechte wahrzunehmen. Sie sollten sich auch damit befassen, wie Menschen Unterstützung erhalten können, um Zugang zu Bildungs- und Arbeitsmöglichkeiten (bezahlt oder unbezahlt) zu bekommen und um den Einfluss von Ungleichheit auf die psychische Gesundheit und das persönliche Recovery zu vermindern. Dazu sollten ihnen auch lokale Ressourcen zur Unterstützung bekannt sein, neben dem traditionellen psychiatrischen Unterstützungssystem. Es sollte auch bekannt sein, dass es eine unabhängige Rechtsberatung gibt (individuell als auch kollektiv), die auch für Betroffene zugänglich ist, um ihre Rechte durchzusetzen. Psychiatrisch Pflegende können Recovery auch durch verschiedenste Instrumente überprüfen (z. B. durch Fragebögen wie den INSPIRE Fragebogen etc.). Außerdem sollten sich alle Beteiligten der Versorgung bewusst sein, dass jede*r Einzelne in der psychiatrischen Versorgung eine Rolle spielt, um eine Recovery-orientierte Praxis weiterzuentwickeln.

Es sollte psychiatrischen Tätigen auch bewusst sein, dass es eine Beziehung zwischen traumatischen Erfahrungen in der Psychiatrie und psychischen Problemen gibt und die Folgen ein*e »Patient*in« mit einer schweren psychischen Erkrankung zu sein, schwerer belastend sein kann als die Erkrankung selbst. Deswegen gilt es negative Aussagen, Prognosen und Bewertungen zu vermeiden, da diese einen potenziell starken Einfluss auf die Person haben und ein persönliches Recovery zerstören können. Daher ist es wichtig, Stärken herauszuarbeiten und die Resilienzen von Personen mit psychischen Erkrankungen zu stärken, damit sie Zeiten von erhöhter Widrigkeit beggenen können. Genauso sollte eine Balance und das richtige Timing beachtet werden, wann die Unterstützung des persönlichen Recovery ideal wäre und was benötigt wird (z. B. wann es wichtig ist, als Wichtigstes die Hoffnung aufrechtzuerhalten und wann es an der Zeit ist, in Handlung zu kommen). Dabei kommt der unterstützenden und therapeutischen Beziehung eine zentrale Rolle bei der Förderung des persönlichen Recovery zu. Psychiatrisch Pflegende sollten eine solche Beziehung nutzen, um ein »kritischer Freund« zu sein, der mit den Betroffenen das Recht reflektiert, für sich Risiken einzugehen, um daraus zu lernen, was geht und was nicht. Dies bedeutet nicht, Menschen im Stich zu lassen, sondern sie nicht in Watte zu packen, damit sie sich ausprobieren können. Dazu gibt es viele tausende kreative und innovative Wege in der Zusammenarbeit mit Betroffenen, um sie auf ihrer Recovery Reise zu begleiten.

10.3 Zusammenfassung

Die Förderung des persönlichen Recovery-Prozesses stellt für psychiatrisch Tätige eine große Herausforderung dar, denn es bedeutet, sich der Kreativität und den persönlichen Ideen zum Genesungsprozess der Betroffenen zu bedienen. Diese Kreativität entsteht zumeist sehr langsam und erfordert sehr viel Geduld von den psychiatrisch Tätigen und den Angehörigen. Dazu müssen die CHIME-Faktoren gemeinsam besprochen und erforscht werden, um herauszubekommen, wie der individuelle Recovery-Weg für die Betroffenen aussehen könnte.

11 Gestaltung von Therapie und Begleitung im Recovery

Ingo Tschinke

Eine fürsorgliche Haltung gegenüber Betroffenen kann im Sinne des persönlichen Recovery gut gemeint, aber schlecht gehandelt sein, denn die Fürsorge kann dazu führen, dass Menschen zu viel abgenommen wird und sie selbst nicht mehr in die Handlung kommen und in eine depressionsfördernde Passivität verfallen (Chovil 2005; Vollmayr & Gass 2013). Gerade in der Begleitung im persönlichen Recovery geht es darum gemeinsam zu planen, wie Betroffene selbst in eine für sie sinnvolle Handlung kommen, dabei kann eine gut gemeinte Alltagsbegleitung zur Bewältigung regulärer Tätigkeiten dazu führen, dass ein Mensch mehr und mehr in eine Abhängigkeit und damit in eine Chronizität seiner Erkrankung kommt. Es sollte vielmehr darum gehen, dass alles, was gemeinsam geplant und umgesetzt wird für den Menschen eine Nachhaltigkeit hat, sodass, wenn die Versorgung endet, diese Tätigkeit bzw. Handlung ohne weitere Unterstützung allein fortgeführt werden kann. Im Weiteren sollten in der Begleitung und Therapie gemeinsam geklärt werden, was denn anzustrebende Ziele der Versorgung sind, im Sinne eines shared decision making bzw. supported decision making (Slade 2017), d. h., dass Entscheidung möglichst durch die Betroffenen selbst getroffen und sie bei der Entscheidungsfindung unterstützt werden. Das shared decision making sollte spezifisch eingesetzt werden, wenn es um konkrete Behandlungsmaßnahme bzw. Interventionen geht, wie z. B. soziales Kompetenztraining (Hinsch & Pfingsten 2015), das Modell des systemischen Gleichgewichts (Friedemann & Köhlen 2018), kognitiv-behaviorales Training (LICBT) (Papworth & Marrinan 2019) etc. oder die Nutzung von Medikamenten als ein Teil zur Unterstützung der Recovery-Fähigkeiten. Es sollte in Bezug auf die medikamentöse Therapie eine Adhärenz-Therapie stattfinden, in der Betroffene darüber aufgeklärt werden, welche Maßnahmen im Rahmen der Recovery-Orientierung, Selbstwirksamkeit (Ernährung, Entspannungstraining, Achtsamkeit, Aktivitäten etc.) und Resilienz-Förderung zu ähnlichen Ergebnissen der Entlastung führen können, damit sich Betroffene nicht zu sehr auf die alleine Wirkung der Medikamente verlassen, sondern auch selbstwirksame Methoden in den Fokus der Behandlung treten (Schädle-Deininger et al. 2023). In dem Sinne sollte auch eine Patient*innenzentrierung umgesetzt werden, in der eine Behandlung auf Augenhöhe stattfindet und die Expertise der Betroffenen angefordert und genutzt wird, ohne Machtgefälle zwischen Ärzt*innen/Pflege und den Betroffenen (Loughhead et al. 2023). Eine distanzierte Haltung von Mediziner*innen und Psychotherapeut*innen gegenüber Betroffenen in der Psychiatrie/Psychotherapie ist eher als Hindernis anzusehen. Denn durch diese Haltung ist die Rolle der Gebenden (Psychotherapeut*innen) und der Nehmenden (Betroffene) eindeutig definiert (Davidson 2019). In der Behandlung und Therapie sollten auch immer wieder Maßnahmen von Zwang offen und eindeutig thematisiert und auch nachträglich nachbesprochen werden. Dabei kann trotz alledem die transparente Behandlung nur ein Stein im Mosaik des Recovery-Weges sein, denn die Recovery-Förderung sollte immer das primäre Ziel sein (Enticott et al. 2021).

11.1 Erlebnisse und Wünsche der Betroffenen

Madeline Albers, Anja Neumann, Melanie Rogner

Madeline Albers:

Bei der Gestaltung der Therapie und Begleitung im Recovery wünsche ich mir in erster Linie eine Behandlung auf Augenhöhe sowie den Abbau eines Machtgefälles zwischen Betroffenen und Ärzt*innen/Pflegekräften. Ich war zu Beginn meiner Behandlungszeit verschüchtert, unsicher und ängstlich. Aufgrund dieser Unsicherheit fühlte ich mich in der Vergangenheit oftmals ausgenutzt und hilflos, denn ich konnte meine Ansichten nicht in der Klarheit ausdrücken, in der ich sie gerne vermittelt hätte. Hinsichtlich einer hierarchischen Beziehung führte das schüchterne Auftreten dazu, dass sich das Machtgefälle weiter vergrößerte: Meine Anliegen wurden weniger ernst genommen, insbesondere dann, wenn ich nicht nach ihnen gefragt wurde und sie aus eigenem Antrieb äußern musste. Zwar wollte ich an Entscheidungsprozessen teilhaben und nicht bevormundet werden, doch es war eine Herausforderung, meine Wünsche überhaupt zum Ausdruck zu bringen. Um meine eigens auferlegte Sprachlosigkeit zu überwinden, benötigte ich eine Begleitung, die in einer gleichwertigen Zusammenarbeit mit mir meine Fähigkeiten, Stärken, Werte und Bedürfnisse erforscht und mich im Aufbau von Resilienz, Selbstbewusstsein und von Vertrauen in die eigene Meinung unterstützt.

Bei vielen Menschen mit psychischen Erkrankungen ist das eigene Selbstwertgefühl gemindert. Dadurch verändert sich Gestik, Mimik und auch die Fähigkeit zur Kommunikation. Dies wiederum hat jedoch auch Auswirkungen auf das Verhalten des jeweiligen Gesprächspartners. Ich möchte das an einem persönlichen Beispiel verdeutlichen: Ingo Tschinke machte mich während unserer Zusammenarbeit darauf aufmerksam, dass mich ein Pflegegrad im Alltag unterstützen könnte. Ich informierte mich über die Rahmenbedingungen und entschied mich daraufhin für eine Beantragung. Bevor es jedoch zu einer Begutachtung des medizinischen Dienstes kommt, werden sämtliche Unterlagen der behandelnden Ärzt*innen zu allen relevanten Diagnosen angefordert. Das bedeutet, dass auch mein Psychiater meine Symptome schildern musste. Mein bisheriges Verhältnis zu meinem Psychiater (den ich nach einem Facharztwechsel infolge meiner ersten Erfahrung gefunden hatte) war durchaus gut – wir überlegten immerzu gemeinsam, welche Medikamente und Therapien mir eine Unterstützung sein könnten, er akzeptierte meine Sorgen und Grenzen und ich fühlte mich auf Augenhöhe behandelt.

Eines Nachmittags bekam ich plötzlich einen Anruf von ihm. Er erzählte mir, dass er Fragen zu meinem Gesundheitszustand hinsichtlich des Pflegegrads beantworten soll. Dabei äußerte er mit deutlichen Worten, dass er von der Beantragung eines Pflegegrads bei psychisch erkrankten Menschen grundsätzlich nichts hält, weil er diese Art der Hilfestellung als eine Förderung der Unselbstständigkeit ansieht. Zudem solle ich doch auch an all die Personen denken, die deshalb nun zusätzlich Arbeit hätten. Meine Gründe für eine Beantragung des Pflegegrads hingegen erfragte er mit keinem Wort und meine Unsicherheit und Aufregung sorgten dafür, dass ich meine Gedanken nicht aussprechen konnte. Letztlich versicherte er mir, dass er neutral mit den Fragen zu meiner psychischen Situation umgehen wird, das Vorhaben jedoch nicht aktiv unterstützt. Zudem würde er die Bewilligung eines Pflegegrads aufgrund von psychischen Belastungen eh als aussichtslos ansehen.

Aus heutiger Sicht (und im Besitz eines Pflegegrads) kann ich sagen, dass mein Psychiater auf der einen Seite einem Vorurteil aufgesessen ist: Ein Pflegegrad ist keinesfalls eine Förderung der Unselbstständigkeit. Ich bekomme wöchentlich eine Haushaltshilfe, mit der ich gemeinsam meine Wohnung sauber halte und Ordnung in die eigenen vier Wände bringe. Diese Unterstützung bringt mich so sehr in die Aktivität, dass ich oftmals die Motivation finde, allein weiterzumachen. Und sie bedeutet vielmehr eine *Förderung der Selbstständigkeit.* Auf der anderen Seite zielte die Aussage, ich solle mir Gedanken über die zusätzliche Arbeit machen, die ich allen beteiligten Personen mit der Beantragung eines Pflegegrads zumuten würde, einzig und allein auf mein Gewissen und mein Selbstbewusstsein ab – denn natürlich haben sowohl der medizinische Dienst als auch die Pflegekasse tagtäglich Arbeit mit eben solchen Anträgen, weil dies fester Bestandteil ihrer beruflichen Tätigkeit ist. Ich war damals relativ unselbstständig, hatte ein großes Verantwortungsgefühl anderen Menschen gegenüber und fühlte mich dominanten Persönlichkeiten gegenüber klein, hilflos und ausgeliefert. Dementsprechend war es eine Herausforderung, in der Folge standhaft zu bleiben und aufgrund seiner Aussage kein schlechtes Gewissen zu entwickeln.

Mein Psychiater wechselte bei diesem Telefonat von der partnerschaftlichen Beziehung auf Augenhöhe zum autoritären Zeigefinger, anstatt meine Beweggründe und Bedürfnisse zu erfragen und meine Entscheidungsfreiheit zu unterstützen. Für meine Ansichten zeigte er kein Interesse, da er sich bereits eine feste Meinung zu diesem Thema gebildet hatte. Zudem bekam ich den Eindruck, als würde er meine Unsicherheit und zurückhaltende Art für sich nutzen und mich der Möglichkeit berauben, meine Gedanken zu kommunizieren. Hätte ich nicht in mehrfacher Hinsicht anderweitige Unterstützung bei der Beantragung gehabt, dann hätte ich nach diesem Telefon mein Vorhaben mit Sicherheit auf Eis gelegt. Und das wiederum hätte massiven Einfluss auf meine Zukunft gehabt, denn mithilfe des Pflegegrads, der mir zugesprochen wurde, konnte ich mein Leben zum Positiven verändern.

Dieses Beispiel ist mir besonders wichtig, um zu verdeutlichen, dass das Ausspielen eines Machtgefälles weitreichende Folgen für die Betroffenen haben kann. Gerade in akuten Krisenzeiten, die oftmals geprägt sind von einem geringen Selbstwertgefühl, von Unsicherheit und der abwesenden Fähigkeit einer klaren Kommunikation, ist die Gefahr groß, dass Betroffene aufgrund des hierarchischen Einflusses einer Fachkraft in die erlernte Hilflosigkeit geraten – anstatt zu lernen, die eigenen Bedürfnisse wahrzunehmen und für sie einzustehen. Eine hilfreiche Unterstützung hingegen kann sein, viele Fragen zu stellen und die Gedanken, Wertvorstellungen und Ansichten der Betroffenen zu erforschen. Die Diagnose ist hierbei zumeist ein festgefahrenes Konstrukt, welches die individuellen Ausprägungen der psychischen Erkrankungen ausklammert und ihnen eine Allgemeingültigkeit auferlegt. Doch diese Einengung wird der Realität genauso wenig gerecht wie die Auffassung, ein Pflegegrad würde bei allen Betroffenen von psychischer Erkrankung eine Förderung der Unselbstständigkeit bedeuten. Für die Gestaltung der Therapie und die Begleitung im Recovery wünsche ich mir aus diesen Gründen eine offene Haltung mit dem Augenmerk auf die individuelle Persönlichkeitsstruktur, auf Bedürfnisse und Ressourcen, auf Fähigkeiten und Stärken und auf die Lebenserfahrungen der Betroffenen, um die jeweiligen Ausprägungen der psychischen Erkrankungen zu verstehen und personenzentrierte Bewältigungsstrategien in gemeinsamer Zusammenarbeit auf Augenhöhe zu entwickeln.

Anja Neumann:

Die Wichtigkeit vom Planen und kleine Ziele zu erreichen

In der Verhaltenstherapie habe ich erst mal alles von mir und meiner »neuen Lebenswelt« (nach Trennung, Umzug, neuer Job, Krankheit) erzählen können. Da war jemand, der mir zuhörte und für den mein Zustand und mein Verhalten nicht befremdlich waren und diese auch nicht wertete. Leider war das bei einigen meiner Freundinnen so, dass sie sich von mir abwendeten, weil sie damit vielleicht nicht umzugehen wussten oder es nicht verstehen konnten. Vielleicht wäre es gut gewesen, mal so eine Sitzung mit einer dieser Freundinnen oder meiner Familie zusammen zu bekommen. Damit ein Fachmann für mich »übersetzt«. Weil ich selbst konnte das kaum in Worte fassen und es anderen dann auch noch verständlich machen, was es bedeutet, unter Depressionen und Panikattacken zu leiden.

Während den Therapiesitzungen haben wir (der Therapeut und ich) gemeinsam meine persönliche Liste erstellt, wie mein Tagesablauf nach meiner schweren Depression aussehen könnte. Das hat er mir nicht einfach abgenommen oder mir fertig vorgelegt (was wesentlich schneller gegangen wäre). Nein, da musste ich mir schon selbst Gedanken dazu machen. Anfangs war ich alles andere als begeistert über die Idee mit einer Liste. Den Sinn darin habe ich erst nach einiger Zeit verstanden und gespürt. Wenn sich Tag und Nacht nicht mehr unterscheiden im Handeln, Erleben und im Empfinden, hat der Tag eben keinen Ablauf mehr. Mal ist es hell mal dunkel, ansonsten fühlt es sich genauso schwer an, wenn man nicht mehr schlafen kann. In meiner Depression ist mir das auch egal gewesen; wen hat das schon interessiert, ob ich morgens frühstücke oder erst abends, ob ich eine oder zwei Mahlzeiten hatte – mich jedenfalls nicht mehr. Ich hatte dabei mein eigenes Tempo, also besser gesagt, ein Schneckentempo. Doch er hat mir die Zeit gegeben, ohne mir Druck zu machen. Und als sich der Plan nach einigen Wochen eingespielt hatte, erstellten wir zusammen eine neue Liste wie der Wochenplan aussehen könnte. Da hat mich der Therapeut daran erinnert, was mir vor der Depression gutgetan hatte. Das hatte ich irgendwie vergessen. Einfachste Dinge wie ein Telefonat mit einer guten Freundin, etwas Musik hören, einen Film schauen, ein kleiner Spaziergang und sich einmal am Tag etwas Warmes zu essen zu machen, wurden eine echte Herausforderung für mich. Aber es war auch wieder ein Ziel etwas zu erreichen. Nachdem endlich auch wieder diese kleinen positiven Dinge in meinem Leben stattfanden (und weil sie ja auf meiner Liste standen, war ich sehr bemüht darum) konnten wir uns nach und nach dem schwersten Thema zuwenden – dem Trauma.

In dieser Zeit erinnerte ich mich auch irgendwann daran, wie gerne ich früher fotografiert hatte. Das wurde dann zu meiner eigenen persönlichen Therapie. So musste ich, um Fotos zu machen, schließlich die Wohnung verlassen. Und das Ziel, Fotos zu machen, trieb mich ganz langsam voran. Bis heute ist das mein Motivator in Krisenzeiten geblieben. Das Fotografieren hilft mir heute oft Ängste zu überwinden. Die Beschäftigung mit den gemachten Fotos ist das Einzige, was mich wirklich beruhigt nach meinen Panikattacken und ist oft ein hilfreiches Mittel, danach mein Grübeln abzuschalten. Rückblickend hatten diese Listen und die Erinnerung an Dinge, die mir guttun, ein enormes Potential, mich aus der Krise zu holen und »ins Handeln« zu kommen. An diese Hilfsmittel erinnere ich mich bis heute immer wieder zurück und hole sie wieder hervor, bei neuen Schüben von Depressionen und längeren Angstphasen. Sie sind also bis heute für mich sinnvoll geblieben. Natürlich reicht das nicht immer, denn in Zeiten von größeren psychischen Krisen, wie bei der PTBS, kann ich das leider nicht anwenden.

Da hat mich Herr Tschinke im Rahmen der pHKP sehr unterstützt. Er hat mich dabei unterstützt, die Selbsthilfegruppe zu finden und Mut gemacht, dort auch hinzugehen. Für mich persönlich war und ist es noch sehr wichtig, mit einem psychiatrischen Dienst zusammen arbeiten zu dürfen, um weiter daran zu üben nach Rückfällen, um den Mut nicht zu verlieren.

Melanie Rogner:

Für die Gestaltung der Therapie und die Begleitung im Recovery wünsche ich mir eine offene Haltung aller – der Psychiatrietätigen sowie auch der Betroffenen. Ich wünsche mir eine Haltung der Psychiatrietätigen, die beinhaltet nicht den Weg vorher schon zu kennen, sondern gemeinsam mit den Betroffenen auf eine Forschungsreise zu gehen, in der alles möglich erscheint. Ich möchte, dass für alle Betroffenen daran gearbeitet wird, ihre Handlungsfähigkeit zu erhalten – das fordert auch die Verantwortungsrückgabe an die Betroffenen, nachdem wir gemeinsam ermittelt haben, was die jeweiligen Betroffene eigentlich wollen. Elementar ist hierbei die hoffnungsvolle Haltung der gestalterischen Handlungsfähigkeit des Betroffenen und eben der eigene Wille des Betroffenen, was auch die Wahl eines Umgangs und einer Sinnhaftigkeit der Erkrankung miteinschließt. Die Forderung nach Krankheitseinsicht hilft hierbei nicht weiter. Sie ist zu starr darauf gerichtet, den Betroffenen etwas wegzunehmen, anstatt ihnen Impulse zu schenken und ihre Sichtweise der seelischen Krise in ihr Leben miteinzubauen.

Ich würde mir einen intensiven Blick auf die Lebensgeschichte der Betroffenen wünschen, um ein besseres Verständnis für ihre Situation herstellen zu können, und für ein besseres Verständnis ihrer Werte und Identität. Oft sind diese beiden elementaren Dinge völlig ins Wanken geraten. Welche Werte machen mich aus? Wie lebe ich sie? Kann ich Abstriche machen, wenn ich sie nicht zu 100% verwirklichen kann? Wie gehe ich als Person damit um, wenn ich mir bestimmte Werte erarbeiten muss, weil ich sie vertrete, aber im Moment noch nicht danach handle? Sind es meine Werte oder meines sozialen Umfelds? Das sind Fragen, die ein seelisch gesunder Mensch schon schwer beantworten kann. Aber mit genau diesen Fragen kann ich Impulse zum Nachdenken geben. Ich wünsche mir eine Haltung der Psychiatrietätigen, dass die Betroffenen die Lösung des Problems und nicht das Problem selbst sind. Wie wird der Betroffene wieder Herr im eigenen Haus seines Lebens? Themen wie Empowerment und Resilienzförderung spielen hierbei eine Rolle. Die offene Haltung sollte sich auch darauf beziehen, dass sich die Betroffenen diejenigen Therapieansätze suchen können, die für sie passend erscheinen und nicht, was feste, starre Therapieansätze beispielsweise in Kliniken vorsehen.

Dabei meine ich nicht, dass die in Deutschland vorhandenen Therapieansätze unbedingt schlecht seien, aber es wird immer noch den Betroffenen zu viel aufgezwungen, um das vermeintliche »Normal« zu erreichen. Was soll Normalität hierbei bitte bedeuten? Oft habe ich das Gefühl, dies wird von den Psychiatrietätigen definiert. Unter Beachtung dessen, dass Wahrnehmung immer noch zwischenmenschlich unterschiedlich ist, sollte die Verantwortung und Sinnhaftigkeit der Erkrankung in die Hände der Betroffenen gelegt werden. Sie selbst sind in der Lage, eine Erklärung für die seelische Krise zu finden – und zwar nur sie selbst.

Überhaupt wird der Sinnhaftigkeit einer seelischen Krise im deutschen Psychiatriesystem, nach meinem Eindruck, zu wenig Beachtung geschenkt. So als ob gerade bei Psychosen eine Sinnhaftigkeit völlig abwegig erscheint. Mich als Psychoseerfahrene hat aber gerade die Sinnhaftigkeit meiner Psychose zu weiteren positiven Handlungsschritten geführt. Dadurch, dass ich selbst eine Erklärung für meine seelischen Krisen gefunden habe, konnte ich Frieden mit ihnen schließen und mich auf die gesunden Anteile meiner selbst konzentrieren. Ich bestehe schließlich nicht nur aus Krankheit, sondern aus vielen anderen wichtigen Dingen, die mein Leben definieren und positiv beeinflussen. Ich bin Mutter, Ehefrau, Freundin, Genesungsbegleiterin, Dozentin und vieles mehr. All diese Rollen beeinflussen mein Leben nun mehr als die seelische Erkrankung. Das ist aber nur möglich, indem ich eine sinnvolle Bedeutung für meine Erkrankung und das Stimmenhören gefunden habe, die ich selbst definierte und das Stigma der Nicht-Normalität nicht angenommen habe. Ich empfinde mich als normal mit all meinen charakterlichen Ausprägungen und Rollen im Leben. Ich führe ein Leben wie jeder andere auch. Vielleicht nicht wie Menschen ohne seelische Erkrankung sich das vorstellen, aber selbstbestimmt und frei von jeglichen Konventionen. Dieser Wunsch nach einem selbstbestimmten Leben und der Wunsch nach Freiheit eint alle Menschen. Dieser Aspekt sollte auch im Rahmen der Therapie und Begleitung von Menschen in seelischen Krisen nie vergessen werden.

11.2 Begleitung und Coaching von Betroffenen im persönlichen Recovery für psychiatrisch Pflegende

Ingo Tschinke

Um Recovery-orientiert zu arbeiten, sollten psychiatrisch Tätige in der Lage sein, Menschen mit psychischen Erkrankungen aktiv und für sie sinnvoll in alle Aspekte der Versorgung mit einzubeziehen – einschließlich der geteilten und unterstützenden Entscheidungsfindung (shared or supported decision making), um herauszubekommen, welche Risiken Betroffene eingehen möchten und wie damit umgegangen werden soll. Sie sollten Menschen mit einer psychischen Erkrankung ein Maximum an Möglichkeiten darstellen können, einschließlich den Menschen, die in ihrer Entscheidungsfähigkeit eingeschränkt sind, damit diese auch dann noch als Menschen entscheiden können, wie sie ihr Leben führen wollen. Wobei es dazugehört, diese Entscheidungen auch zu respektieren und diese so gut wie möglich zu unterstützen, solange sie einen irgend möglichen realistischen Charakter haben. Dafür ist es hilfreich Menschen zu begleiten, um Optionen und Meilensteine für diese Menschen zu erkennen, die ihren Wünschen entsprechen.

Primär sollte der Aufbau einer positiven und tragfähigen Beziehung zu den individuellen Betroffenen geleistet und mit diesen die Möglichkeiten und Grenzen der Beziehung auch ausgehandelt werden. Psychiatrisch Pflegende sollten auch in der Lage sein, den Recovery-Prozess mit den Betroffenen, ihren Freund*innen, deren Familien und Unterstützer*innen zu diskutieren, um ihnen den

Zugang zu Informationen zu ermöglichen, um mehr über Recovery zu lernen – damit diese Menschen befähigt werden, dass persönliche Recovery der Betroffenen zu unterstützen. Genauso ist es von Wichtigkeit dem Betroffenen zuzuhören, wie sie ihre Lebenswelt und ihre Umgebung betrachten und diese Sichtweise auch zu respektieren. Im Weiteren gilt es, Menschen zu unterstützen und ihnen zuzuhören, wenn sie über sehr negative Erfahrungen oder Traumata berichten (wie z. B. sexuellen Missbrauch in der Kindheit), um so die negativen Dispositionen besser verstehen zu können. In der Auseinandersetzung mit der psychischen Erkrankung in der Zusammenarbeit mit den Betroffenen sollte der Sinn dieser Erkrankung ergründet werden, damit Menschen für sich herausfinden, warum es für sie persönlich sinnvoll ist, einen psychiatrischen Dienst in Anspruch zu nehmen und was sie von diesem erwarten. Dazu sollte man auch Menschen dazu befähigen, dass sie in der Lage sind, darüber zu sprechen, was Zwangsmaßnahmen (vergangene und gegenwärtige) in Ihnen ausgelöst haben, falls sie diese Erfahrung machen mussten. Ein wichtiger Punkt besteht auch darin, dass man Betroffene dabei unterstützen kann, einen Entwicklungsplan für sich angeben zu können, der ihre Werte, Bedürfnisse und Wünsche beinhaltet und für sie auch Sinn ergibt. Dazu gilt es auch, Betroffene in Zeiten von psychischen Krisen empathisch dabei zu unterstützen, die Hoffnung für sich selbst hochzuhalten. Hoffnung kann es den Betroffenen geben, wenn sie ihre Stärken für sich erkennen können (neue oder verlorene) sowie ihre Fähigkeiten und Interessen festigen, um selbst gesetzte Ziele zu erreichen, die auf ihren Stärken und Ressourcen basieren. Dabei sollten personenzentrierte Planungsinstrumente eingesetzt werden, die es zulassen, dass Betroffene dazu befähigt werden, dass sie die Führung in Versorgungsplanung für ihr eigenes Selbst übernehmen.

Menschen sollte kontinuierlich, und nicht nur einmalig, in für sie verständlichen Formaten Informationen zur Verfügung gestellt bekommen. Dabei sollte Betroffenen ein Zugang zu ihren lokalen Angeboten ermöglicht werden, welche über die psychiatrische Versorgung hinausgehen, wobei berücksichtigt werden sollte, dass man gemeinsam erkundet, was die Betroffenen an sozialer Teilhabe interessiert. Betroffene sollten dabei unterstützt werden, lokale Angebote für sich zu entdecken und zu nutzen.

Psychiatrisch Pflegende sollten Fähigkeiten besitzen, um Betroffene dabei zu begleiten, die Optionen zu Maximierung von Sinnhaftigkeit in ihrem Leben zu entdecken, durch z. B. freiwilliges Engagement, kreative Projekte und ausgeübte Spiritualität. Man sollte mit den Betroffenen darüber verhandeln, welche Bedeutung die Einbeziehung von unabhängigen Rechtsberater*innen, Freund*innen, Familienmitglieder und Unterstützer*innen für sie hat. Gemeinsam sollten mit den Betroffenen Zukunftsaussichten entwickelt werden und ein Plan, wie diese erreicht werden könnten (dies beinhaltet auch einen Krisenplan bzw. eine Vorausverfügung für psychiatrische Klinikaufenthalte), um Krisen und den Umgang mit sich selbst und anderen, an der Versorgung Beteiligter zu reflektieren, inwieweit hoffnungsvolle oder pessimistische Aussagen von dem Betroffenen und von den Angehörigen getätigt werden, um hoffnungsvolle Gedanken zu bestärken. Psychiatrisch Pflegenden sollte dazu die Möglichkeit zur Supervision gegeben werden, um alle Aspekte der Recovery-orientierten Arbeit zu reflektieren.

11.3 Behandlung und Therapie von Betroffenen unter Berücksichtigung des persönlichen Recovery für Fachärzt*innen und Psychotherapeut*innen

Uwe Gonther

Wir alle haben als Menschen neben den Störungen auch Ressourcen und resiliente Anteile, die uns gesund erhalten. Wir haben Krisen erlebt, aus denen wir vielleicht gestärkt hervorgegangen sind. Auch wenn wir versuchen uns bewusst zu machen, dass wir eine Begegnung von Mensch zu Mensch hinbekommen, dass wir genauso Mensch sind, müssen wir schauen, was noch unsere Professionalität in der Pflege, in der Medizin, in der Psychotherapie, in der Sozialarbeit, in den künstlerischen Therapien ausmacht. Wie können wir es schaffen, da trotzdem eine sinnvolle, professionelle Haltung zu bewahren? Denn ansonsten liefe es auf eine Beliebigkeit hinaus. Die Menschlichkeit in der Begegnung ist notwendig, aber nicht ausreichend. Ich glaube, zusätzlich müssen wir spezifische Fertigkeiten erlernen als professionellen Beitrag, den wir leisten können. Auf dem Weg der Genesung begleiten wir die Betroffenen, die Hilfe suchend zu uns kommen, dabei aus ihrer Hilflosigkeit wieder ein Stück herauszukommen oder ihre Hilflosigkeit so anzunehmen. Wir müssen dann gemeinsam Assistenz organisieren, damit die Betroffenen mit einer kodifizierten Einschränkung ihrer Freiheit und ihren Entfaltungsmöglichkeiten möglichst gut leben können.

Es ist eine Variante, wenn wir uns als Lotsen begreifen, die den Betroffenen durch verschiedene Hilfsmittel, eventuell auch medikamentös, aber auch durch psychotherapeutische oder begleitende-pflegerische Möglichkeiten einen Kurs vorgeben. Das ist eine recht direktive Hilfe, das brauchen Menschen manchmal auch in Psychotherapie und in psychiatrischer Hilfe. Aber es gibt natürlich auch die Form von Hilfe, dass die Menschen selbst ihre Wege finden, dass wir die nicht aufzeigen, sondern dass die aus dem Gespräch heraus entstehen, also solche noch unbekannten Wege. Rogers sagte einmal: »Der Betroffene ist die Lösung und der Weg zu dieser Lösung ist verschüttet.« (Rogers, C.R.; Rosenberg, R. L. 2016, S 70). Daher wissen wir aus dieser Klienten-Zentrierung, dass oftmals die Menschen die Lösung für die weiteren Entwicklungsmöglichkeiten sind. Die Tür geht auf, wenn überhaupt jemand da ist, der Aufmerksamkeit schenkt. Wir müssen gar nicht immer zeigen, wo es langgeht. Wir müssen es auch gar nicht immer wissen. Aber es gibt Situationen, wo ich klar der Meinung bin, dass man auch eine solche einspringende und vorausgehende Hilfe leistet, z. B. bei der Verhinderung von Suiziden. Da sagen wir nicht: »Es ist mir egal, ob sie sich umbringen oder nicht.« Sondern wir wollen Menschen dabei helfen, sich nicht umzubringen. Wir haben da schon klare Vorstellungen und Haltungen. Auch wenn jemand kommt und sagt: »Ich kann überhaupt nicht mehr schlafen seit drei Monaten«, dann sage ich nicht: »Ja, ist mir egal, sie werden schon irgendwie wieder Schlaf finden«, sondern es gibt schon eine allgemeine Vorstellung von einem möglichst guten Leben. Zumindest, was basale Dinge anbelangt, da ist das so – aber die individuellen Entscheidungen und die Ausrichtung auf das, worin jemand etwas Sinnvolles für sich entdeckt, die können wir praktisch nie vorgeben.

Es gibt sogar eine gewisse Gefahr bei uns, dass wir für manche Patientengruppen eine Überversorgung produzieren. Weil es natürlich immer noch die wirtschaftlichen Anreize gibt, dass man im Grunde genommen die bequemen Patient*innen sehr viel versorgt und um diese streiten sich die Anbietenden. Diejenigen, die unbequem werden, werden möglicherweise eher abgeschoben, weil sie wirtschaftlich problematisch sind. Das ist eine große Gefahr in unserem System. Die Stärke ist sicherlich die der Angebotsvielfalt und auch die Wahlmöglichkeiten der Betroffenen. Aber die Frage ist immer, ob die wirklich am schwersten Kranken auch tatsächlich berücksichtigt sind in der Planung und ob bei denen möglichst die meiste Hilfe ankommt. Deshalb brauchen wir verbindliche Kooperation.

11.4 Zusammenfassung

Dadurch, dass die Förderung des Recovery-Prozesses das primäre Ziel sein sollte, muss die Therapie und Behandlung gleich welcher Form immer in ein Gesamtkonzept eingebettet sein, wie eine Unterstützung des individuelle Recovery-Prozesses aussehen sollte.

12 Lebensweltorientierung im persönlichen Recovery

Ingo Tschinke

Die Orientierung an der Lebenswelt der Betroffenen ist ein wichtiger Anteil in der Begleitung des persönlichen Recovery-Prozesses. Im stationären Kontext ist dies weitaus schwieriger als im ambulanten Kontext der psychiatrischen häuslichen Krankenpflege oder der stationsäquivalenten Leistungen, die psychiatrisch durch Kliniken in der Häuslichkeit der Betroffenen stattfindet. Während in der Häuslichkeit das Lebensumfeld erfahrbar wird, mit den Menschen, mit denen die Betroffenen zusammenleben, wie diese ihr Umfeld gestalten (Wohnumfeld, Einrichtung etc.) und wie sie mit dem Umfeld interagieren, ist dies im stationären Umfeld nur der Schilderung der Betroffenen und den Vorstellungen der psychiatrisch Tätigen überlassen. Der Mensch ist in der Klinik fremd und befindet sich in der Lebenswelt – dem »Zuhause« – von den dort arbeitenden Menschen. Deswegen mag es den Betroffenen schwerfallen, ihre Lebenswelt und deren Konstruktion in seiner Komplexität darzustellen, dass Betroffene lebensweltorientiert erfasst werden können. Es muss eine Übertragbarkeit des Drinnen (in der Klinik) auf das Draußen (die Lebenswelt der Betroffenen) realisiert werden, um herauszubekommen, was für die Betroffenen zu Hause eine Wirksamkeit haben kann. Die Förderung von Empowerment ist sehr abhängig von der Lebenswelt der Betroffenen, denn die Betroffenen müssen sowohl erarbeitete Bewältigungsstrategien als auch die Erarbeitung von Stärken und Ressourcen in ihrer Lebenswelt umsetzen können. Dazu kann die Reflexion darüber hilfreich sein, worüber sich Betroffene in der Klinik mit anderen Betroffenen auseinandersetzt und was diesen dabei von Wichtigkeit erscheint. Dadurch kann es für die psychiatrisch Tätigen möglich sein, das Lebenswelt-Konstrukt der Betroffenen erfahrbarer zu machen. Positive »Übersetzer« können dabei auch die Genesungsbegleiter*innen in der Klinik sein, da viele Betroffene Genesungsbegleiter*innen trotz einer klaren Teamzugehörigkeit als »eine*n von uns« empfinden, die sie auch in ihrer Lebenswelt vielleicht besser verstehen.

12.1 Erlebnisse und Wünsche der Betroffenen

Madeline Albers, Anja Neumann, Melanie Rogner

Madeline Albers:

Eine lebensweltorientierte Zusammenarbeit mit den Betroffenen von psychischen Erkrankungen setzt den individualistischen Blick auf den Menschen in den Vordergrund – und schließt auch die Akzeptanz fremder Lebensentwürfe seitens der begleitenden

Personen mit ein. Das bedeutet für mich, dass standardisierte Behandlungsstrategien nur dann auch einen Sinn ergeben, wenn sie mit der Lebenswelt der Betroffenen vereinbar sind. Während physische Erkrankungen oftmals einen klaren Genesungsweg vorgeben, wie z. B. der operative Eingriff nach einem komplizierten Bruch, sind psychische Erkrankungen immer auch individuell geprägt und eng verbunden mit der Persönlichkeit der Betroffenen. Eine Verknüpfung der seelischen Erschütterung mit der Biografie, den Lebenserfahrungen und der gegenwärtigen Alltagssituation führt zu unterschiedlichen Bewältigungsmöglichkeiten, die in erster Linie mit dem Gesamtblick auf den Menschen auszumachen sind. Im stationären Rahmen ist dies schwierig: Die Betroffenen befinden sich in alltagsfremder Umgebung und Struktur, das Fachpersonal bekommt kaum einen Einblick in die verschiedenen Lebenswelten. Es gibt zumeist einen standardisierten Behandlungsplan, der nur wenig Abweichung zulässt – das kann für viele Betroffene ein hilfreicher Weg sein, für einige jedoch nicht. Die ambulanten Unterstützungsmöglichkeiten sind hingegen vielseitiger und finden inmitten der Lebenswelt der Betroffenen statt. Diese Tatsache ist ein großer Vorteil der ambulanten Versorgung, denn sie bezieht die individuelle Lebenssituation mit ein und ermöglicht eine ressourcenorientiertere Zusammenarbeit mit den Klienten. Damit meine ich nicht, dass ich die stationäre Therapie nicht als hilfreich empfinde – doch ich erkenne auch Grenzen, welche eine ganzheitliche Sicht auf den Menschen verhindern.

Ein großes persönliches Thema, welches noch heute meinen Alltag beeinflusst, ist meine Verlustangst gegenüber meiner zwei Katzen. Ich habe eine starke Verbindung zu meinen Tieren und ich schaudere, wenn ich daran denke, dass ich womöglich beide überleben werde. Hinsichtlich stationärer und ambulanter Therapie, die ich in der Vergangenheit wahrgenommen hatte, war mir eine Akzeptanz gegenüber meiner Tierliebe außerordentlich wichtig. Meine Katzen spielen eine existenzielle Rolle in meiner Lebenswelt und sie haben die Macht, eine schwere Krise herbeizuführen. Als eine meiner Katzen ein schweres, gesundheitliches Problem hatte, erfuhr ich auf der einen Seite sowohl im persönlichen als auch im therapeutischen Umfeld Grenzen der Akzeptanz, auf der anderen Seite aber auch sehr viel Verständnis für meine Situation. Die Kluft beider Erfahrungen verdeutlicht mir, dass eine lebensweltorientierte Zusammenarbeit auch bedeutet, die Werte, Bedürfnisse und Ressourcen der Betroffenen zu akzeptieren, auch wenn sie nicht mit den eigenen Wertvorstellungen übereinstimmen. In meinem persönlichen Fall setze ich keine Tierliebe voraus, jedoch das Verständnis dafür, dass dieser Wert für mich an oberster Stelle steht.

Lebensweltorientierung in der pflegerischen Versorgung beinhaltet eine Begleitung möglichst nah an der individuellen Alltagsrealität der Betroffenen. Dies ermöglicht die Einbeziehung von Interessen, der Wohnsituation, des sozialen Umfelds und von Ressourcen, die im Leben des Betroffenen eine wichtige Rolle spielen. Dieser ganzheitliche Blick auf den Menschen ist eine Qualität der ambulanten Versorgung, die insbesondere in Hinsicht auf die Stärkung des persönlichen Recovery und der Erarbeitung von Fähigkeiten und Ressourcen von großem Wert ist. Die Betroffenen in ihrer eigenen Lebenswelt wahrzunehmen, erweitert sowohl das Blickfeld der Begleitenden als auch die unterschiedlichen Möglichkeiten der gemeinsamen Zusammenarbeit. Um das an einem Beispiel zu verdeutlichen: Ich habe lange Zeit nicht bemerkt, dass ein Großteil meiner belastenden Themen von generalisierten Ängsten beeinflusst waren, da ich allein eine Verbindung zu meiner vorhandenen Depression gesehen habe. Dementsprechend einseitig setzte ich gegenüber außenstehenden Fachkräften den Fokus meiner Schilderungen. Erst, als Ingo Tschinke den Schritt in meine

Lebenswelt gesetzt und damit viel mehr von mir entdeckt hat, konnten wir die permanente Angst aufdecken, die sich hinter vielen Aspekten meiner seelischen Erschütterung verbarg. Diese neue Perspektive wiederum veränderte meine Bewältigungsstrategien und erleichterte mir das Verstehen von (biografischen) Zusammenhängen und den Umgang mit Akzeptanz.

Die stationäre Versorgung ist hinsichtlich einer Lebensweltorientierung immer auch abhängig von der Kommunikation der Betroffenen, um Behandlungsgrenzen so weit wie möglich auszudehnen. Die Beschreibung der eigenen Lebenswelt ist jedoch auch geknüpft an Zeit, Vertrauen und der Wahrnehmung, die nicht immer auch kongruent zur Realität stehen muss. Die ambulante Versorgung hingegen hat die Möglichkeit, diese Differenzen zu überbrücken und mit einer allumfassenderen Perspektive das Genesungspotential der Betroffenen zu unterstützen. Zudem bietet sie den Nutzer*innen des psychiatrischen Systems mehr Entscheidungsfreiheit hinsichtlich der Frage, welche Hilfen und Unterstützungsmöglichkeiten ihren jeweiligen Bedürfnissen entsprechen und welche sie für sich in Anspruch nehmen wollen.

Letztlich liegt es aber auch in der Natur der stationären Versorgung, den Betroffenen einen Raum abseits ihrer Lebenswelt zu bieten und sie dort trotz der angesprochenen Grenzen so gut es geht zu unterstützen. Meiner Erfahrung nach ist es jedoch wichtig, dass sich sowohl die stationäre als auch die ambulante Begleitung über die Vor- und Nachteile stets bewusst sind. Ich habe erlebt, wie Mitpatient*innen sehr unglücklich über den auferlegten Therapieplan waren, da dieser nicht mit ihren eigentlichen Bedürfnissen übereinstimmte. Beschwerden oder Änderungswünsche führten oftmals zu der Auffassung, die Betroffenen würden sich der Hilfe verweigern und nichts zu ihrer Genesung beitragen. Ich vernahm hingegen eine große Verzweiflung, welche sich mitunter über Wut ausdrückte, und wenig Verständnis auf beiden Seiten. Doch Veränderung ist auch im begrenzten Rahmen möglich: Bedürfnisse können erfragt werden, Therapiepläne müssen nicht in Stein gemeißelt sein, Kommunikation kann auf Augenhöhe stattfinden und Differenzen auflösen. Die stationäre Versorgung empfinde ich in dieser Hinsicht noch als etwas starr und scheu gegenüber Veränderungen.

Die ambulante Versorgung hingegen könnte ihr Potential noch weiter ausschöpfen und sich von alteingesessenen Behandlungskonventionen lösen. Eine Recoveryorientierte Praxis, welche inmitten der individuellen Lebenswelten stattfindet, eröffnet viele Möglichkeiten der Begleitung, die den Betroffenen neue Perspektiven aufzeigt und ihnen die Freiheit lässt, ihr intrinsisches Genesungspotential zu entdecken.

Anja Neumann:

Ich finde, im persönlichen Recovery ist für die Lebensweltorientierung der regelmäßige Dialog über einen langen Zeitraum mit einer erfahrenen und empathischen Fachkraft ganz besonders wichtig. Denn jede Lebenswelt ist einzigartig und individuell. Was ich für selbstverständlich erlebe in meiner Welt, meinem Alltag, meinem Handeln, muss für andere erst einmal schwer nachzuvollziehen sein. Aber alles beruht auf dem Hintergrund meiner bisherigen Erlebnisse und Erfahrungen. Ich musste also erst verstanden werden, um mich dann selbst verstehen zu können. Danach konnten wir dann gemeinsam Bewältigungsstrategien entwickeln, die ich nun versuche umzusetzen, um wieder mehr Selbstbestimmung in meinem Alltag und meinem Leben zu erlangen, und nicht immer meine Angst bestimmen zu lassen. Ich bin mir sicher, dass es besonders wertvoll für alle seelisch Erkrankten ist, in ihrer eigenen, ganz persönlichen Lebenswelt kennengelernt zu werden. Für mich war es das auf jeden Fall. Immerhin verhalte und öffne ich mich in »meinem Zuhause« ganz anders als zum Beispiel in der Tagesklinik (▶ Kap. 5.1 Erlebnisse und Wünsche der Betroffenen). Dort bin ich in einer fremden Welt, mit einem fremden und unrealen Tagesablauf sowie nur mit fremden Menschen zusammen. Mir hat das nicht viel gebracht.

Die Verhaltenstherapie (▶ Kap. 2.2.1 Betroffenen Sichtweise – Meine zweite Therapie & ▶ Kap. 11.1 Erlebnisse und Wünsche der Betroffenen) war da schon wesentlich erfolgreicher, aber auch da verhielt ich mich ja in der Stunde nicht so wie zu Hause. Da kam erschwerend hinzu, dass mich der Weg dorthin, die Parkplatzsuche und die Menschen, denen ich auf dem Weg zur Praxis begegnet bin, schon oft sehr gestresst hatten. Und dann beginnt man so eine Stunde schon im Stresslevel. So etwas wird leider nie mitbedacht. Ein Einblick in meine Lebenswelt ging, wenn überhaupt, nur theoretisch.

In der Reha war es anders, weil man dort über Wochen wohnt und gemeinsam lebt und erlebt. Aber auch da hat niemand mein echtes Leben oder mein Verhalten in »meiner« Welt gesehen. Dort kam für mich sogar noch eine ständige visuelle und akustische Reizüberflutung dazu. Und der Stress fing für mich im vollen Speisesaal schon am frühen Morgen an.

Beim Pflegedienst ist das noch mal ganz anders, er sieht und erlebt mich dagegen in meiner wirklichen Lebenswelt. In meinem Zuhause unter realen Bedingungen. Zu Hause bin ich entspannt und offener. Hier steht alles in einen Kontext zueinander

Meine Lebensweltorientierung ist kompliziert und sehr komplex, alles ist miteinander verbunden ja geradezu verflochten. Der Satz aus dem Bericht eines Arztes: »Sie ist ordnungsliebend und sauber«, sagt doch gar nichts aus über meine Lebenswelt. Viele andere Menschen mögen auch Ordnung und Sauberkeit. Aber wenn man die Zusammenhänge meiner Welt sehen möchte, muss man auch die Dinge und Erlebnisse, die zusammenhängen, erkennen.

Ordnung ist nicht nur irgendetwas für mich. Ordnung schafft ein Gefühl von Sicherheit und Kontrolle. Umso mehr meine Welt damals zusammenbrach, umso mehr Chaos um mich herum war, umso mehr musste ich meine Wohnung (meinen sicheren Ort) aufräumen. Das wurde zu einem richtigen Zwang, den ich nicht mehr abstellen konnte. Klar konnte ich das in einer Therapiesitzung erwähnen und es wurde auch zum Thema gemacht. Aber als der Pflegedienst regelmäßig zur APP zu mir nach Hause kam, sah zum ersten Mal jemand das wirkliche Ausmaß der Ordnung und der Sauberkeit. Alles war steril, alles war perfekt, immer und zu jeder Tages- und Nachtzeit. Bis hin zur körperlichen und psychischen Erschöpfung. Bei jeder Aufregung oder jedem neuen Stress wurde es immer schlimmer. Am Anfang war das noch erlösend, wie ein Ventil das Druck ablassen konnte. Irgendwann war es aber nur noch belastend. Es kam nicht mehr zu diesem Druckablassen. Also musste ich noch mehr Ordnung schaffen, noch mehr putzen, was eigentlich da schon nicht mehr ging. Ein Teufelskreis also der immer schlimmer und schlimmer wurde. Es wurde zu meinem Alltag.

Wir ergründeten, wann das auftrat und warum das so war. Woher das kam und was das mit mir machte. Nun konnten wir »in« meiner gewohnten Umgebung, in meinem echten Alltag und mit meinen Möglichkeiten üben, um das wieder abzubauen. Das hat mein Leben wieder lebenswerter gemacht. Dieses Verhalten zeigt auch heute öfter noch mal meinen inneren Stresslevel an oder meine Aufregung. Aber es ist viel besser geworden und beeinträchtigt nicht mehr so mein Leben, gehört aber genauso zu meiner Lebenswelt wie meine Kinder, mein Lebensgefährte, die Familie und mein Auto. Besonders wichtig in meiner Welt sind meine »sicheren« Orte (meine Wohnung und mein Auto). Außerdem sehr viel Ruhe zu bekommen, akustisch und visuell. Und natürlich die Fotografie, meine Ressource als Mittel, um

Ziele zu verfolgen und kleinere Anforderungen zu bewältigen. Das alles findet man in meinem Zuhause, in meinem Leben, in meinem Alltag wieder. Denn nur hier sieht man, dass alles miteinander verbunden ist. Meine Lebensweltorientierung ist noch nicht fertig und ich wünsche mir noch weiterhin Unterstützung des Pflegedienstes. Um auf diesem Weg mit meinen Möglichkeiten, meinen Interessen und Fähigkeiten noch weiter voranzukommen.

Melanie Rogner:

Bei der Lebensweltorientierung geht es für mich in der Hauptsache um eine Orientierung, die die individuellen Erfahrungen des Lebens jedes Einzelnen miteinbezieht. Was macht Sinn? Welche Erfahrungen führten in die Krise, aber welche guten Erfahrungen können auch als Ressource genutzt werden, um der seelischen Krise einen Sinn zu verleihen? Wie kann ich meine Lebensgeschichte so definieren, dass ich gestärkt aus der Krise hervorgehen kann? Die Lebensgeschichte ist nicht auszuklammern, weil sie einen Teil der Krise ausmacht, aber auch individuelle Lösungsmöglichkeiten in Form von Ressourcen und starken Anteilen parat hält und ich als Begleiterin auf diese aufmerksam machen kann, um den Menschen in der Krise zu unterstützen. Die deutsche Psychiatrie muss auch hierbei aufhören, immer etwas wegmachen zu wollen. Meine Stimmen hatten einen Sinn, auch wenn sie dialogischer, feindseliger Natur waren. Sie wollten mir zeigen, dass ich nicht gut mit mir umgehe, mich aber auch nicht gut von anderen Menschen behandeln lasse und zu wenig Grenzen ziehe. Sie waren drängend und quälten mich viele Jahre lang, bis mich jemand fragte, was sie eigentlich von mir wollten. Versuchte ich bislang nur alle Stimmen wegzudrücken und gegen sie anzukämpfen, fing ich nun an, mich aktiv mit ihnen auseinanderzusetzen. Anhand meiner Lebensgeschichte bin ich dann darauf gekommen, dass andere mit mir machen konnten, was sie wollten – ich war ein Spielball anderer in meinem eigenen Leben. Die bewusste Auseinandersetzung mit dem Stimmenhören und die Sinngebung anhand meiner Lebensgeschichte, ließ die Stimmen nahezu verschwinden. Nun sind sie nur noch ein Stresssymptom und treten nur noch in die Gegenwart, wenn ich mit anderen Menschen, die ich liebgewonnen habe, im Konflikt stehe. Ich weiß nun, wann und warum sie kommen, und kann in Frieden mit ihnen abschließen – wir sind Freunde geworden. Hätte mir damals jemand nicht diese Frage nach der Sinnhaftigkeit meiner Stimmen gestellt, sondern mich eher zur »Krankheitseinsicht« gedrängt, d.h., hätte darauf bestanden, ich müsse einsehen, dass diese nicht echt seien, hätte ich weiter gegen sie angekämpft und wäre ihnen ausgeliefert gewesen. Die Stimmen wurden erfahrungsgemäß auch drängender, wenn ich ihnen keine Zeit eingeräumt hatte sowie wenn ich mich in der Abwehrhaltung befunden hatte. Im Kontext meiner Lebenserfahrung konnte ich sie nun einordnen und nutze sie seither freundschaftlich als seelischen Seismografen. Es ist also auch entscheidend, dass ich die Wahrnehmung innerhalb der Lebenswelt der einzelnen Betroffenen als gegeben ansehe. Ich kann allenfalls darauf hinweisen, dass meine Wahrnehmung eine andere sei, aber letztendlich ist die Wahrnehmung in der Lebenswelt der Betroffenen das entscheidende Merkmal, der ich im Rahmen der Sinnhaftigkeit Bedeutung verleihen kann. Die Verleihung an Bedeutung können hierbei nur die Betroffenen vornehmen. Ein Hinweis Psychiatrietätiger, dass die eigene Wahrnehmung nicht echt sei, stürzt uns nur noch mehr in die Krise, weil wir das Gefühl haben, zum einen nicht ernst genommen zu werden, zum anderen aber auch nicht auf unsere Wahrnehmung vertrauen zu können. Letztendlich kann ich auch auf meine Stimmen vertrauen, sie wissen, wann es mir schlecht geht, wenn mir selbst in schweren Zeiten das Bewusstsein dafür fehlt.

Ein anderer Aspekt der Lebensweltorientierung ist derjenige im Rahmen von stationärer und ambulanter Versorgung. Meine Lebenswelt spielt, abgesehen von der Krankheitsgeschichte, im stationären Rahmen kaum eine Rolle. Im stationären Rahmen sind die Regeln meines aktuellen Daseins vorgegeben, ich muss mich an die von der Klinik vorgegebenen Regeln halten. Das bedeutet einen festen Therapieplan mit allerhand Ergotherapie, Gespräche mit Psychologen, wenn es gut läuft Sportangebote und meistens auch sehr viel Luft zwischen den Therapien. Wie ich lebe, ob Haustiere einen wichtigen Teil meines Lebens ausmachen oder bestimmte Tätigkeiten, denen ich als Gewohnheit nachgehen muss, um mich wohlzufühlen, werden meistens außer Acht gelassen. Im stationären Rahmen gibt es meistens nur einen Weg, der dann auch noch vorgegeben ist. Ob dieser hilfreich oder tragend im Rahmen meiner speziellen Lebensweltsituation ist, spielt nur eine geringe Rolle, so mein Eindruck. Anders in der ambulanten Versorgung, in der ich in meiner gewohnten Umgebung auch erlebt werde und für mich einen Lösungsweg finden kann, der speziell in meine Lebenswelt passt. In meiner Lebenswelt gebe ich zudem die Regeln vor, es ist mein Machtbereich, in dem ich andere einladen kann, daran teilzuhaben oder eben nicht. In der stationären Versorgung spielt mein Wille selten eine Rolle. Meine Lebenswelt prägt mich und ich präge meine Lebenswelt. Sie außer Acht zu lassen, ist ein schwerer Fehler, der nicht selten dazu führt, dass sich Menschen in stationären Settings unwohl und sich in ihrer Freiheit eingegrenzt fühlen. Dies kann nicht zur Genesung beitragen. Deshalb ist eine Lebensweltorientierung unbedingt erforderlich in der Begleitung von Menschen in seelischen Krisen. Denn nur so können auch wichtige Teile dieses Menschen in die Genesung miteingebaut werden, seien es jetzt wichtige Menschen der Betroffenen, Haustiere, Hobbys, Interessen, die wohnliche und finanzielle Situation etc. Die Lebensweltorientierung ist hierbei essenziell.

12.2 Begleitung in der persönlichen Lebenswelt durch psychiatrische Pflege

Ingo Tschinke

Im Sinne des Recovery ist wichtig den Kontext der Lebenswelt des Menschen herauszuarbeiten, um die Konstruktion der Lebenswelt für die Begleitung und Behandlung erfahrbar zu machen. Durch das Verständnis dieser Konstruktion der Lebenswelt, was dem Menschen dort wichtig ist und was nicht, können Rückschlüsse gezogen werden, was zur Lösung von Problemstellungen bearbeitet und thematisiert werden sollte.

Dies bedeutet auch, dass Betroffene durch eine Lebensweltorientierung für psychiatrische Pflege erst erfasst werden müssen, um eventuelle Lösungen gemeinsam zu erarbeiten. Durch diese an die Lebenswelt angepassten Lösungen können diese auch eine Nachhaltigkeit haben, weil sie für die Betroffenen einen Sinn ergeben können, sodass sie diese Lösungen zu Hause auch umsetzen können.

Dabei ist es auch zu beachten, welchen Einfluss die psychische Erkrankung auf die Lebenswelt der Betroffenen hat. Bei Erstmanifestationen einer psychischen Erkrankung sieht dies gänzlich anders aus als bei Menschen, die schon langjährig erkrankt sind. Bei Letzteren kann die psychische Erkrankung in ihrer Lebenswelt einen großen Raum eingenommen haben, vielleicht ist es auch schon so weit gekommen, dass die psychische Erkrankung die Lebenswelt völlig eingenommen hat (z. B. bei chronifizierten Psychosen, Depressionen, Angst- und Zwangserkrankungen). Bei Menschen, die das erste Mal mit einer psychischen Erkrankung zu tun haben, kann diese Erkrankung sehr viel Angst verursachen, weil die Erkrankung vieles in der Lebenswelt Frage stellen kann (Arbeit, Beziehung, Freundschaften, Freizeit, Finanzen, Angehörige etc.). Deswegen muss sich die psychiatrische Pflege die Frage stellen, was den Menschen in seiner Lebenswelt bewegt. Während es Menschen in einem chronischen Krankheitszustand – durch eine vielleicht bestehende Akzeptanz – leichter fällt, aufgrund ihrer Erfahrungen (und auch durch Wissen um die Erkrankung) Bewältigungsstrategien angepasst auf ihre Lebenswelt zu erarbeiten, ist dies für Menschen ohne Krankheitserfahrungen nicht vorstellbar oder akzeptabel, da sie sich in ihrer Hilflosigkeit wünschen, dass die Erkrankung einfach wieder verschwindet.

12.3 Zusammenfassung

Aufgrund meiner persönlichen Erfahrung in der langjährigen stationären psychiatrischen Arbeit und der darauffolgenden ambulanten psychiatrischen Pflege, habe ich selbst feststellen müssen, wie wenig ich die Lebenswelt der Betroffenen erfasst habe, denn alles war auf die Symptome und die Erkrankung fokussiert und die Lebenswelt war draußen außerhalb der Klinik. Durch das Eintauchen in die Lebenswelt der Betroffenen in deren Häuslichkeit hat sich diese Sichtweise radikal geändert, denn dadurch wurde mir klar, dass die Lösungen für den Menschen nur in seiner Lebenswelt und angepasst auf deren Konstruktion und Komplexität erarbeitet werden können, damit sie für diesen Menschen nachhaltig wirksam werden können. Deswegen sollte und muss in der klinischen Psychiatrie die Lebensweltorientierung eine wichtige Rolle spielen, denn ohne die Erfassung des Kontextes in der der Mensch existiert nicht möglich sein.

13 Zusammenfassung und Ausblick auf die psychiatrische Versorgung unter Recovery-orientierten Aspekten

Ingo Tschinke und Melanie Rogner

Wir möchten als Herausgeber dieses Buches ein Plädoyer an alle Leser*innen richten, sich für das persönliche Recovery von Menschen mit psychischen Erkrankungen einzusetzen. Wir wissen, dass Recovery für viele Menschen mit psychischen Erkrankungen, wenn nicht sogar für alle, funktionieren kann. Dies gilt auch für Menschen in der Forensik und bei Intelligenzminderung – denn es gilt immer den lebensweltlichen Kontext dieser Menschen zu berücksichtigen und mit einzubeziehen. Wir, die wir dieses Buch geschrieben haben, wollten mit der Sichtweise der professionellen Seite und derjenigen der Betroffenen deutlich machen, dass es notwendig ist auf alle Seiten zu schauen. Insbesondere die Berichte der Betroffenen zeigen sehr anschaulich, wie sie selbst den Recovery-Prozess erlebt haben. Dabei war das Schreiben an diesem Buch ein wichtiger Anteil in dieser Entwicklung, denn wir haben gemeinsam in diesem Projekt gelernt, wieviel in der Auseinandersetzung mit sich selbst und den anderen passieren kann. Gemeinsam haben wir die Erfahrung gemacht, dass die Transformation durch das persönliche Recovery gelingen kann, um über die psychische Erkrankung hinauszuwachsen. Wer Genesungsbegleiter*innen kennt und mit diesen zusammenarbeitet, sollte diese fragen, wie sie diese Transformation erlebt haben, denn dies ist ein elementarer Schritt, um das posttraumatische Wachstum zu erleben und die Krankheit als Chance zu Veränderung zu sehen. Als Herausgebende und Dozierende für Recovery-Gespräche haben Melanie und ich dies gerade bei den Teilnehmer*innen gemerkt, die als Genesungsbegleiter*innen an unseren Schulungen teilgenommen haben. In dem Zusammenhang möchte ich Sandy Frahnert, Vera König, Klemens Hergemüller, Sabine Buchheister, Nadine Granzow, Thelke Scholz und vielen anderen für ihre Erlebnisse und Geschichten danken, die uns gezeigt haben, dass die Transformation durch Recovery viele neue Perspektiven aufzeigen kann. Ich entschuldige mich bei denjenigen, die ich vergessen habe zu erwähnen. Was wir als Dozierende aber auch immer wieder festgestellt haben, besteht darin, dass die persönlichen Geschichten und die darin verborgenen Schätze, dass Wichtigste am Recovery sind. Es muss im Tandem durchgeführt werden, denn das kognitive Verstehen was Recovery ist, geht nicht weit genug, man muss es emotional erfahrbar machen, durch die Geschichten der Betroffenen (Tschinke & Rogner 2019).

Bis es so weit ist, dass in Deutschland das persönliche Recovery als primäre Aufgabe des psychiatrischen Versorgungssystem gesehen wird, mag noch einiges an Auseinandersetzung und Diskussion notwendig sein. Aufgrund der internationalen Erkenntnisse aus Großbritannien, Irland, Australien, Israel und vielen anderen Ländern wissen wir, dass diese Veränderung viele Hindernisse und Schwierigkeiten mit sich bringen kann. Aber wir wissen auch, dass es Wert ist, diesen Weg zu gehen und das noch Jahre dauern kann, bis es gelingt. Macht euch also mit uns auf den Weg, für eine Recovery-orientierte psychiatrische Versorgung, die Menschen Teilhabe und Inklusion auf allen Ebenen der Gesellschaft möglich machen kann.

Literaturverzeichnis

Amering, M.; Gmeiner, A. (2019): Recovery und die UN-Konvention für die Rechten von Menschen mit Behinderung. In: G. Zuaboni, C. Burr, A. Winter und M. Schulz (Hrsg.): Recovery und psychische Gesundheit. Grundlagen und Praxisprojekte. Neuaufl. Köln: Psychiatrie Verlag (Fachwissen), S. 26–35.

Amering, M.; Schmolke, M. (2012): Recovery. Das Ende der Unheilbarkeit. 5., überarb. Aufl. Bonn: Psychiatrie-Verl.

Anthony, W.A. (1993): Recovery from mental illness: The guiding vision of the mental health service system in the 1990 s. In: Psychosocial rehabilitation journal 16(4), S. 11–23. DOI: 10.1037/h0095655.

Antonowsky, A.; Franke, A. (1997): Salutogenese. Zur Entmystifizierung der Gesundheit. Tübingen: dgvt-Verlag (Forum für Verhaltenstherapie und psychosoziale Praxis).

Armbruster, J.; Dieterich, A.; Hahn, D.; Ratzke, K. (Hrsg.) (2015): 40 Jahre Psychiatrie-Enquete. Blick zurück nach vorn. Köln: Psychiatrie-Verlag.

Barker, P. (2011a): Ethics. In a search of a good life. In: P.J. Barker (Hrsg.): Mental health ethics. The human context. Abingdon, Oxon U.K.: Routledge, S. 5–30.

Barker, P.J. (Hrsg.) (2011b): Mental health ethics. The human context. Abingdon, Oxon U.K.: Routledge.

Barker, P.J.; Buchanan-Barker, P.; Herrmann, M. (2020): Das Gezeiten-Modell. Der Kompass für eine Recovery–orientierte, psychiatrische Pflege. 2., überarbeitete und erweiterte Aufl. Bern: Hogrefe Verlag.

Beauchamp, T.L.; Childress, J.F. (2019): Principles of biomedical ethics. 8th edition. New York, Oxford: Oxford University Press.

Beauvoir, S. de (2018): Das andere Geschlecht. Sitte und Sexus der Frau. Neuausgabe, 18. Aufl. Reinbek bei Hamburg: Rowohlt Taschenbuch Verlag (Rororo, 22785).

Beck, A.T. (2021): Recovery-Oriented Cognitive Therapy for Serious Mental Health Conditions. Unter Mitarbeit von P. Grant, E. Inverso, A.P. Brinen und D. Perivoliotis. New York: Guilford Publications.

Berghaus, M.; Luhmann, N. (2011): Luhmann leicht gemacht. Eine Einführung in die Systemtheorie. 3., überarbeitete und ergänzte Aufl. Köln: Böhlau (UTB Soziologie, Medien- und Kommunikationswissenschaft, Geisteswissenschaft).

Bien, C. (2016): Hearing Voices, Living Fully. Living with the Voices in My Head. London: Jessica Kingsley Publishers.

Bird, V.; Leamy, M.; Le Boutillier, et al. (2014): REFOCUS (2nd edition). Hrsg. v. Promoting recovery in mental health services. Rethink Mental Illness. London. Zugriff im April 2018 unter http://www.researchintorecovery.com/publications/downloads.

Bock, T.; Klapheck, K.; Ruppelt, F.; Iljin, J.v. (Hrsg.) (2014): Sinnsuche und Genesung. Erfahrungen und Forschungen zum subjektiven Sinn von Psychosen. Köln: Psychiatrie-Verl.

Bogg, D. (2010): Values and Ethics in Mental Health Practice. Exeter: Learning Matters.

Borg, M.; Davidson, L. (2008): The nature of recovery as lived in everyday experience. In: Journal of mental health (Abingdon, England) 17 (2), S. 129–140. DOI: 10.1080/09638230701498382.

Bradstreet, S.; McBrierty, R. (2012): Recovery in Scotland. Beyond service development. In: International review of psychiatry (Abingdon, England) 24 (1), S. 64–69. DOI: 10.3109/09540261.2011.650158.

Chovil, I. (2005): Reflections on schizophrenia, learned helplessness/dependence, and recovery. In: Psychiatric rehabilitation journal 29 (1), S. 69–71. DOI: 10.2975/29.2005.69.71.

Coleman, R. (2018): Recovery – An Alien Concept. Unter Mitarbeit von Eleanor Longden. London: CreateSpace Independent Publishing Platform.

Dammann, G. (2014): Chancen und Probleme des Recovery-Ansatzes aus psychiatrischer Sicht. In: Der Nervenarzt 85 (9), S. 1156–1165. DOI: 10.1007/s00115-014-4007-9.

Damsgaard, J.B.; Angel, S. (2021): Living a Meaningful Life While Struggling with Mental

Health: Challenging Aspects Regarding Personal Recovery Encountered in the Mental Health System. In: International journal of environmental research and public health 18 (5). DOI: 10.3390/ijerph18052708.

Davidson, L. (2003): Living outside mental illness. Qualitative studies of recovery in schizophrenia. New York: New York University Press (Qualitative studies in psychology).

Davidson, L. (2009): A practical guide to recovery-oriented practice. Tools for transforming mental health care. Oxford: Oxford University Press.

Davidson, L. (2010): The roots of the recovery movement in psychiatry. Lessons learned. Chicester, UK, Hoboken, NJ: Wiley-Blackwell.

Davidson, L. (2019): Recovery-Förderung durch Psychotherapie und andere Mittel. In: G. Zuaboni, C. Burr, A. Winter und M. Schulz (Hrsg.): Recovery und psychische Gesundheit. Grundlagen und Praxisprojekte. Neuauflage 2019. Köln: Psychiatrie Verlag (Fachwissen), S. 48–64.

Deegan, P.E. (1996): Recovery and the Conspiracy of Hope. The sixth Annual Mental Health Services Conference of Australia and New Zealand. Brisbane, Australia, 1996.

Deegan, P.E. (2001): Recovery as a Self-Directed Process of Healing and Transformation. In: Brown, C. (Hrsg.): Recovery and Wellness: Models of Hope and Empowerment for People with Mental Illness (1st ed.) 2001. New York/London: Routledge, S. 5–22.

Deegan, P.E. (2019): Die Eule und ich oder Recovery als lebenslanger Prozess. In: G. Zuaboni, C. Burr, A. Winter und M. Schulz (Hrsg.): Recovery und psychische Gesundheit. Grundlagen und Praxisprojekte. Neuauflage 2019. Köln: Psychiatrie Verlag (Fachwissen), S. 14–25.

Deegan, P.E.; Drake, Robert E. (2006): Shared decision making and medication management in the recovery process. In: Psychiatric Services 57 (11), S. 1636–1639. DOI: 10.1176/ps.2006.57.11.1636.

Demke, E.; Heumann, K.; Mahlke, C.; Bock, T. (2017): EmPeeRie – Empower peers to research. Vorstellung eines Hamburger Projekts zur Förderung von partizipativer und betroffenenkontrollierter Forschung. In: sozialpsychiatrische informationen (2), S. 43–46.

Department of Health (2016): Compassion in Practice. Evidencing the impact. Unter Mitarbeit von Serrant und Laura. Hrsg. v. NHS. NHS. London (NHS England gateway approval number 05279). Department of Health and Ageing (2013): A national framework for recovery-oriented mental health services. Guide for practitioners and providers. Canberra: Dept. of Health and Ageing.

DGPPN (Hrsg.) (2019): S3-Leitlinie Psychosoziale Therapien bei schweren psychischen Erkrankungen. S3-Praxisleitlinien in Psychiatrie und Psychotherapie. Unter Mitarbeit von U. Gühne, S. Weinmann, S.G. Riedel-Heller und T. Becker. 2. Aufl. Berlin: Springer.

Dörner, K. (2003): Der gute Arzt. Lehrbuch der ärztlichen Grundhaltung. 2., überarb. Aufl. Stuttgart: Schattauer (Schriftenreihe der Akademie für Integrierte Medizin).

Enticott, J.C.; Shawyer, F.; Brophy, L.M. et al. (2021): REFOCUS-PULSAR Recovery-Oriented Practice Training in Adult Primary Mental Health Care: Exploratory Findings Including From a Pretest-Posttest Evaluation. In: Frontiers in psychiatry (12). DOI: 10.3389/fpsyt.2021.625408.

Eriksson, E. (2016): Sanktionerat motstånd: Brukarinflytande som fenomen och praktik. Lund: Lunds universitet, Socialhögskolan.

Farkas, M. (2007): The vision of recovery today. What it is and what it means for services. In: World psychiatry: official journal of the World Psychiatric Association (WPA) 6 (2), S. 68–74.

Fortune, B.; Bird, V.; Chandler, R. et al. (2016): Recovery for real. A summary of findings from the REFOCUS programme. Hrsg. v. Rethink Mental Illness. Kings College London. London.

Frankl, V.E. (2007): Ärztliche Seelsorge. Grundlagen der Logotherapie und Existenzanalyse; mit den »Zehn Thesen über die Person«. Ungekürzte Ausg., 12. Aufl., München: Dt. Taschenbuch-Verl. (dtv, 34427).

Frankl, V.E. (2018): Der leidende Mensch. Anthropologische Grundlagen der Psychotherapie. 4., unveränderte Aufl. Bern: Hogrefe (Klassiker der Psychologie).

Frankl, V.E.; Batthyány, Alexander (2017): Wer ein Warum zu leben hat. Texte aus sechs Jahrzehnten. Weinheim: Beltz.

Friedemann, M.-L.; Köhlen, C. (2018): Familien- und umweltbezogene Pflege. Die Theorie des systemischen Gleichgewichts und ihre Umsetzung. Unter Mitarbeit von Annegret Augustyniak. 4., überarbeitete und ergänzte Aufl. Bern: Hogrefe.

Fuchs, T. (2013): Karl Jaspers – Phänomenologie und Psychopathologie. Orig.-Ausg. Freiburg: Alber (Schriftenreihe der Deutschen Gesellschaft für Phänomenologische Anthropologie, Psychiatrie und Psychotherapie (DGAP), 1).

Gaebel, W.; Hasan, A.; Falkai, P. (Hrsg.) (2019): S3-Leitlinie Schizophrenie. Berlin: Springer.

Gieselmann, A.; Vollmann, J. (2017): Vorausverfügungen in der Psychiatrie. In: J. Vollmann, J. Gather und A. Gieselmann (Hrsg.): Ethik in der Psychiatrie. Ein Praxisbuch. S. 160–169. Köln: Psychiatrie Verlag.

Gilligan, C. (2003): In a different voice. Psychological theory and women's development. 38. print. Cambridge, Mass.: Harvard Univ. Press.

Goffman, E. (2014): Asyle. Über die soziale Situation psychiatrischer Patienten und anderer Insassen. 19. Aufl. Frankfurt am Main: Suhrkamp (Edition Suhrkamp).

Grey, B.; Bailey, S.; Leamy, M.; Slade, M. (2014a): REFOCUS Coaching Conversations for Recovery. Participant Manual. Hrsg. v. National Institute for Health Research (NIHR). London: SLAM Partners.

Grey, B.; Bailey, S.; Leamy, M.; Slade, M. (2014b): REFOCUS Coaching Conversations for Recovery. Trainer Manual. Hrsg. v. National Institute for Health Research (NIHR). London: SLAM Partners.

Hamann, J.; Bühner, M.; Rüsch, N. (2017): Self-Stigma and Consumer Participation in Shared Decision Making in Mental Health Services. In: Psychiatric services (Washington, D.C.) 68 (8), S. 783–788. DOI: 10.1176/appi.ps.201600282.

Harding, C.M.; Brooks, G.W.; Ashikaga, T. et al. (1987a): The Vermont longitudinal study of persons with severe mental illness, I: Methodology, study sample, and overall status 32 years later. In: The American journal of psychiatry 144 (6), S. 718–726. DOI: 10.1176/ajp.144.6.718.

Harding, C.M.; Brooks, G.W.; Ashikaga, T, et al. (1987b): The Vermont longitudinal study of persons with severe mental illness, II: Long-term outcome of subjects who retrospectively met DSM-III criteria for schizophrenia. In: The American journal of psychiatry 144 (6), S. 727–735. DOI: 10.1176/ajp.144.6.727.

Harding, C.M.; Zubin, J.; Strauss, J. S. (1987c): Chronicity in schizophrenia: fact, partial fact, or artifact? In: Hospital & community psychiatry 38 (5), S. 477–486. DOI: 10.1176/ps.38.5.477.

Hinsch, R.; Pfingsten, U. (2015): Gruppentraining sozialer Kompetenzen GSK. Grundlagen, Durchführung, Anwendungsbeispiele; mit E-Book inside und Arbeitsmaterial. 6., vollst. überarb. Aufl. Weinheim u.a.: Beltz (Materialien für die klinische Praxis).

Huxley, A. (2012): Schöne neue Welt. Ein Roman der Zukunft. 68. Aufl. Frankfurt am Main: Fischer (Fischer, 26).

Johns, C. (2017): Becoming a Reflective Practitioner. 5th ed. Newark: John Wiley & Sons Incorporated.

Johnstone, L. (2012): Voice Hearers are People with Problems, not Patients with Illnesses. In: S. Escher und M.A.J. Romme (Hrsg.): Psychosis as a personal crisis. An experience-based approach. Hove (S. 21–31), East Sussex: Routledge (The International Society for the Psychological Treatments of the Schizophrenias and Other Psychoses).

Juckel, G.; Hoffmann, K. (Hrsg.) (2016): Ethische Entscheidungssituationen in Psychiatrie und Psychotherapie. Unter Mitarbeit von Hanfried Helmchen. Westf.: Pabst Science Publishers.

Kant, I. (2015): Die drei Kritiken. Kritik der reinen Vernunft (1781/87); Kritik der praktischen Vernunft (1788); Kritik der Urteilskraft (1790). Köln: Anaconda.

Klevan, T.; Bank, R.-M.; Borg, M. et al. (2021): Part I: Dynamics of Recovery: A Meta-Synthesis Exploring the Nature of Mental Health and Substance Abuse Recovery. In: International journal of environmental research and public health 18 (15). DOI: 10.3390/ijerph18157761.

Knuf, A. (2020): Recovery und Empowerment. Köln: Psychiatrie Verlag (PraxisWissen).

Lammel, M.; Bormuth, M.; Sutarski, S. et al. (Hrsg.) (2017): Karl Jaspers' Allgemeine Psychopathologie. Standortbestimmungen. Unter Mitarbeit von Walter von Baeyer. Berlin: Medizinisch Wissenschaftliche Verlagsgesellschaft.

Langeland, E.; Riise, T.; Hanestad, B. R. et al. (2006): The effect of salutogenic treatment principles on coping with mental health problems A randomised controlled trial. In: Patient education and counseling 62 (2), S. 212–219. DOI: 10.1016/j.pec.2005.07.004.

Le Boutillier, C.; Chevalier, A.; Lawrence, V. et al. (2015a): Staff understanding of recovery-orientated mental health practice. A systematic review and narrative synthesis. In: Implementation science: IS 10, S. 87–101. DOI: 10.1186/s13012-015-0275-4.

Le Boutillier, C.; Slade, M.; Lawrence, V. et al. (2015b): Competing priorities. Staff perspectives on supporting recovery. In: Administration and policy in mental health 42 (4), S. 429–438. DOI: 10.1007/s10488-014-0585-x.

Lear, J.; Pier, J. (2020): Radikale Hoffnung. Ethik im Angesicht kultureller Zerstörung.

Lévinas, E. (Hrsg.) (2012): Die Spur des Anderen. Untersuchungen zur Phänomenologie und Sozialphilosophie. 6. Aufl., Studienausg. Freiburg (Breisgau): Alber (Alber-Studienausgabe).

Lorenz, R.-F.; Petzold, H. (2016): Salutogenese. Grundwissen für Psychologen, Mediziner, Gesundheits- und Pflegewissenschaftler. 3. Aufl. München: Ernst Reinhardt Verlag.

Loughhead, M.; Hodges, E.; McIntyre, H. et al. (2022): A model of lived experience leadership for transformative systems change: Activating Lived Experience Leadership (ALEL) project. In: Leadership in health services (Bradford, England) 2023 (Vol. 36 No. 1), S. 9–23. DOI: 10.1108/LHS-04-2022-0045.

Loughhead, M.; McDonough, J.; Baker, K. et al. (2023): Person-centred and consumer directed mental health care: transforming care experiences. Hrsg. v. National Mental Health Commission. Adelaide: University of South Australia.

Löw, M. (2005): Schlüsselwerke der Geschlechterforschung. Hrsg. v. M. Löw und B. Mathes. Wiesbaden: VS Verlag für Sozialwissenschaften (EBL-Schweitzer).

Magnus, D. (2012): Recht: Fürsorge oder Selbstbestimmung? Von Arztpflichten und Patientenrechten – rechtliche, ethische und medizinische Aspekte. In: Deutsches Ärzteblatt 109 (18), S. 918–921.

McCabe, R.; Whittington, R.; Cramond, L.; Perkins, E. (2018): Contested understandings of recovery in mental health. In: Journal of mental health (Abingdon, England) 27 (5), S. 475–481. DOI: 10.1080/09638237.2018.1466037.

Mental Health Commission of Canada (Hrsg.) (2021): Recovery-Oriented Practice. An Implementation Toolkit. Mental Health Commission of Canada. Ottawa.

Morgan, A.; Felton, A.; Fulford, K. W. M. (2016): Values and ethics in mental health. An exploration for practice. 1. Aufl. (Foundations of mental health practice). London: Palgrave.

NHS Education for Scotland/Scottish Recovery Network (2007): Realising Recovery. A National Framework for Learning and Training in Recovery focused Practice. Hrsg. v. NHS Education for Scotland and Scottish Recovery Network. NHS Education for Scotland and Scottish Recovery Network.

Papworth, M.; Marrinan, T. (Hrsg.) (2019): Low intensity cognitive behaviour therapy. A practitioner's guide. 2nd edition. Los Angeles: SAGE.

Pawson, R. (2013): The science of evaluation. A realist manifesto. London, Thousand Oaks, Calif., New Delhi, Singapore: SAGE.

Pawson, R.; Tilley, N. (2010): Realistic evaluation. Reprinted. London: SAGE.

Payk, T.R. (2015): Psychopathologie. Vom Symptom zur Diagnose. 4., überarb. Aufl. Berlin, Heidelberg: Springer (Springer-Lehrbuch).

Perkins, R.; Rinaldi, M. (2007a): Das Leben wieder in den Griff bekommen. Ein Handbuch zur Planung deiner eigenen Recovery. Hrsg. v. C. Abderhalden, M. Schulz und A. Winter. Universitäre Psychiatrische Dienste UPD Bern; Klinik für Psychiatrie und Psychotherapie in Bethel, Bielefeld; sozialmedizinisches Zentrum Baumgartner Höhe, Wien. Bern.

Perkins, R.; Rinaldi, M. (2007b): Persönlicher Recovery-Plan. Hrsg. v. C. Abderhalden, M. Schulz und A. Winter. Universitäre Psychiatrische Dienste UPD Bern; Klinik für Psychiatrie und Psychotherapie in Bethel, Bielefeld; sozialmedizinisches Zentrum Baumgartner Höhe, Wien. Bern.

Perkins, R.; Rinaldi, M. (2007c): Recovery Vorausverfügung. South West London and St George's Mental Health NHS Trust, London UK. Hrsg. v. C. Abderhalden, M. Schulz, H. Stefan und A. Winter. Deutsche Ausgabe: universitäre Psychiatrische Dienste uPD Bern; Klinik für Psychiatrie und Psychotherapie in Bethel, Bielefeld; sozialmedizinisches Zentrum Baumgartner Höhe, Wien. Bern.

Peterson, C.; Seligman, M. E. P. (2004): Character strengths and virtues. A handbook and classification. Washington, DC, New York: American Psychological Association.

Pilgrim, D.; McCranie, A. (2013): Recovery and Mental Health. A Critical Sociological Account. Oxford: Macmillan Education; Palgrave.

Ponte, K.; Davidson, L. (2020): For Like minds. Mental Illness Recovery Insights. New York: Real MH Works, LLC.

Prestin, E. (2019): Recoveryorientierung als Prüfstein psychiatrischer Versorgung. In: G. Zuaboni, C. Burr, A. Winter und M. Schulz (Hrsg.): Recovery und psychische Gesundheit. Grundlagen und Praxisprojekte. Neuauflage 2019. Köln: Psychiatrie Verlag (Fachwissen), S. 10–12.

Prytherch, H.; Cooke, A.; Marsh, I. (2021): Coercion or collaboration: service-user experiences of risk management in hospital and a trauma-informed crisis house. In: Psychosis 13 (2), S. 93–104. DOI: 10.1080/17522439.2020.1830155.

Putman, N.; Martindale, B. (Hrsg.) (2022): Open dialogue for psychosis. Organising mental health services to prioritise dialogue, relationship and meaning. London, New York: Routledge Taylor & Francis Group (The International Society for Psychological and Social Approaches to Psychosis book series).

Rapp, C.A.; Goscha, R.J. (2006): The strengths model. Case management with people with psychiatric disabilities. 2. ed. Oxford: Univ. Press.

Rogers, C.R. (2017): Der neue Mensch. Unter Mitarbeit von Brigitte Stein. 11. Aufl. Stuttgart: Klett-Cotta (Fachbuch).

Rogers, C.R.; Rosenberg, R. L. (2016): Die Person als Mittelpunkt der Wirklichkeit. Unter Mitarbeit von Helmuth Beutel und Elisabeth Görg. Dritte Aufl. Stuttgart: Klett-Cotta.

Rossmann, C. (2010): Theory of Reasoned Action – Theory of Planned Behavior. Baden-Baden: Nomos (Konzepte. Ansätze der Medien- und Kommunikationswissenschaft, 4).

Sachse, R. (2014): Persönlichkeitsstörungen verstehen. Zum Umgang mit schwierigen Klienten. 10. Aufl. korrigierter Nachdruck 2016. Bonn: Psychiatrie-Verl.

Saß, H.; Wittchen, H.-U.; Zaudig, M.; Houben, I. (Hrsg.) (2003): Diagnostisches und statistisches Manual psychischer Störungen. Textrevision – DSM-IV-TR. Saß, Henning. übersetzt nach der Textrevision der 4. Aufl. Göttingen, Bern, Toronto, Seattle: Hogrefe.

Schädle-Deininger, H.; Müller, C.; Bock, T. et al. (Hrsg.) (2023): Praxisbuch Pflege und Psychopharmaka. Bern: Hogrefe.

Schädle-Deininger, H.; Wegmüller, D. (2017): Psychiatrische Pflege. Kurzlehrbuch und Leitfaden für Weiterbildung, Praxis und Studium. 3. überarb. Aufl. Bern: Hogrefe Verlag.

Schlimme, J. E.; Paprotny, T.; Brückner, B. (2012): Karl Jaspers. Aufgaben und Grenzen der Psychotherapie. In: Der Nervenarzt 83 (1), 84–6, 89–91. DOI: 10.1007/s00115-011-3365-9.

Schlimme, J. E.; Scholz, T.; Seroka, R. (2019): Medikamentenreduktion und Genesung von Psychosen. Köln: Psychiatrie Verlag.

Schmidt-Zadel, Regina (Hrsg.) (2001): 25 Jahre Psychiatrie-Enquete – Band 2. Aktion Psychisch Kranke. 1. Aufl. Bonn: Psychiatrie-Verlag (Tagungsberichte, Band 27). Schrank, B.; Brownell, T.; Riches, S. et al. (2015): Staff views on wellbeing for themselves and for service users. In: Journal of mental health (Abingdon, England) 24 (1), S. 48–53. DOI: 10.3109/09638237.2014.998804.

Scottish Recovery Network (2014): Realising Recovery Learning Materials. Hrsg. v. Scottish Recovery Network. Glasgow: Scottish Recovery Network and NHS Education for Scotland (NES).

Seikulla, J.; Alakare, B.; Aaltonen, J. (2003): Offener Dialog in der Psychosebhandlung. Prinzipien und Forschungsrgebnisse des West-Lappland-Projektes. In: V. Aderhold, Y.O. Alanen und G. Hess (Hrsg.): Psychotherapie der Psychosen. Integrative Behandlungsansätze aus Skandinavien. Gießen: Psychosozial-Verl. (Edition Psychosozial), S. 89–102.

Shepheard, G.; Boardsman, J.; Slade, M. (2008): Make Recovery a Reality. Hrsg. v. Sainsbury Centre for Mental Health. London: Sainsbury Centre for Mental Health.

Slade, M. (2009): Personal Recovery and Mental Illness. A Guide for Mental Health Professionals. Cambridge: Cambridge University Press (Values-based practice).

Slade, M. (2013): 100 Ways to support recovery. London: Rethink Mental Illness.

Slade, M. (2017): Implementing shared decision making in routine mental health care. In: World psychiatry: official journal of the World Psychiatric Association (WPA) 16 (2), S. 146–153. DOI: 10.1002/wps.20412.

Slade, M.; Amering, M.; Farkas, M. et al. (2014): Uses and abuses of recovery. Implementing recovery-oriented practices in mental health systems. In: World psychiatry: official journal of the World Psychiatric Association (WPA) 13 (1), S. 12–20. DOI: 10.1002/wps.20084.

Slade, M.; Bird, V.; Chandler, R. et al. (2017): REFOCUS. Developing a recovery focus in mental health services in England. Hrsg. v. Institute of Mental Health. Nottingham.

Slade, M.; Longden, E. (2015): Empirical evidence about recovery and mental health. how likely, how long, what helps? In: BMC psychiatry 15, S. 285. DOI: 10.1186/s12888-015-0678-4.

Slade, M.; Rennick-Egglestone, S.; Blackie, L. et al. (2019): Post-traumatic growth in mental health recovery. Qualitative study of narratives. In: BMJ open 9 (6), e029342. DOI: 10.1136/bmjopen-2019-029342.

Stacey, G. (2017): Models and Values of mental health nursing practice. In: A. Clifton, S. Hemingway, A. Felton und G. Stacey (Hrsg.): Fundamentals of Mental Health Nursing. An Essential Guide for Nursing and Healthcare Students. Newark: John Wiley & Sons Incorporated (Fundamentals Ser), S. 39–49.

Stanhope, V.; Ingoglia, C.; Schmelter, B.; Marcus, S. C. (2013): Impact of person-centered planning and collaborative documentation on treatment adherence. In: Psychiatric services (Washington, D.C.) 64 (1), S. 76–79. DOI: 10.1176/appi.ps.201100489.

Stuart, S.R.; Tansey, L.; Quayle, E. (2017): What we talk about when we talk about recovery: a systematic review and best-fit framework synthesis of qualitative literature. In: Journal of mental health (Abingdon, England) 26 (3), S. 291–304. DOI: 10.1080/09638237.2016.1222056.

Tedeschi, R.G.; Shakespeare-Finch, J.; Taku, K.; Calhoun, L. G. (2018): Posttraumatic Growth. Theory, Research, and Applications. Milton: Routledge.

Topor, A.; Borg, M.; Di Girolamo, S.; Davidson, L. (2011): Not just an individual journey: social aspects of recovery. In: International Journal of Social Psychiatry 57 (1), S. 90–99. DOI: 10.1177/0020764009345062.

Topor, A.; Boe, T.D.; Larsen, I. B. (2022): The Lost Social Context of Recovery Psychiatrization of a Social Process. In: Frontiers in Sociology 7, 1–14. DOI: 10.3389/fsoc.2022.832201.

Townsend, W.; Boyd, S.; Griffin, G. (2004): Emerging Best Practices in Mental Health Recovery. UK Version. Unter Mitarbeit von Chris Gillespie, Edward Greenwood, Julia Lowes, Erik

Milner, Ruth Sargent. Hrsg. v. National Health Sercive. Derbyshire: Derbyshire Multi-agency Partnership.

Tschinke, I. (2021): REACH-Modell der dynamischen Behandlungsvereinbarung. In: I. Tschinke, U. Finklenburg und B. Gähler (Hrsg.): Lehrbuch ambulante psychiatrische Pflege. Psychisch kranke Menschen ambulant begleiten. Bern: Hogrefe AG, S. 181–189.

Tschinke, I.; Finklenburg, U.; Gähler, B. (Hrsg.) (2021a): Lehrbuch ambulante psychiatrische Pflege. Psychisch kranke Menschen ambulant begleiten. Verlag Hans Huber. Bern: Hogrefe AG.

Tschinke, I.; Finklenburg, Udo.; Gähler, B.; Konhäuser, T. (2021b): Die psychiatrisch-pflegerische Grundhaltung. In: I. Tschinke, U. Finklenburg und B. Gähler (Hrsg.): Lehrbuch ambulante psychiatrische Pflege. Psychisch kranke Menschen ambulant begleiten. Bern: Hogrefe AG, S. 27–36.

Tschinke, I.; Rogner, M. (2019): Wirksamkeit von Experten aus Erfahrung im Recovery Training. In: S. Hahn, C. Gurtner, C. Burr et al. (Hrsg.): »Et cetera PPP: Psychopathologie, Psychotherapie, Psychopharmakologie«. eine Aufforderung an die psychiatrische Pflege in Praxis – Management – Ausbildung – Forschung. Bern: Verlag Forschung & Entwicklung Pflege Department Gesundheit, S. 188–193.

Utschakowski, J.; Sielaff, G.; Bock, T.; Winter, A. (Hrsg.) (2016): Experten aus Erfahrung. Peerarbeit in der Psychiatrie. Psychiatrie Verlag GmbH. Köln: Psychiatrie Verlag.

van Veldhuizen, J.R.; Bähler, M. (2017): Flexible Assertive Community Treatment (FACT)-Manual. Flexible aufsuchend-nachgehende gemeindenahe Behandlung. Deutsche Version des niederländischen Originals. Unter Mitarbeit von V. Kraft, A. Wüstner, M. Lambert. Hrsg. v. UKE Hamburg. UKE Hamburg.

Vollmayr, B.; Gass, P. (2013): Learned helplessness: unique features and translational value of a cognitive depression model. In: Cell and tissue research 354 (1), S. 171–178. DOI: 10.1007/s00441-013-1654-2.

Watzlawick, P. (2016): Man kann nicht kommunizieren. Das Lesebuch. 2., unveränderte Aufl. Hrsg. v. T. Trunk. Bern: Hogrefe.

Weinmann, S. (2019): Die Vermessung der Psychiatrie. Täuschung und Selbsttäuschung eines Fachgebiets. (Zur Sache: Psychiatrie). Köln: Psychiatrie Verlag.

WHO (1981): Schizophrenia. An international follow-up study. Reprinted. Chichester: Wiley.

Williams, V.; Deane, F.P.; Oades, L. G. et al. (2016): A cluster-randomised controlled trial of values-based training to promote autonomously held recovery values in mental health workers. In: Implementation science: IS 11, S. 13. DOI: 10.1186/s13012-015-0363-5.

Woodbridge, K.; Fulford, K.W.M. (2004): Whose values? A workbook for values-based practice in mental health care. London: Sainsbury Centre for Mental Health.